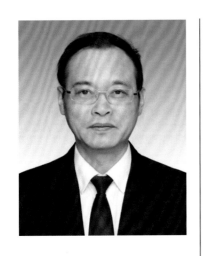

顾青，理学博士，教授，浙江工商大学食品学院院长。担任浙江省食品微生物技术研究重点实验室主任，中国食品科学技术学会益生菌分会常务理事，中国营养学会益生菌益生元与健康分会委员，浙江省食品安全专家委员会委员，入选国家百千万人才工程，国家级有突出贡献中青年专家，浙江省有突出贡献中青年专家，首批浙江省"万人计划"科技创新领军人才，浙江省"新世纪151人才工程"(重点层次)。曾留学荷兰乌特勒支大学和丹麦技术大学，一直从事乳酸菌和细菌素的研究工作。主持国家重点研发计划、国家国际科技合作专项、863计划、国家基金等项目20多项，以第一完成人获国家科学技术进步二等奖、浙江省科学技术进步一等奖等奖项。

细菌素
研究与应用

Bacteriocins Research and Applications

顾青 著

化学工业出版社

·北京·

内容简介

《细菌素研究与应用》从基础研究和应用领域来阐述细菌素。主要介绍了细菌素的生物学特点，阐明了细菌素结构和功能的关系，细菌素生产、免疫、调控作用模式和机制，以及细菌素作为抗菌剂在食品、饲料、医药等行业的应用，特别是细菌素对人的营养健康的潜在应用。本书对细菌素的系统论述覆盖了化学生物学、生物化学、基因组学等领域。

本书可作为食品科学与工程、生物工程、医药、农业类专业领域研究人员、本科生及研究生参考用书。

图书在版编目（CIP）数据

细菌素研究与应用/顾青著. —北京：化学工业
出版社，2020.9
ISBN 978-7-122-37257-4

Ⅰ.①细… Ⅱ.①顾… Ⅲ.①细菌素-研究 Ⅳ.
①R996.1

中国版本图书馆 CIP 数据核字（2020）第 103359 号

责任编辑：赵玉清 李建丽 装帧设计：王晓宇
责任校对：宋 玮

出版发行：化学工业出版社（北京市东城区青年湖南街 13 号 邮政编码 100011）
印 装：北京宝隆世纪印刷有限公司
710mm×1000mm 1/16 印张 16½ 彩插 1 字数 311 千字
2020 年 10 月北京第 1 版第 1 次印刷

购书咨询：010-64518888 售后服务：010-64518899
网 址：http://www.cip.com.cn
凡购买本书，如有缺损质量问题，本社销售中心负责调换。

定 价：168.00 元 版权所有 违者必究

序

　　1928 年，英国细菌学家弗莱明（Alexander Fleming）发现了世界上第一种抗生素——青霉素，自此大量不同种类的抗生素被广泛应用于疾病治疗，挽救了千千万万人的生命。随着广谱抗生素过度使用，抗生素的耐药问题日趋严重，寻找一种不耐药又可替代抗生素的活性物质已成为世界药食领域之共识。相信，后抗生素时代必将来临。

　　众所周知，细菌素是微生物产生的由特定基因编码的一类小分子抗菌多肽，它可抑制细菌、真菌、寄生虫、包膜病毒，甚至能抑制部分对抗生素产生耐药性的细菌，同时，它还具有不同于抗生素的抗菌机制，使得敏感菌不易产生耐药性。国外一些前沿研究报告显示，细菌素被认为未来有可能成为替代抗生素的有效武器。许多细菌素来源于食品微生物，通常认为是安全的（GRAS），可广泛应用于食品防腐保鲜、动物饲料添加剂、医药抗生素替代等领域。其中，来源于乳酸乳球菌的细菌素 Nisin 在 1983 年已列入欧洲安全食品添加剂，在食品工业已经使用了三十多年，被 60 多个国家和地区广泛用作食品防腐剂，尤其在发酵奶、鲜奶、调味品、各类罐头食品、肉制品等食品中应用效果良好。细菌素同样在肠道微生态的干扰竞争中起很重要的作用。某些微生物产生的细菌素带着多样的抗菌谱，在肠道内会产生有益活性，同时通过定植产生菌，帮助肠道建立健康的微生态系统。细菌素是自然给予人类的天然宝藏。我国是一个微生物资源非常丰富的国家，近年来，微生物细菌素的研究备受关注，发展很快。但目前世界上对细菌素的认知还是冰山一角，有待于人们深入研究和开拓挖掘。

　　顾青教授长期致力于食品微生物方面的研究，尤其是在细菌素研究领域深耕近二十载，对细菌素的学术认知具有颇为独到的见解，理论功底扎实，又有十分丰富的研究实践经验。《细菌素研究与应用》是一本集细菌素理论和应用为一体的具有较高理论和应用价值的专著。该书体系完整、内容丰富、视角新颖，涵盖了细菌素种类、基因信息、生物合成、分离纯化、结构、功能、作用模式、作用机制，以及细菌素在食品、医药、饲料等领域的应用，既是理论知识的深度诠释，更是世界最新研究成果的全面展示，也蕴含了作者对未来细菌素研究的深入思考。该书的出版，填补了该领域专业著作的空白，对从事细菌素科学研究和微生物相关领域的教学和科研工作者，是一本极有价值的参考书。

中国工程院院士　陈卫

2020 年 8 月

前　言

　　细菌素是由某些细菌在代谢过程中通过核糖体合成的一类具有抗菌活性的多肽。其结构和活性关联密切，由于构成细菌素的氨基酸种类和肽链长度的不同，产生了丰富多样和高度特异性的结构，特别是羊毛硫细菌素是翻译后修饰肽。这类重要的天然产物就其复杂性而言，涵盖范围极广。

　　在过去几十年里，细菌素的研究经历了长足的发展，不论是在细菌素的分离纯化、结构鉴定、生物合成和作用机制等方面，还是在食品、医药等研究领域的应用。细菌素研究的意义不仅体现在生物化学领域，还体现在促进生物学、基因组学、基因工程技术、化学、膜生物学、细胞生物学、药物化学等学科的发展。

　　目前尚无全面论述细菌素的著作，本书从化学生物学、生物化学、基因组学等方面对细菌素进行了全面系统阐述，是对该领域理论知识的提炼总结，也增加了世界最新研究进展和成果，目的是提供有关这一领域深入而详尽的知识，使读者能够从中得到启发。本书适用的主要专业是食品、医药、农业类专业，针对从事食品科学与工程、医药、农业领域的研究人员、研究生。为此，本书力求为读者提供简明而新颖的信息，并为那些想就某一特定问题进行更深入了解的读者提供更多新的参考文献。

　　本书从基础研究和应用领域两个层面来阐述细菌素，通过分层次的独立的章节构成编写。本书详细介绍细菌素的生物学特点，阐明其结构和功能的关系，细菌素生产、免疫和调控，以及作用模式和机制。阐述细菌素在食品工业、饲料、医药等行业的应用，细菌素与人的营养健康的关系和它的潜在应用。

　　本书成稿过程中得到以下人员帮助：周青青博士、周倩玉、梁英、朱紫纯制作了本书所有的图形资料，录入了部分手稿；研究生杭舒婷、朱媛媛、戴梦笛、姚旭、张夏竹、王利君、吴丹丽、浦嘉倩、高子宁、申屠慧飞、刘慢慢、崔琬鑫录入了大部分手稿；郦萍教授和王晓琪博士等人对稿件提出修改建议，在此一并表示衷心感谢。

　　本书仅代表作者在细菌素基础及应用研究方面的个人观点，尽管作者尽了最大努力，也不可能在这本书中囊括细菌素研究的所有内容。另外，由于作者知识和语言表达能力有限，错误在所难免。热忱欢迎和感谢有关本书的评论和建议，敬请各位读者指正。

顾　青

于杭州

2020.4

目　录

第四章　羊毛硫细菌素的特征

第五章　细菌素的遗传修饰

第六章　细菌素作为抗菌剂的潜在应用

第七章　细菌素在食品工业中的应用

第八章　细菌素在畜禽养殖中的应用

第九章　与植物相关细菌的细菌素及植物病原菌的生防控制

第十章　细菌素对真核细胞的细胞毒性

第十一章　细菌素和人的营养健康

中英文名词对照表

索引

第一章

绪　论

在生命系统中，从昆虫、植物到人类等许多不同的生命形式，最古老的和最广泛的防御方式，都是其先天免疫系统的抗菌肽产生的作用。例如 α-防御素是由小肠中性白细胞产生的能够起到增强黏膜表面的物理壁垒作用。当然，抗菌肽不局限于多细胞生物中，某些细菌在生长代谢过程中亦能通过核糖体合成产生具有抗菌活性的多肽，称为细菌素。产生者通过其产生的免疫蛋白对其自身免疫（Bowdish et al.，2005）。

1925 年，Gratia 发现的一株大肠杆菌产生的大肠杆菌素（colicine），它对其他的大肠杆菌有抗菌活性（Gratia，1925）。起初称这种物质为大肠杆菌素，是源于它的产生菌。现在把这种由细菌产生的、基因编码的抗菌肽统称为细菌素（bacteriocin）。细菌素作为食品防腐剂是在 1951 年被正式推荐使用（Hirsch et al.，1951）。其实自从 8000 多年前奶酪和发酵食品开始加工以来，人类便已经从这些食品中意外得到的细菌素中获得了益处。许多研究揭示了在奶酪生产中乳酸菌转化乳糖成乳酸同时有些还产生细菌素来影响奶酪中复杂的微生物菌群，并抑制可能出现的腐败菌和致病菌。1928 年，首次发现有些乳酸乳球菌能够抑制其他乳酸菌的生长（Rogers et al.，1928）；1933 年，发现其产生一个蛋白质属性的抗菌物质（Whitehead et al.，1933）；1947 年，该抗菌物质被命名为乳酸链球菌素（Nisin）（Mattick et al.，1947）；1953 年 Nisin 市场化应用并在全球 48 个国家准许使用；1969 年 Nisin 通过联合国粮农组织（FAO）和世界卫生组织（WHO）评估，其作为食品添加剂在食品中使用是安全的；1983 年，Nisin 被欧洲经济委员会列入欧洲食品添加剂名录；1988 年，美国食品和药物管理局（FDA）允许 Nisin 在巴氏杀菌加工的奶酪中使用。

Nisin 成功的开发，是从最初的生物学的研究到商业化应用的典范，再次激发了细菌素的研究热潮。科学家确信在自然界中挖掘各种细菌素将在食品领域甚至在医药领域具有广阔的应用前景。

不同的细菌素在抑菌作用机制、编码的基因定位、转运分泌机制以及分子大小和分子结构等方面均具有显著的差异。根据产生菌的不同，细菌素可以广义地分类为革兰氏阴性菌细菌素和革兰氏阳性菌细菌素。通常，按照分子结构类型，细菌素分为二类（Cotter et al.，2005）：①Ⅰ类细菌素，此类细菌素为羊毛硫细菌素（lantibiotics），分子中含有羊毛硫氨酸，是翻译后修饰的多肽；②Ⅱ类细菌素，此类细菌素为非羊毛硫细菌素（nonlantibiotics），分子中不含有羊毛硫氨酸，通常是翻译后未经过修饰的多肽。

　　不同种类的细菌素抑制微生物生长和繁殖的机制大有不同，对不同类型作用机制的研究有助于推动细菌素的应用和发展，但现在对各个种类细菌素作用机制的研究仍不够透彻，深入研究细菌素的抑菌机理、阐明其作用模式对于促进其在各领域的应用具有重大意义。

　　已经发现，细菌素具有与抗生素不同的一些作用机制。通常情况下，所有种类的细菌素发挥作用的初动力均是细菌素与敏感菌细胞膜之间的静电引力。细菌素通过带有正电荷的氨基酸聚集在靶细胞膜上后，通过穿孔、抑制细胞正常代谢、与膜上的特异性靶点相结合或以其他方式发挥抗菌作用。到目前为止，主要揭示的作用机制有下面几种：①无特异性靶点的"膜穿孔"机制（Brogden，2005）；②以脂质Ⅱ为特异性靶点的作用机制（Breukink et al.，1999；Breukink et al，2006）；③以细胞膜蛋白为特异性靶点的作用机制（Kjos et al.，2014；Gabrielsen et al.，2012；Diep et al.，2007）。除使细胞膜穿孔及与膜上物质特异性结合的抑菌机制外，细菌素还可以通过干扰 DNA、RNA、蛋白质的合成代谢及与胞内物质结合来杀死靶细胞。

　　随着研究不断深入，细菌素高效的抑菌性和安全性逐渐被人们认可，推动着细菌素应用于更多的领域。特别是乳酸菌细菌素倍受关注，因为大多数能够生产细菌素的乳酸菌都是从食物中分离得到的，因此乳酸菌被 FDA 认定为安全（generally regarded as safe，GRAS）的食品级微生物，其代谢产物通常也被认为是安全的（Deegan et al.，2006；Zendo et al.，2013）。

　　在食品工业中，相比于在食品中加入化学防腐剂来延长食品保藏期，越来越多的消费者更愿意接受加入天然的乳酸菌细菌素作为食品防腐剂（Mcauliffe et al.，1999；Aymerich et al.，2000；Deegan et al.，2006；Rawal et al.，2017）。

　　除食品工业外，细菌素被认为最有可能成为抗生素的替代品。目前已有研究表明，多种细菌素可以有效抑制耐甲氧西林金黄色葡萄球菌、耐万古霉素肠球菌等耐药致病菌，细菌素的这些表现使之成为全世界药物研发的热点（Yang et al.，2014）。

　　另外，细菌素具有在畜牧业、农作物生物防治、以及人的营养健康等方面的潜在应用，前景广阔。这将在本书各章中分别讨论。

　　细菌素——需要人们更全面深入的认识，并创造性地应用它们来应对更多的环境压力和健康挑战。

参考文献

Aymerich T，Garriga M，Ylla J，et al.，2000. Application of enterocins as biopreservatives against *Listeria innocua* in meat products ［J］. Journal of Food Protection，63（6）：721.

Bowdish D M，Davidson D J，Hancock R E，2005. A reevaluation of the role of host defence peptides in mammalian immunity. Curr. Protein Pept. Sci，6，35-51 .

Breukink E，Wiedemann I，Van K C，et al.，1999. Use of the cell wall precursor lipid II by a pore～forming peptide antibiotic. Science，286（5448）：2361-2364.

Breukink E，Kruijff B D.，2006. Lipid II as a target for antibiotics. Nature Reviews Drug Discovery，5（4）：321-332.

Cotter P D，Colin H，2005. Bacteriocins：developing innate immunity for food. Nature Reviews Microbiology，3，777-788.

Brogden，Kim A，2005. Antimicrobial peptides：pore formers or metabolic inhibitors in bacteria? Nat Rev Microbiol，3：238-250.

Diep D B，Skaugen M，Salehian Z，et al.，2007. Common mechanisms of target cell recognition and immunity for class II bacteriocins. Proceedings of the National Academy of Sciences，104（7）：2384-2389.

Deegan L H，Cotter P D，Hill C，et al.，2006. Bacteriocins：Biological tools for bio～preservation and shelf～life extension. International Dairy Journal，16（9）：1058-1071.

European Economic Community，1983. European Economic Community Commission Directive. Official J. European Union，255，1-6，83/463/EEC.

Gratia A，1925. Sur un remarquable exemple d'antagonisme entre deux souches de Colibacille. C R. Soc. Biol，93，1040-1041（in French）.

Gabrielsen C，Brede D A，Nes I F，et al.，2012. The maltose ABC transporter in *Lactococcus lactis* facilitates high-level sensitivity to the circular bacteriocin garvicin ML. Antimicrobial Agents & Chemotherapy，56（6）：2908-2915.

Hirsch A，Grinsted E，Chapman H R，et al.，1951. A note on the inhibition of an anaerobic sporeformer in Swiss～type cheese by a nisin-producing Streptococcus. J. Dairy Sci，18，205-206.

Kjos M，Oppegard C，Diep D B，et al.，2014. Sensitivity to the two-peptide bacteriocin lactococcin G is dependent on UppP，an enzyme involved in cell-wall synthesis. Molecular Microbiology，92（6）：1177-1187.

Mcauliffe O，Hill C，Ross R P，1999. Inhibition of *Listeria monocytogenes* in cottage cheese manufactured with a lacticin 3147-producing starter culture. Journal of Applied Microbiology，86（2）：251-256.

Mattick A T R，Hirsch A，1947. Further observations on an inhibitory substance（nisin）from lactic streptococci. Lancet，2，5-7.

Rawal K，Bhavsar N，Raol G，et al.，2017. Bacteriocin：Production and optimization by *Lactobacillus* species. Journal of Microbiology & Biotechnology Research.

Rogers L A，Whittier E D，1928. Limiting factors in lactic fermentation. J. Bacteriol，16，211-229.

Whitehead H R，1933. A substance inhibiting bacterial growth，produced by certain strains of lactic streptococci. Biochem. J，27，1793-1800.

Yang S C，Lin C H，Sung C T，et al.，2014. Antibacterial activities of bacteriocins：application in foods and pharmaceuticals. Front Microbiol，5（22）：241.

Zendo T，2013. Screening and characterization of novel bacteriocins from lactic acid bacteria. Bioscience Biotechnology & Biochemistry，77（5）：893.

第二章

细菌素的生物合成、结构和功能

随着广谱抗生素的人畜共用及过度使用所引起的抗生素耐药问题，抗生素的效力不断降低，新的抗生素的开发相对滞后，寻找一种可以替代抗生素并且不产生耐药性的活性物质成为当务之急。细菌素因其具有抗致病菌和食物腐败微生物的优良特性而备受关注。

细菌素是由细菌核糖体合成的、热稳定的抗菌肽，可以抗相近的物种（窄谱）或跨属物种（广谱）。因为乳酸菌细菌素巨大的商业化应用潜力，人们对其进行了较早的研究。在过去的十年里，人们对乳酸菌细菌素的生物合成、结构和作用模式等方面有了较为深入的了解。对参与合成、翻译后修饰和调控代谢途径的研究，推动了高效细菌素表达系统的设计和应用。此外，这些表达系统与诱变结合，可以获得抗菌活性更好、稳定性更高或活性 pH 范围更广的细菌素衍生物。此外，Ⅰ类细菌素产生非典型残基和环状结构的酶可以合成新的高活性肽。细菌素的结构测定与诱变相结合有助于了解关键残基和特定区域的活性确定。大量有特定靶点细菌素的作用模式的发现，增加了这些新型细菌素作为安全有效的治疗药物的可能性。细菌素的氨基酸序列、生物合成方式、分子结构与其抗菌活性密切相关。本章将全面阐述细菌素的生物合成、结构与功能关系等方面的研究进展。

第一节
细菌素的分类及结构

由于细菌素来源于不同的细菌，很难对其进行准确的分类。目前，国际上通常分为两大类，即：Ⅰ类为羊毛硫细菌素（lantibiotic）；Ⅱ类为翻译后未经修饰的细菌素（Cotter et al.，2005a），具体见表 2-1。Ⅰ类细菌素分子质量小于 5 kDa，由细菌产生的一类核糖体合成的翻译后修饰肽（RiPPs）（Arnison et al.，2013）。

羊毛硫细菌素具有多种生物活性，如抗细菌、抗真菌、抗病毒（Férir et al.，2013；Iorio et al.，2014；Mohr et al.，2015）和一些免疫调节效应（Kindrachuk et al.，2013）。迄今为止，已报道了多种细菌素、生物合成方式及其通路（Dischinger，2014）。同时，揭示了部分细菌素的成熟、调控、生物活性及作用机制（Lubelski et al.，2008；Knerr and van der

Donk，2012）。目前，有几种改性酶的三维结构亦被解析，包括脱羧酶 EpiD 和 MrsD（Blaesse et al.，2003；Ortega et al.，2003）、脱水酶 NisB 和 MibB（Li et al.，2006）、双功能脱水酶/环化酶 CylM（Dong et al.，2015）、还原酶 ElxO（Ortega et al.，2014）和前导肽酶 NisP（Xu et al.，2014）。这些酶对形成Ⅰ类细菌素翻译后修饰肽的结构至关重要。图 2-1 是乳酸链球菌素（Nisin）翻译后成熟的过程。

表 2-1 细菌素的分类

分类	特征	子类别	实例
Ⅰ类	分子质量小于 5 kDa、含有羊毛硫氨酸或 β-甲基羊毛硫氨酸的细菌素，对热稳定	A 类（线性分子）	Nisin
		B 类（球状分子）	美杀菌素
Ⅱ类	分子质量小于 10 kDa，对热不稳定性	Ⅱa 子类（类似于片球菌素的细菌素）	片球菌素 PA-1 Sakacins A Leucocin A
		Ⅱb 子类（大多都需要两种肽的协同活性）	Lactococcins G plantaricin EF plantaricin JK
		Ⅱc 子类（环状细菌素）	Gassericin A 肠球菌素 AS-48 garvicin ML
		Ⅱd 子类（未修饰的、线性的、非片球菌素的细菌素）	Bactofencin A LsbB

羊毛硫氨酸拥有由半胱氨酸和脱水苏氨酸或丝氨酸残基之间形成的硫醚桥，分别生成甲基甲硫氨酸或甲硫氨酸。这个过程依赖于前导肽引导生物合成酶修饰核心肽。通常，羊毛硫氨酸以 2S、6R 同分异构体（DL-羊毛硫氨酸）和甲基羊毛硫氨酸以 2S、2R、6R（DL-羊毛硫氨酸）的形式存在。近期研究表明，在某些Ⅱ型羊毛硫细菌素中同时含有 DL-羊毛硫氨酸（2R、6R）与 LL-羊毛硫氨酸（2R、6R）和 LL-甲基羊毛硫氨酸（2S、2R、6R）（Garg et al.，2016）。这表明核心肽序列不是唯一影响修饰的因素。在研究乳链球菌素 481（Knerr and van der Donk，2013）的立体结构时发现，核心肽上的脱氢氨基酸可以和不同半胱氨酸结合，前导肽依赖性的酶催化反应也常常具有区域性和结构选择性，且具有翻译修饰酶的功能修饰其同源多肽。

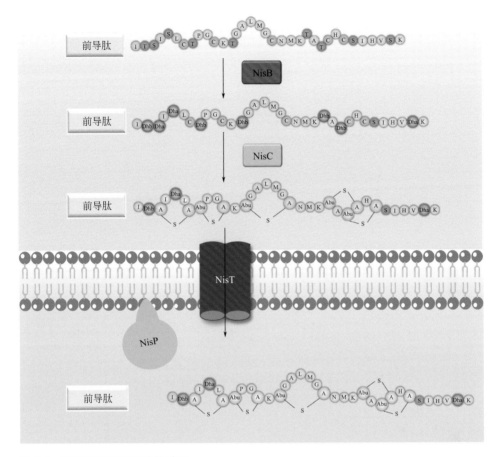

图 2-1　乳酸链球菌素的成熟过程

这些氨基酸的形成过程分为两步：首先，LanBs 通过谷氨酰化和消除产生细菌素菌株的 tRNA 从而脱去丝氨酸和苏氨酸（Ortega et al.，2015，2016），分别形成 α,β-不饱和氨基酸即 2,3-脱氢丙氨酸（Dha）或 2,3-脱氢丁氨酸（Dhb）。LanCs 环化酶具有保守的锌离子作为核心肽上的半胱氨酸的激活剂。锌离子能被典型的半胱氨酸-半胱氨酸-组氨酸三联体捕获。随后邻近半胱氨酸残基的巯基攻击 Dha 或 Dhb 的双键，分别形成 Lan 或 MeLan。这种相互作用的结果是形成了肽分子内部的环状结构，赋予原来无活性的肽修饰后的空间结构和功能。

除了典型的脱水残基和羊毛硫氨酸环，一些羊毛硫氨酸包含额外的翻译后修饰。这对它们的活性或抗蛋白质水解有显著影响（Knerr and van der Donk，2012）。这些修饰包括将脱氢氨基酸还原成 D-丙氨酸或氨基丁酸（Cotter et al.，2005a；Huo and van der Donk，2016）、C 末端丙酮酸的还原（Ortega et al.，2014）、硫醚键的氧化（Boakes et al.，2009）、脯氨酸和天冬氨酸的羟基化（Foulston and Bibb，2011）、色氨酸的卤化、C 末端脱羧作用（Majer et al.，2002）、赖氨酸与丙氨酸的共价连接（Foulston and Bibb，2011）、氨基乙酰化作用（Foulston and Bibb，2011）、二硫桥的形成（Liu et al.，2009）以及色氨酸的 N-糖基化（Iorio et al.，2014）。

Ⅰ类细菌素根据结构相似性分为两个亚类。Ⅰa 亚类为细长螺旋状带正电的多肽，多数情况下在敏感细菌细胞膜上形成微孔，Nisin、pep5、表皮素（epidermin）都属于这一类。相比之下，Ⅰb 亚类是更小、更紧密带负电荷或不带电的球形细菌素，如美杀菌素（mersacidin）、阿克他定（actagardine）和肉桂素（cinnamycin）等。这些肽的活性与特定酶的抑制有关。近年来这个分类系统的适用性受到质疑，原因是发现 Nisin 不仅在敏感细菌细胞膜上形成微孔，还能结合肽聚糖的合成前体脂质Ⅱ，具有先前定义的Ⅰa 和Ⅰb 肽的特征。更复杂的是，许多双组分抗生素是通过两种多肽的联合而起协同作用的。

Cotter 等人基于未修饰的结构肽的氨基酸序列比对提出了一种新的包含 11 个亚类的分类方案（Cotter et al.，2005a）。这些亚类的命名能够反映每个细菌素的原型，即乳酸链球菌素、表皮素、链球菌素、pep5、乳酸链球菌素 481、美杀菌素、LtnA2、细胞溶菌素、肉桂素和枯草芽孢杆菌素。

Ⅱ类细菌素是分子质量小于 10 kDa 且热稳定的非羊毛硫抗菌肽，不经翻译后修饰，大多数已被证明能使敏感的细菌细胞膜穿孔，胞内物质外泄。由于细菌素的化学和遗传特性的多样性，Cotter 提出了四个亚类（Ⅱa、Ⅱb、Ⅱc、Ⅱd）（Cotter et al.，2005b）。其中Ⅱa 亚类肽（类片球菌素或单增李斯特菌抑制肽）的氨基酸残基数从 37 个到 48 个不等，在中性 pH 下是带正电的，能够有效抑制单增李斯特菌。它们的特征是保守的 N 端序列 YGNGVxCxxxcxV。Ⅱb 亚类细菌素是指其活性依赖于两种多肽协同作用的细菌素，Ⅱc 亚类细菌素由未修饰的环状肽组成，Ⅱd 亚类细菌素则由非片球菌素的多肽组成。

第二节
生物合成

　　细菌素由核糖体合成，其生产和免疫所需的基因通常在细菌素操纵子上（McAuliffe et al.，2001）。这些操纵子可能存在于共轭的转座元件上（Nisin），也可能在产生菌的染色体上［如枯草芽孢杆菌素（subtilin/sublancin）、食肉杆菌素（carnobacteriocin）BM1］以及在质粒上［如细胞溶菌素（cytolysin），乳球菌素（lactococcin）S，乳酸链球菌素（lactin）3147］。羊毛硫细菌素由结构基因编码，通常称为 $lanA$（缩写 lan 是指各种基因簇的同源基因）。其附近常含有修饰所必需的基因（$lanB$、$lanC$、$lanM$、$lanD$ 和 $lanD$），ABC 型肽转运蛋白基因（$lanT$）、蛋白酶解基因（$lanP$）、免疫基因（$lanL$、$lanF$、$lanE$、$lanG$）和调控基因（$lanR$、$lanK$、$lanQ$、$lanX$）。

　　一般来说，Ⅱ类细菌素至少需要 4 个基因，包括细菌素前肽基因（例如片球菌素 PA 1/AcH 中的 pedA）、同源免疫基因（pedB）、ABC 型转运蛋白基因（pedD）和对转运至关重要的膜结合副蛋白基因（pedC）。在被调控的Ⅱ类细菌素中，例如食肉杆菌素 B2，涉及 7 个基因。通常，Ⅱ类细菌素的免疫基因位于结构基因的下游，并且在许多情况下与结构基因存在转录连接，但也有例外，一些乳酸菌的免疫基因并不来源于细菌素的产生者。且许多细菌素基因簇含有若干基因，其产物尚未鉴定。对植物乳杆菌基因的研究表明，它们编码细胞膜结合的蛋白酶，推测这些蛋白酶参与了一种新的免疫机制（Pei and Grishin，2001）。细菌素前体与双甘氨酸前导肽的加工和分泌是由两个共同转录的基因的产物完成的，这两个基因通常被称为 T 和 E（Ejsink et al.，2002）。由 T 基因编码的 ABC 转运蛋白表现出一定程度的灵活性，并能适应前导肽的某些序列变异，这些变异已被用于多种细菌素的异源表达。基因 E 编码副蛋白与 ABC 转运蛋白一起构成一个精妙的转运系统。一些Ⅱ类细菌素，包括米酒杆菌素（sakacin）P、弯曲杆菌素（curvacin）A 和食肉杆菌素 B2，需要调控基因编码的产物，诱导因素可以包括一个专用的诱导因子或细菌素本身以及双组分系统组成的膜结合组氨酸蛋白激酶（HPK）和胞质反应调节器（RR）。分泌的诱导因素作为一个外部信号，诱导相关细菌素生产基因的转录。

一、羊毛硫细菌素的生物合成

羊毛硫细菌素由一个 N 端前导肽与 C 端前导肽连接而成，在成熟过程中，去除前导肽，C 端前导肽被修饰成有活性的羊毛硫细菌素。一些研究已经揭示了许多由先导序列所扮演的角色，包括在成熟过程中维持肽的生物非活性形式，以及作为修饰酶或转运的识别序列（Xie et al.，2004）。也有人提出，先导物为前导肽结构域提供了一个支架，以确保酶-底物相互作用所需的合适构象。前导肽区的丝氨酸、苏氨酸和半胱氨酸残基通过修饰反应形成羊毛硫氨酸和甲基羊毛硫氨酸。某些细菌素如 Nisin、表皮素、链球菌素和 Pep 5 亚类，这些修饰是由 LanB 和 LanC 酶通过两步完成的。第一步，脱水酶 LanB 催化羟化氨基酸丝氨酸和苏氨酸分别转化为脱氢丙氨酸（Dha）和脱氢丁氨酸（Dhb）。第二步，LanC 酶催化硫醚键的形成，在分子内马歇尔加成反应中，邻近半胱氨酸残基的硫醇基团以及 Dha 和 Dhb 的双键分别形成 Lan 和 MeLan。

NisC 和 Spac 是锌蛋白，这为 LanC 酶的催化性质提供了思路（Okesli et al.，2011）。研究表明，锌可作为半胱氨酸残基的激活剂，用于脱水氨基酸的添加。在产生乳酸链球菌素 481、美杀菌素、LtnA2、细胞溶菌素（cytolysin）、乳酸球菌素 lactocin S、肉桂素和枯草芽孢杆菌素亚族的菌株中，脱水和环化是由单一修饰酶 LanM 完成的（Xie et al.，2004）。锌和组氨酸与两个保守的半胱氨酸有关。LanM 蛋白的 C 端与 LanC 酶是同源的，但其 N 端与 LanB 脱水酶之间不存在同源性，这说明 LanM 蛋白并非 *lanB/lanC* 基因的融合表达产物。RamC 是来自天蓝色链霉菌的修饰酶，它参与影响肽结构的 SapB 的产生，由脱水残基和羊毛硫氨酸残基组成，含有一个 N 端激酶结构域，该结构域负责丝氨酸和苏氨酸的磷酸化（Ko-dani et al.，2004）。尽管金属结合配体明显缺失，但其 C 端与 LanC 酶具有同源性。

两种羊毛硫细菌素含有 C 端半胱氨酸残基，形成氨基酸 S-[(Z)-2-氨基乙烯基]-D-半胱氨酸表皮素或 S-[(Z)-2-氨基乙烯基 (3S)-3-甲基-D-半胱氨酸美杀菌素。这两种化合物经过氧化和脱羧之后，加在 Dha 或 Dhb 之前。这些额外的修饰是由 LanD 脱羧酶完成的，它是一个新的黄素蛋白家族的成员，该家族被称为含有同质低聚黄素的 Cys 脱羧酶（HFCDs）。乳酸菌素 3147 双肽的特征是 D-丙氨酸取代了基因编码的 L-丝氨酸。这些是已知的拥有 D 型氨基酸的细菌素的例子。

经过修饰反应后,修饰后的前体细菌素经蛋白水解去除前体肽,活化为成熟肽。对于那些经 LanB 酶、LanC 酶修饰的细菌素以及乳酸球菌素 S,是通过一个可位于细胞内或细胞外的丝氨酸蛋白酶 LanP 实现的。例如,Pep5 中 PepP 蛋白酶位于细胞并在转运前经胞内蛋白水解处理;而表皮素的 EpiP 和 Nisin 的 NisP 是细胞外蛋白酶,是由 ABC 转运蛋白 LanT 转运到胞外。约 600 个氨基酸的转运蛋白,可以根据其功能划分为两个域,一个是在肽识别中起作用的疏水性 N 端,另一个是为转运功能的 C 端 ATP 水解域。除了乳酸球菌素 S 以外,由 LanM 酶修饰的羊毛硫细菌素,转运系统类似于 Ⅱ 类细菌素,LanT 转运蛋白长度约为 700 个氨基酸,并含有一个额外的 N 端肽酶结构域。这些由 LanM 酶修饰的细菌素不具有 *lanP* 基因,因为蛋白水解过程与 ABC 转运蛋白的转运同时发生。

细菌素的抗菌特性决定了产生菌必须能够保护自己免受自身产生的细菌素的伤害。产生细菌素的菌株的自我保护通常是由免疫蛋白统称 LanI 和/或由 LanF、LanE、LanG 组成的专用 ABC 转运蛋白系统介导完成(图 2-2)。对 Nisin 的产生菌株来说,膜蛋白复合物 NisFEG 能将 Nisin 分子从细胞膜中驱送到胞外环境中(Stein et al.,2003)。脂蛋白 Nis 能够隔离 Nisin 分子,从而在孔隙形成之前阻止 Nisin 分子在膜上插入和/或聚集。SpaI 和 SpaFEG 也以同样的方式参与了枯草菌素免疫(Stein et al.,2005)。仅通过 LanI 脂蛋白产生免疫作用的细菌素包括 Pep5 的 PepI 和表皮菌素(epicidin)280 的 EciI(Hoffimann et al.,2004)。相反,对表皮素和美杀菌素的免疫仅依赖于 ABC 转运蛋白的存在。

细菌素的生物合成常常受到调控,以维持生产和免疫之间的平衡。通常是通过双组分调节系统介导的,由一个受体组氨酸激酶(LanK)和一个转录反应调节器(LanR)组成。LanK 检测到的细胞外信号启动一个信号级联,触发响应调控因子激活被调控基因的转录。这些被调控的基因包括结构基因、转运基因、免疫基因,偶尔也包括调控基因本身。一些细菌素本身作为信号,如 Nisin 和枯草芽孢杆菌素,这些细菌素产生菌会自动调节自身的合成,并像群体感应分子一样运作,允许细胞以细胞密度依赖的方式感知环境中的其他生物体(Kleerebezem,2004)。

二、Ⅱ类细菌素的生物合成

与羊毛硫细菌素不同,Ⅱ 类细菌素不经翻译后修饰。在合成具有生物

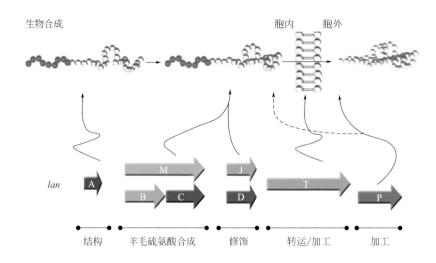

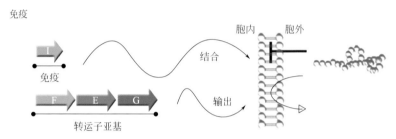

图 2-2　参与羊毛硫细菌素生物合成及免疫机制的基因

活性的前导肽后，N 端前导序列的切割通常发生在特定的 Gly-Gly 位点，并通过 ABC 转运蛋白及其附属蛋白转运出细胞。ABC 转运蛋白包含一个具有蛋白水解活性的 N 端结构域，类似于上述的混合型 LanT 转运蛋白。这两个保守的甘氨酸残基也在一些Ⅰ类羊毛硫细菌素的先导物中被发现，可以作为这个独立于分泌系统的转运系统识别信号。

其他Ⅱ类细菌素有与分泌系统（sec）分泌的肽或蛋白相关的先导物。其中包括肠球菌素（enterocin）P、肉毒杆菌素（divergicin）A 和酸化素（acidocin）B。根据前导序列的性质，推测这些细菌素依赖于分泌系统的方式分泌。许多由粪球菌产生的细菌素是在没有 N 端前导序列或信号肽的情况下合成的，如肠球菌素 L50A/B 和肠球菌素 Q，ABC 转运蛋白被证明是其他 N 端缺失的细菌蛋白或信号肽的转运途径。辅助蛋白对Ⅱ类细菌素的转运至关重要，虽然它们的确切作用尚不清楚，但它们被预测为细胞质膜的整合蛋白，有助于膜的移位或前导肽的处理。

Ⅱa类、Ⅱb类和Ⅱd类细菌素的产生菌通过表达与细胞膜相关的免疫蛋白保护自身免受细菌素伤害。这些免疫蛋白的作用方式尚不清楚，但有人认为它们可能是通过干扰细菌素的聚集和孔的形成过程，或者是干扰细菌素和（假定的）位于膜的受体之间的相互作用过程而起作用的。有研究表明，C末端的类片球菌素的免疫蛋白包含一个区域，该区域通过对细菌素C末端区域的特异性识别而产生细菌素免疫（Johnsen et al.，2005b）。通过对两种类似于片球菌素（pediocin）的免疫蛋白结构的分析，发现类片球菌素免疫蛋白中保守的结构基序，这些肽是球状的，由一个四螺旋束组成。而Ⅱc类细菌素的免疫是由ABC转运系统提供的（Diaz et al.，2003）。

许多Ⅱ类细菌素的生产调节涉及所谓的"三组分调节系统"，该系统由分泌的细菌素样肽信息素或诱导因子（IF）与前面描述的标准的细菌双组分系统相结合组成。一般来说，诱导因子是一种小而热稳定的阳离子疏水肽，虽然这些诱导因子通常显示较弱的抗菌活性或没有抗菌活性，但也存在一些例外。分泌的诱导因子作为一种外部信号，通过受体组氨酸激酶和转录调节因子，诱导细菌素生产相关基因的转录（Eijsink et al.，2002）。

第三节
结构-功能

阳离子两亲肽具有结合表面负电荷并破坏细胞膜的能力已得到很好的证明。人们普遍认为许多Ⅰ类和Ⅱ类细菌素与其他阳离子两亲抗菌肽一样，即都是通过与阴离子膜磷脂相互作用，导致孔隙的形成及质子动力势丢失、细胞代谢物泄漏和靶细胞的裂解。早期的研究涉及细胞质和人工双层膜，试图阐明细菌素的作用模式，并提出了许多孔隙形成的模型，包括楔形和桶壁复合体。一些细菌素的作用机制比我们以前所想象的复杂得多，包括在某些情况下，乳酸链球菌素可结合针对特定的位点来抑菌，不仅仅是一种直接的抗菌机制。通过化学或酶截断肽，以及定点诱变的方式，能够揭示Ⅰ类和Ⅱ类细菌素内部结构与关系。这将有助于设计效力更高，更有生物稳定性和特异性的抗菌肽。

一、Ⅰ类细菌素

Nisin 和美杀菌素保守序列的结构关系可以用来推断同一关系的所有细菌素的结构功能关系，包括类乳酸链球菌素（nisin-like），类表皮素（epidermin-like）和类链球菌素（strepin-like）（至少 N 端与 Nisin 同源）和类美杀菌素。这两种抗菌肽的活性依赖于与肽聚糖生物合成的前体——脂质Ⅱ（lipid Ⅱ）的结合。

（一）Nisin

Nisin 由 34 个氨基酸残基组成，其中 13 个为翻译后修饰，形成五环肽。已知 Nisin 的三个变体是 Nisin A、Nisin Z 和 Nisin Q。Nisin Z 中只有一个氨基酸（Nisin A 中 27 位 His 被 Asn 替代）与 Nisin A 不同（图 2-3）。

而 Nisin Q 在四个位置上与 Nisin A 是不同的。核磁共振分析 Nisin 球菌素揭示了一个扩展分子的三维结构与两种不同的两性分子的域。Nisin 的氨基端在本质上是两亲性包括许多疏水残基与磷脂头基，C 端区域有较多的亲水残基。从羊毛硫细菌素环的构象来看，亲水和疏水残基位于分子的相对两侧（Huang et al.，2002）。研究表明，Nisin 的阳离子性质允许其通过静电相互作用与阴离子磷脂双分子层结合。细胞质和人工膜泡的实验表明，Nisin 在膜上形成孔隙，导致小的胞质化合物快速流出，重要离子梯度耗散。Nisin 的 C 端持有肽所携带的大部分正电荷，如 Lys-22、His-31、Lys-34，引入带负电荷的谷氨酸（Val32Glu）显著降低了乳酸链球菌素 Nisin Z 与阴离子类脂的相互作用，同时增加了一个额外的正电荷（Val32Lys）提高了结合能力。

同样地，C 端在结合中的关键作用也被研究，一个 Nisin1～12（N1～12）片段对阴离子脂质的亲和力大大降低。脂质Ⅱ由肽聚糖头基组成，肽聚糖头基是细胞壁合成的基本组成部分，而脂质尾则是肽聚糖部分在细胞膜上运输的载体。脂质Ⅱ也是Ⅰ类中 B 型抗生素美杀菌素、阿克他定以及糖肽抗生素万古霉素、雷莫拉宁（ramoplanin）、泰科拉宁（teicoplanin）和甘露肽（mannopeptimycin）的靶点（Ruzin et al.，2004）。因为这些细菌素能够结合脂质Ⅱ，使肽聚糖形成所必需的转糖基化被抑制，导致细胞逐渐死亡。另外，细菌素和脂质Ⅱ的结合也促进了孔隙的形成，从而导致细胞的快速死亡。

Nisin 分子的双重活性是由于存在两个结构域，一个位于 N 端，另一

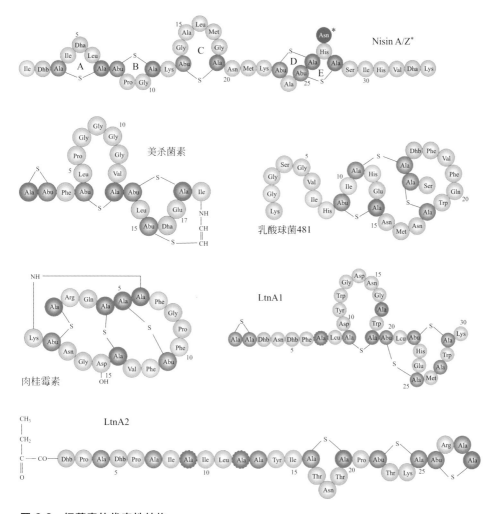

图 2-3　细菌素的代表性结构

个位于 C 端。Nisin 的 N 端环（A、B 和 C）通过位于环 C 和 D 之间的三个氨基酸（Asn20 Met21 Lys22）的柔性区域与 C 端环（D 和 E）相连（图 2-3）。Nisin 的 N 端环状结构在脂质 II 结合中起重要作用。使用基因工程的方法在 Nisin 的 N 端环内进行微小变化，肽段的比活性大大降低，如 Ser3Thr（将第一个羊毛硫残基改为甲基-羊毛硫）导致活性显著降低。通过对十二烷基硫酸钠（SDS）胶束中 Nisin 和脂质 II 相互作用的核磁共振分析发现，Nisin 的 N 端区域发生了显著变化，特别是在前两个环（Hsu et al.，2002）。Nisin 的溶液结构与由三个异戊二烯组成单元的脂质 II 类似物的复合物解析，N 端在脂质 II 结合中的作用得到了最充分的解释，存在一个笼状结构，其中 N 端折叠回前两个环（Hsu et al.，2004）。焦磷酸独特的笼状结构使得来自 Nisin 的 Dhb2、Ala3、Ile4、Dha5、Abu8 的酰胺与脂类 Ⅱ 的焦磷酸基团的氧之间形成了 5 个分子间氢键。此外，MurNAc 和第一异戊二烯单元以及焦磷酸基团是识别 Nisin 的结合位点。它阻碍了形成脂质 Ⅱ-Nisin 界面一部分的 Ile1（Hsu et al.，2004）。同样，将环 A 的区域改变为 MeLan（Ser3Thr）也会在空间上阻碍氢键的形成，从而降低突变体对脂质 Ⅱ 的亲和力，为原来的 1/50。这解释了水解裂解环 A 导致抗菌活性完全消失的原因。它还揭示了为什么通过改变 Nisin A 的侧链排列来设计更有效的细菌素收效甚微。

Nisin 和表皮素在未修饰的前导肽的 N 端具有 SXXXCTPGC 基序，链蛋白也非常相似（SRYLCTPGSC）。因此，表皮素也极有可能具有结合脂质 Ⅱ 的能力。

这些肽的亚群特异性保存在明显缺乏同源性的 C 端。由此推断，这些肽段在目标菌株敏感性方面的差异可能在很大程度上取决于 C 端序列。Nisin 的 N 端和 C 末端起到重要作用，此外铰链区域的组成也很重要。对相应氨基酸的突变分析分别为 Asn20/Met21 Nisin Z（其中铰链区去除一个残基）、Asn20ProMet21Pro Nisin Z、Met21Gly Nisin Z 三个突变菌对嗜热链球菌的抑制活性基本丧失或完全不抑制（Wiedemann et al.，2001）。通过定点诱变进一步探索 Nisin Z 铰链区，并检测突变肽对指示菌株嗜热链球菌和藤黄微球菌的抗菌活性（Yuan et al.，2004）。在 20 位、21 位或 22 位引入带负电荷的谷氨酸残基，导致突变肽（Lys22Glu）无法产生，或活性几乎完全丧失（Asn20Glu、Met21Glu）。用表皮素/鸡皮素（gallidermin）的等效区域替换 Nisin Z 铰链区严重影响了 Nisin Z 的活性，用枯草芽孢杆菌素铰链区替换 Nisin Z 铰链区也严重影响活性，但活性仍大于野生型枯草芽孢杆菌素。迄今为止产生的所有铰链突变中，最重要的是在 20 位和 21 位引入带正电的氨基酸的突变。

尽管 Asn20Lys 和 Met21Lys 突变体对嗜热链球菌和黄曲霉的抑制作用类似于野生型 Nisin Z，但在碱性环境中溶解性更好，如 Asn20Lys 和 Met21Lys 的溶解度在 pH8 时分别比野生型 Nisin Z 高出 3 倍和 5 倍。此外，这些突变体对志贺氏杆菌、假单胞菌和沙门氏菌均有抑制作用，证明在铰链区引入正电荷对细菌素抗革兰氏阴性菌起到关键作用（Yuan et al.，2004）。这一结果表明，通过定点诱变技术进行结构-功能分析对开发具有更强的抗菌活性的细菌素潜力很大。

（二）美杀菌素

美杀菌素对多种革兰氏阳性细菌有活性，包括葡萄球菌、链球菌、杆菌、梭菌、棒状杆菌和痤疮丙酸杆菌（Hechard and Sahl.，2002）。由于其对耐甲氧西林金黄色葡萄球菌（MRSA）具有相当大的活性，近年来引起了人们的极大兴趣，较早的小鼠模型实验表明其活性水平至少与万古霉素相当。目前已经确定由芽孢杆菌 HILY-85、54728 产生的美杀菌素的作用模式是在转糖基化水平上对细胞壁生物合成的干扰。

美杀菌素是 20 个氨基酸残基肽（图 2-3），其中 9 个经过翻译修饰后形成 4 个环状结构，由两个独立的 N 端环状结构和两个缠绕在 C 端区域的环状结构组成。目前，NMR 和 X 射线晶体学阐明了美杀菌素的三维结构。美杀菌素结构紧凑，呈球状，主要为中性侧链，少数带电荷基团（Glu17 的 N 端）。肽具有一定的构象灵活性，因为存在一个富含甘氨酸的环（残基 4～12）。N 端折叠回到分子中心，Ala1 的氨基与 Glu17 的羧基相互作用，并与 Gly7 相互作用。据推测，Glu17 的羧基在晶体中与 Ala1 或 Gly7 相互作用，但如果有合适的配体（即脂质Ⅱ），则可能发生移位。这些结构数据表明，在美杀菌素中，Glu17 是一个重要的残基。Glu17 被替换为丙氨酸（E17A）导致活性显著降低且产量明显下降，进一步说明了 Glu17 的重要性（Szekat et al.，2003）。在同一研究中，Ser16 被异亮氨酸（S16I）残基取代，这也使该细菌素抑菌活性和产量降低。四环素已被证明会阻碍美杀菌素与藤黄微球菌细胞的结合，这表明这两种肽之间存在着相似的目标结合位点的竞争。四环素虽然也能抑制细胞壁生物合成，但其抑菌活性谱与美杀菌素截然不同，四环素对链球菌有较好的活性，但对葡萄球菌活性较差，而美杀菌素对藤黄微球菌和金黄色葡萄球菌表现出很好的抑菌活性。

通过对脂质Ⅱ存在时美杀菌素在 SDS 胶束中的相互作用进行核磁共振研究，发现美杀菌素构象发生了变化，可能是通过静电电荷结合（Hsu et al.，2003）。美杀菌素被发现包含一个微小的铰链区域（Ala12 和 Abu13）能改变整个主干的几何形状。当与脂质Ⅱ结合时，这个铰链区域可调节美杀菌素的电荷。雷莫拉宁中也有相似的结构，它是一种脂糖依赖肽抗生素，其拓扑结构与美杀菌素和四环素相似，但没有序列同源性（Cudic et al.，2002）。构象变化似乎是脂质Ⅱ结合肽的一个共同特征（Hsu et al.，2003）。

从对美杀菌素和脂质Ⅱ相互作用的研究中得到的规律也适用于美杀菌素亚群中的其他肽，包括 RumB、四环素、C55a、LtnA1、植物乳杆菌素C（Cotter et al.，2005a；Twomey et al.，2002）。这些抗生素的未经修饰的前导肽形式的比对显示存在七个高度保守的氨基酸。以美杀菌素为模板，这些残基分别对应于 Gly9、Cys12、Thr13、Thr15、Glu17、Cys18和 Cys20。这些残基的高度保守性在这些肽的结构和/或活性中起着重要的作用。由于已经证实 Cys12Thr13 被修饰形成一个重要的铰链区域，而Glu17 在与脂质Ⅱ的结合中起关键作用，因此推测这些残基在其他肽中也发挥类似的作用，且该残留物的保守性表明所有的类美杀菌素都与脂质Ⅱ结合。

（三）乳酸球菌素 481

由于乳酸球菌素 481 样肽的受体尚未被发现，因此无法阐明其结构与功能之间的关系。比对显示存在大量高度保守的残基，其中许多残基与美杀菌素样肽的残基一致。以乳酸球菌素 481 为例（括号中是相应的美杀菌素位置），它们是 Gly5（9）、Thr9（13）、Ser/Thr11（Thr-15）、Glu/Aspl13（Glu17）、Cys14（18）和（Glu17）、Cys14（18）和 Cys25（20）。这些氨基酸的高度保守性表明了结构上的关联性和结合脂质Ⅱ的能力（Wang et al，2020）。这两个亚组之间存在明显的相似性，但也存在明显的结构差异（图 2-3）。

（四）肉桂霉素

该组包括肉桂霉素、杜拉霉素（duramycin）、杜拉霉素 B、杜拉霉素C 和安垂宁（ancovenin），它们的氨基酸组成非常相似，19 个氨基酸中只有 6 个不同。杜拉霉素、杜拉霉素 B 与肉桂霉素的区别仅各有一个氨基酸残基的差异（分别为 Arg2Lys 和 Phe10Leu）。肉桂霉素（图 2-3）、杜拉霉素和安垂宁均为 19 个残基，且在不保守位置有 1 个 Lan 和 2 个 MeLan。这些细菌素的特征是在 Lys19 和 Dha6 之间存在一个赖氨酸丙氨酸环（安垂宁除外）。还有一种赤型-3-羟基-天冬氨酸，是由遗传编码的 L-Asp 残基在 15 位上羟基化产生的。虽然类肉桂霉素肽对少数的菌株（主要是芽孢杆菌）表现出抗菌活性，但它们对真核细胞的许多代谢过程具有抑制作用，因此引起了人们的特别关注。这些包括医学上重要的磷脂酶 A2，通过隔离磷酸二乙醇胺底物抑制杜拉霉素和血管紧张素转换酶（ACE），参与维持血压。肉桂霉素对磷脂酶 A2 和 ACE 均有抑制作用。最近的研究主要集中在肉桂霉素（Ro 09-0198）与 PE 的相互作用（Makino et al.，2003；Machaidze and Seelig，2003）。由于 PE 是一种存在于质膜内的磷脂，一开始并不清楚肉桂霉素是如何起作用的。现在已经证明，肉桂霉素通过诱导脂质转运层运动来暴露其特异性受体 PE，从而促进其自身与靶细胞的结合（Makino et al.，2003）。用等温滴定量热法研究了肉桂霉素在胶束和膜环境中与不同长度的二酰基磷酸乙醇胺的结合特异性。肉桂素在脂质双分子层环境中对 PE 表现出更强的亲和力，这是通过肽与脂质膜的非特异性疏水相互作用而增强结合力的。此外，不仅是 PE 基团，烃链长度对肉桂霉素的结合也很重要。

（五）双肽羊毛硫细菌素

lactin3147 是迄今为止唯一确定三维结构的双肽羊毛硫细菌素（Martin et al.，2004）。这些肽中保守的氨基酸位于 C 端，包括（LtnA2 中的）Ser16*、Cys20*、Pro21、Thr22*、Thr23、Cys25*、Ser/Thr26* 和 Cys29*，其中 6 个（带 * 号）参与了羊毛硫氨酸桥的形成。C 末端的高度保守性，表明它在 LtnA2 肽及其高度保守的 LtnA1 样肽之间的相互作用中起到了重要作用。

二、Ⅱ类细菌素

迄今为止，单组分或双组分的Ⅱ类细菌素的结构研究均表明，这些肽在水溶液中是无结构的，但在 2,2,2-三氟乙醇（TFE）存在时，或在模拟膜的胶束和脂质中形成部分螺旋结构。在Ⅱ类细菌素中，研究最深入的是Ⅱa 类细菌素，已鉴定了 20 多种不同的肽（Fimland et al.，2002）。它们的长度在 37～48 个残基之间，虽然各细菌素之间存在高度的同源性，但它们在靶细胞特异性方面表现出很大的差异。对于初级结构，有两个不同的区域：一个是亲水阳离子和非常保守的 N 端区域，包含 YGNGV/L 序列基序；另一个是由半胱氨酸残基衍生而来的二硫键，常在 9 位和 14 位之间形成一个六元环。C 端保守性较差，多为两亲性氨基酸。在模拟膜的环境下，已使用核磁共振解析三种片球菌素样细菌素的三维结构，这三种细菌素分别名为 leucocin A、食肉杆菌素 B2 和清酒杆菌素 P。一般来说，N 端区域由 9～14 二硫桥形成三股反平行的 β 折叠构象，两亲性 α 螺旋紧随其后。C 端区域相对松散，但往往折回到 α 螺旋区域，从而形成发卡结构（Uteng et al.，2003）。N端和C端结构域之间的柔性铰链区域，这两个结构域可能会相互移动。

突变分析表明，N端结构域，特别是该区域内的阳性区域，可以介导片球菌素样肽与负电荷靶膜在初始结合过程中的静电相互作用。对米酒杆菌素P的研究表明，消除11位（Lys11Thr）和12位（His12Thr）的正电荷，可使其对各种指标菌的活性降低为原来的1/15～1/2（Kazazic et al.，2002）。在11号位点（Lys11Gtu）引入负电荷可使其活性降低为原来的1/40。疏水性和两亲性的C末端结构域可以穿透细胞膜，从而导致细胞膜泄漏使细胞死亡。

片球菌素（pediocin）、肠球菌素（enterocin）、肉毒杆菌素（divergicin）EM35、凝结素（coagulin）、divercin V41，包含一个额外的二硫桥位于C端半胱氨酸残基和α螺旋的半胱氨酸残基之间。Ejsink的研究表明，与含有清酒杆菌素P和弯曲杆菌素A的单二硫键相比，片球菌素PA-1的广谱活性和高温活性可能源于额外的二硫桥。有额外二硫键的细菌素在25℃和37℃下表现出相同的抗菌活性（Kaur et al.，2004）。C端没有二硫桥的细菌素因没有螺旋结构并且在温度上升的过程中丧失抗菌活性。在一项研究中，C端含有二硫键的清酒杆菌素P突变体，显示出更广泛的抗菌谱以及在高温下更高的效率。经核磁共振测定，这种清酒杆菌素P变体与野生型清酒杆菌素P在结构上的相似性，表明C端的二硫键使其具有抗菌活性。然而，大多数片球菌素不具有第二个二硫键，而是含有肽末端保守的色氨酸残基。色氨酸残基在细胞膜上对两亲性肽和蛋白质的吸附和定向过程中起重要作用，且对类片球菌素细菌素的活性是关键的。通过对清酒杆菌素P中色氨酸残基的突变分析，提出了Trp18和Trp4-1定位于水膜界面的假设，从而有助于正确定位膜中C端发卡结构域（Fimland et al.，2002）。Trp18Leu和Trp41Leu突变的清酒杆菌素P可以通过引入24～44二硫桥恢复抗菌活性。C端色氨酸残基是C端发卡结构具有抗菌活性的关键（Fimland et al.，2002）。类似地，利用色氨酸荧光和圆二色性分析mesentericin Y105突变体（包括Trp18Phe、Trp37Phe、Mes36）与该模型中通过色氨酸残基或C端二硫键稳定发卡结构的结果一致（Morisset et al.，2004）。

通过结合不同的类片球菌素的N末端和C末端域构建混合Ⅱa类细菌素（Johnsen et al.，2005b），N末端和C末端的模块化性质已被证实。大多数杂合细菌素都和原细菌素活性相似，但所有的杂合细菌素显示靶细胞特异性与原细菌素相似。这表明 C 端在确定靶细胞特异性中起到重要作用。在对亮氨酸 A 的对映体的研究中发现，当其所有氨基酸都处于 D 构型时，其抗菌活性下降，表明在靶细胞表面的某些特异性手性相互作用对细菌素活性是必要的。这说明在敏感细胞中存在受体蛋白靶。一种可能是磷酸转移酶系统（PTS）EIIMan 的甘露糖渗透酶，因为在具有明串珠菌素 A 抗性的单核增生李斯特菌突变体中发现了 II AB 亚基的缺失。Gravesen 在许多抗片球菌素的单核增生李斯特菌中也观察到类似的结果。在单增李斯特菌中，编码这种甘氨酸特异性渗透酶的 *mpt* 操纵子的突变使其对 mesentericin Y105 产生了高抗性（Dalet et al.，2001），表明其可能是一种对接蛋白。进一步的证据是 *mptACD* 操纵子基因被异源表达到对乳酸菌不敏感的单增李斯特菌中，导致其对 II 类细菌素敏感（Ramnath et al.，2004）。MptC 通透酶亚基被认为是一种假定受体，因为 MptC 的单独表达足以使其对 *L. lactis* 中几种类似于片球菌素的细菌素具有敏感性。

临床重要细菌中抗生素耐药性的出现，促使人们重新寻找具有新型结构和作用机制的抗生素。尤其令人担忧的是，目前还没有新的治疗方法来对抗耐多药金黄色葡萄球菌和肠球菌，这两种菌株正在逐渐对万古霉素产生耐药性，而万古霉素通常被认为是对抗革兰氏阳性病原体感染的最后手段。在筛选和开发新的抗生素时，由于细菌细胞壁的独特性质，抑制细胞壁合成仍然是一个重要的目标。当前对抑制细胞壁合成的新药的探索，已发现几种替代万古霉素的潜在药物，包括糖肽类抗生素，如雷莫拉宁（ramoplanin）、泰科拉宁（teicoplanin）和甘露肽（mannopeptimycin）。一些细菌素也被证明可以通过与肽聚糖的必要前体脂质 II 结合来抑制细菌细胞壁的生物合成。令人惊喜的是，科学家们发现越来越多不与脂质 II 结合的细菌素，如乳酸链球菌素结合脂质 II 的焦磷酸组的一个高度保守的区域，完全不同于万古霉素的作用靶点 L-Lys-D-Ala-D-Ala。

首先，这些细菌素由于靶向一个基本的、不变的区域，细菌耐药性发展的概率大大降低。其次，由于它更易于衍生化，Nisin 和其他细菌素如美杀菌素和乳酸菌素 3147 可以作为例子，可设计具有结构特征的新药物，促进高亲和力结合到的抗菌靶点。因此，精确定制细菌素衍生物以针对特定或一系列病原体将成为现实。为此，全面了解细菌素生物合成、结构和功能的分子机制是至关重要的。

大规模细菌素生产系统的开发和完善将为细菌素结构-功能关系和作用模式的持续研究提供必要的原料。近 20 年来的研究进展使多种 I 类和 II

类细菌素在多种宿主体内异源表达。尽管大多数乳酸菌细菌素具有专门的分泌和合成机制，但已有研究表明，当提供适当的信号肽时，细菌素能有效利用一般分泌途径，这给体外量产提供了方便。

开发的大肠杆菌系统生产和纯化Ⅱ类细菌素越来越多。Ⅱ类细菌素的结构基因相对较小，通过使用互补和重叠的合成寡核苷酸，促进了"人工"基因的构建。此外，氨基酸的改变或功能域的改变可以提供结构-功能关系的线索。

商业上，在没有原始的基因或生产菌株情况下，仍能够在大肠杆菌菌株中表达所需的肽（Ingham et al.，2005）。最近在大肠杆菌中表达的完全修饰的 nukacin ISK-1，消除了对基于紧密相关的宿主的表达系统的需要，或克隆大型抗生素生物合成操纵子的需要。这可能预示着抗生素研究的曙光。此外，该系统代表了一个强大的工具，可以促进创造新的生物分子，并有助于解开生物合成背后的分子机制及其酶机制。

对现有细菌素的结构和功能的持续研究以及对新细菌素的发现。今后将基于基因组的方法，通过海量序列信息的基因组挖掘来发现新的细菌素，并对其进行识别和研发。

另外，可通过细菌素的结构-功能关系的研究成果，合理设计新的、更有效的细菌素。采用合理的诱变策略将是解开细菌素中结构-功能关系的关键，从而为设计和优化更有效的细菌素提供蓝图。尽管所有这些进展都是针对那些用于研究目的的多肽，但它们也将使细菌素的最终大规模工业化生产成为一个更现实的命题。

参考文献

Arnison P，Bibb M，Bierbaum G，et al.，2013. Ribosomally synthesized and post-translationally modified peptide natural products：overview and recommendations for a universal nomenclature. Natural Product Reports，30（1）：108-160.

Blaesse M，Kupke T，Huber R，et al.，2003. Structure of MrsD, an FAD-binding protein of the HFCD family. Acta Crystallographica. Section D：Biological Crystallography，59（pt8）：1414-21.

Boakes S，Cortés J，Appleyard A，et al.，2009. Organization of the genes encoding the biosynthesis of actagardine and engineering of a variant generation system. Molecular Microbiology，72（5）：1126-1136.

Cotter P，Hill C，Ross R，2005a. Bacterial lantibiotics：strategies to improve therapeutic potential. Current Protein and Peptide Science，6（1）：61-75.

Cotter P，Hill C，Ross R，2005b. Food Microbiology: Bacteriocins: developing innate immunity for food. Nature Reviews Microbiology，3（10）: 777-788.

Cudic P，Behenna D C，Kranz J K，et al.，2002. Functional analysis of the lipoglycodepsipeptide antibiotic ramoplanin. Chemical Biology，9，897-906.

Dalet K，Cenatiempo Y，Cossart P，et al.，2001. A sigma（54）-dependent PTS permease of the mannose family is responsible for sensitivity of *Listeria monocytogenes* to mesentericin Y105. Microbiology，147，3263-3269.

Diaz M，Valdivia E，Martinez-Bueno M，et al.，2003. Characterization of a new operon，as-48EFGH，from the as-48 gene clusterinvolved in immunity to enterocin AS-48. Applied and Environmental Microbiology，69（2）: 1229-1236.

Dischinger J，Shradha B，Gabriele B，et al.，2014. Lantibiotics: promising candidates for future applications in health care. International Journal of Medical Microbiology，304（1）: 51-62.

Dong S，Tang W，Lukk T，et al.，2015. The enterococcal cytolysin synthetase has an unanticipated lipid kinase fold，eLife，4，e07607.

Eijsink V，Axelsson L，Diep D，et al.，2002. Production of class II bacteriocins by lactic acid bacteria: an example of biological warfare and communication. Antonie Van Leeuwenhoek，81（1-4）: 639-654.

Férir G，Petrova M，Andrei G，et al.，2013. The lantibiotic peptide labyrinthopeptin A1 demonstrates broad anti-HIV and anti-HSV activity with potential for microbicidal applications. PLoS One，8: e64010.

Fimland G，Eijsink V G，Nissen J，2002. Mutational analysis of the role of tryptophan residues in an antimicrobial peptide. Biochemistry，41（30）: 9508-9515.

Foulston L，Bibb M，2011. Feed-forward regulation of microbisporicin biosynthesis in *Microbispora corallina*. Journal of Bacteriology，193（12）: 3064-3071.

Garg N，Goto Y，Chen T，et al.，2016. Characterization of the stereochemical configuration of lanthionines formed by the lanthipeptide synthetase GeoM. Biopolymers，106（6）: 834-842.

Gravesen A，Ramnath M，Rechinge K，et al.，2002. High-level resistance to class IIa bacteriocins is associated with one general mechanism in *Listeria monocytogenes*. Microbiology，148（8）: 2361-2369.

Hechard Y，Sahl H，2002. Mode of action of modified and unmodified bacteriocins from Gram positive bacteria. Biochimie，84（5-6）: 545-557.

Hoffmann A，Schneider T，Pag U，et al.，2004. Localization and functional analysis of PepI，the immunity peptide of Pep5-Producing staphylococcus epidermidis strain 5. Applied Environmental and Microbiology，70（6）: 3263-3271.

Hsu S，Breukink E，Bierbaum G，et al.，2003. NMR study of mersacidin and lipid II interaction in dodecylphosphocholine micelles conformational changes are a key to antimicrobial activity. Journal of Biological Chemistry，278，13110-13117.

Hsu S，Breukink E，de Kruijff B，et al.，2002. Mapping the targeted membrane pore formation mechanism by solution NMR：the nisin Z and lipid II interaction in SDS micelles. Biochemistry，41（24）：7670-7676.

Hsu S，Breukink E，Tischenko E，et al.，2004. The nisin-lipid II complex reveals a pyrophosphate cage that provides a blueprint for novel antibiotics. Nature Structural and Molecular of Biology，11（10）：963-967.

Huang W，Zhang Z，Han X，et al.，2002. Concentration-dependent behavior of nisin interaction with supported bilayer lipid membrane. Biophysical Chemistry，99（3）：271-279.

Huo L，van der Donk W A，2016. Discovery and characterization of bicereucin，an unusual D-amino acid-containing mixed two component lantibiotic. Journal of the American Chemical Society，138（16）：5254-5257.

Ingham A，Sproat K，Tizard M，et al.，2005. A versatile system for the expression of nonmodified bacteriocins in *Escherichia coli*. Journal of Applied Microbiology，98（3）：676-683.

Iorio M，Sasso O，Maffioli S，et al.，2014. A glycosylated，labionin-containing lanthipeptide with marked antinociceptive activity. ACS Chemical Biology，9（2）：398-404.

Johnsen L，Dalhus B，Leiros I，et al.，2005. 1. 6 Angstroms crystal structure of EntAim. A bacterial immunity protein conferring immunity to the antimicrobial activity of the pediocin-like bacteriocin enterocin A. Journal of Biology and Chemistry，280，19045-19050.

Johnsen L，Fimland G，Nissen J，2005. The C-terminal domain of pediocin-like antimicrobial peptides（class IIa bacteriocins）is involved in specific recognition of the C-terminal part of cognate immunity proteins and in determining the antimicrobial spectrum. Journal of Biological Chemistry，280，9243-9250.

Kaur K，Andrew L，Wishart D，et al.，2004. Dynamic relationships among type IIa bacteriocins：temperature effects on antimicrobial activity and on structure of the C-terminal amphipathic alpha helix as a receptor-binding region. Biochemistry，43（28）：9009-9020.

Kazazic M，Nissen J，Fimland G，2002. Mutational analysis of the role of charged residues in target cell binding，potency and specificity of the pediocin-like bacteriocin sakacin P. Microbiology，148（pt7）：2019-2027.

Kindrachuk J，Håvard J，Melissa E，et al.，2013. Manipulation of innate immunity by a bacterial secreted peptide：lantibiotic nisin Z is selectively immunomodulatory. Innate Immunity，Natural Product Reports，19（3）：315-327.

Kleerebezem M，2004. Quorum sensing control of lantibiotic production：nisin and subtilin auto regulate their own biosynthesis Peptides，25（9）：1405-1414.

Knerr J，van der Donk W A，2012. Discovery，Biosynthesis，and engineering of lantipeptides. Annual Reviews of Biochemistry，81：479-505.

Knerr P，van der Donk W A，2013. Chemical synthesis of the lantibiotic lacticin 481 reveals the importance of lanthionine stereochemistry. Journal of the American Chemical Society，135（19）：7094-7097.

Kodani S，Hudson M，Durrant M，et al. 2004. The SapB morphogen is a lantibiotic-like peptide derived from the product of the developmental gene ramS in Streptomyces coelicolor. Proceeding of the National Academy of Sciences of the United States of America，101（31）：11448-11453.

Li B，Yu J，Brunzelle J，et al.，2006. Structure and mechanism of the lantibiotic cyclase involved in nisin biosynthesis. Science，311（5766）：1464-1467.

Liu G，Zhong J，Ni J，et al.，2009. Characteristics of the bovicin HI50 gene cluster in *Streptococcus bovis* HJ50. Microbiology，155（pt2）：584-593.

Lubelski J，Rink R，Khusainov R，et al.，2008. Biosynthesis，immunity，regulation，mode of action and engineering of the model lantibiotic nisin. Cellular and Molecular Life Sciences，65（3）：455-476.

McAuliffe O，Ross R，Hill C，2001. Lantibiotics：structure，biosynthesis and mode of action. FEMS Microbiology Reviews，25（3）：285-308.

Machaidze G，Seelig J，2003. Specific binding of cinnamycin（Ro 09-0198）to phosphatidylethanolamine. Comparison between micellar and membrane environments. Biochemistry，42（43）：12570-12576.

Majer F，Schmid D，Altena K，et al.，2002. The flavoprotein MrsD catalyzes the oxidative decarboxylation reaction involved in formation of the peptidoglycan biosynthesis inhibitor mersacidin. Journal of Bacteriology，184（5）：1234-1243.

Makino A，Baba T，Fujimoto K，et al.，2003. Cinnamycin（Ro 09-0198）promotes cell binding and toxicity by inducing transbilayer lipid movement. Journal of Biological Chemistry，278（5）：3204-3209.

Martin N，Sprules T，Carpenter M，et al.，2004. Structural characterization of lacticin 3147，a two-peptide lantibiotic with synergistic activity. Biochemistry，43（11）：3049-3056.

Mohr K I，Volz C，Jansen R，et al.，2015. Pinensins：the first antifungal lantibiotics. Angewandte Chemie International Edition，54（38）：11254-11258.

Morisset D，Berjeaud J，Marion D，et al.，2004. Mutational analysis of mesenteri-cin y105，an anti-Listeria bacteriocin，for determination of impact on bactericidal activi-ty，in vitro secondary structure，and membrane interaction. Applied Environmental Mi-crobiology，70（8）：4672-4680.

Nagao J，Aso Y，Sashihara T，et al.，2005. Localization and interaction of the bi-osynthetic proteins for the lantibiotic，Nukacin ISK-1. Bioscience Biotechnology Biochem-istry，69，1341-1347.

Okesli A，Cooper L，Fogle E，et al.，2011. Nine post-translational modifications during the biosynthesis of cinnamycin. Journal of the American Chemical Society，133（34）：13753-13760.

Ortega M，Velásquez J，Garg N，et al.，2014. Substrate specificity of the lan-thipeptide peptidase elxP and the oxidoreductase ElxO. ACS Chemical Biology，15（9）：1718-1725.

Ortega M，Hao Y，Zhang Q，et al.，2015. Structure and mechanism of the tRNA-dependent lantibiotic dehydratase NisB. Nature，517（7535）：509-512.

Ortega M，Hao Y，Walker M，et al.，2016. Structure and tRNA specificity of Mi-bB，a lantibiotic dehydratase from actinobacteria involved in NAI-107 biosynthesis. Cell Chemical Biology，23（3）：370-380.

Paul G，Mervyn J，Gabriele B，et al.，2013. Ribosomally synthesized and post-translationally modified peptide natural products：overview and recommendations for a universal nomenclature. Natural Product Reports，30（1）：108-160.

Pei J，Grishin N，2001. Type II CAAX prenyl endopeptidases belong to a novel su-perfamily of putative membrane-bound metalloproteases. Trends Biochemistry Science，26（5）：275-277.

Ramnath M，Arous S，Gravesen，et al.，2004. Expression of mptC of *Listeria monocytogenes* induces sensitivity to class IIa bacteriocins in *Lactococcus lactis*. Microbi-ology，150（pt8）：2663-2668.

Richard C，Drider D，Elmorjani K，et al.，2004. Heterologous expression and purification of active divercin V41，a class IIa bacteriocin encoded by a synthetic gene in *Escherichia coli*. Journal of Bacteriology，186（13）：4276-4284.

Ruzin A，Singh G，Severin A，et al.，2004. Mechanism of action of the man-nopeptimycins，a novel class of glycopeptide antibiotics active against vancomycin-resist-ant gram-positive bacteria. Antimicrob. Agents Chemother，48（3）：728-738.

Ryan M，McAuliffe O，Ross R，et al.，2001. Heterologous expression of lacticin 3147 in *Enterococcus faecalis*：comparison of biological activity with cytolysin. Applied

Microbiology，32，71-77.

Schmid D，Majer F，Kupke T，et al.，2002. Electrospray ionization Fourier transform ion cyclotron resonance mass spectrometry to reveal the substrate specificity of the peptidyl-cysteine decarboxylase EpiD. Rapid Communications in Mass Spectrometry，16 (18)：1779-1784.

Sprules T，Kawulka K，Gibbs A，et al.，2004. NMR solution structure of the precursor for carnobacteriocin B2，an antimicrobial peptide from Carnobacterium piscicola. European Journal of Biochemistry，271 (9)：1748-1756.

Sprules T，Kawulka K，Vederas J，2004. Solution structure of ImB2，a protein conferring immunity to antimicrobial activity of the type IIa bacteriocin，carnobacteriocin B2. Biochemistry，43 (37)：11740-11749.

Stein T，Heinzmann S，Dusterhus S，et al.，2005. Expression and functional analysis of the subtilin immunity genes spaIFEG in the subtilin-sensitive host *Bacillus subtilis* MO1099. Journal of Bacteriology，187 (3)：822-828.

Stein T，Heinzmann S，Solovieva I，et al.，2003. Function of *Lactococcus lactis* nisin immunity genes nisI and nisFEG after coordinated expression in the surrogate host *Bacillus subtilis*. Journal of Biological Chemistry，278 (1)：89-94.

Szekat C，Jack R，Skutlarek D，et al.，2003. Construction of an expression system for site-directed mutagenesis of the lantibiotic mersacidin. Applied Environmental Microbiology，69 (7)：3777-3783.

Twomey D，Ross R，Ryan M，et al.，2002. Lantibiotics produced by lactic acid bacteria：structure，function and applications. Antonie Van Leeuwenhoek，82 (1-4)：165-185.

Uteng M，Hauge H，Markwick P，et al.，2003. Three-dimensional structure in lipid micelles of the pediocin-like antimicrobial peptide sakacin P and a sakacin P variant that is structurally stabilized by an inserted C-terminal disulfide bridge. Biochemistry，42 (39)：11417-11426.

Wang X，Gu Q，Breukink E，2020. Non-lipid II targeting lantibiotics. Biochimca et Biophysica Acta. Biomembranes. 183244.

Wiedemann H，Breukink E，van C，et al.，2001. Specific binding of nisin to the peptidoglycan precursor lipid II combines pore formation and inhibition of cell wall biosynthesis for potent antibiotic activity. Journal of Biological Chemistry，276 (3)：1772-1779.

Xie L，Miller L，Chatterjee C，et al.，2004. Lacticin 481：in vitro reconstitution of lantibiotic synthetase activity. Science，303 (5658)：679-681.

Xu Y，Li X，Li R，et al.，2014. Structure of the nisin leader peptidase Nis-Prevealing a C-terminal autocleavage activity. Acta Crystallographic. section D，Biological Crystallography，70（pt6）：1499-1505.

　　Yuan J，Zhang Z，Chen X，et al.，2004. Site-directed mutagenesis of the hinge region of nisin Z and properties of nisin Z mutants. Applied Microbiology Biotechnology，64（6）：806-815.

第三章

乳酸菌细菌素的抗菌作用机制

食源性腐败菌和致病菌的污染是导致食品腐败和食物中毒的主要原因。食品中最常用的预防和控制微生物污染的方法是添加食品防腐剂。由于目前使用的以化学合成为主的食品防腐剂对人的健康存在安全隐患，近年来，随着消费者食品安全意识的不断提高，寻求天然、健康、高效的化学合成食品防腐剂替代品意义重大。

乳酸菌是一类对人体有益的重要微生物，被公认为是安全的食品级微生物（Papadimitriou et al.，2016）。它不仅具有调节宿主肠道菌群的微生态环境、调节免疫应答、促进营养物质的消化吸收等益生功能（Albano，2018），而且在代谢过程中可以通过核糖体合成机制产生一类具有抑菌活性的蛋白质或多肽，即乳酸菌细菌素。乳酸菌细菌素具有高效、无毒、耐高温、无残留、无耐药性等特点，可以抑制多种细菌、真菌甚至病毒，在食品防腐保鲜等领域有极大的应用潜力，有望成为化学防腐剂的替代品，一直是科学界关注的焦点（Muhammadar et al.，2018）。Nisin 是目前唯一作用机制明确、作为食品防腐剂应用于食品工业的乳酸菌细菌素，我国在 GB 2760—2014《食品添加剂使用标准》中规定了 Nisin 作为食品防腐剂的最大允许使用量（中华人民共和国国家标准，2014）。在 QB 2394—2007《食品添加剂 乳酸链球菌素》中规定食品添加剂 Nisin 的要求、试验方法、检验规则和标志、包装、运输、储存等要求（中华人民共和国轻工行业标准，2007）。然而抑菌谱相对较窄、对革兰氏阴性菌无抑菌效果等问题大大降低了 Nisin 在食品中的应用范围和应用效果。我国富源广阔，乳酸菌资源极其丰富。目前对乳酸菌细菌素的研究主要集中在分离纯化、功能鉴定等方面，而对细菌素作用机制研究报道甚少，大部分细菌素的抗菌机制尚未明确，限制了其在食品等领域的应用。目前，显微技术、细胞模型制备技术、荧光探针技术、圆二色谱技术等被用于细菌素抗菌作用机制的研究。乳酸菌细菌素抗菌作用机制包括细胞膜损伤机制和细菌素的胞内作用形式。其中以细胞膜损伤机制为主，这一机制又包括无特异性靶点的"膜穿孔"机制及有特异性靶点（如脂质Ⅱ和某些膜蛋白）的作用机制。细菌素的胞内作用形式是通过干扰细胞内核酸和蛋白质等物质的正常代谢来发挥抗菌作用。乳酸菌细菌素的抗菌作用机制并不是单一的，一种细菌素可以通过多种不同的作用机制发挥作用，而同一种细菌素对于不同的靶细胞也会有不同的作用机制。对细菌素的抗菌作用机制进行探究，可为其在多领域的高效应用提供良好的科学依据。

第一节
乳酸菌细菌素

一、乳酸菌细菌素的安全性

1928 年，英国细菌学家弗莱明（Alexander Fleming）发现了青霉素后，大量不同种类的抗生素被广泛且过度使用，由此引发的耐药性问题日益严重。目前，很多国家和地区，如美国，在法律上明确规定禁止抗生素出现在食品中。在丹麦，不产毒素或者抗生素的菌株才允许应用于生产食品添加剂。乳酸菌细菌素作为由乳酸菌代谢产生的多肽类物质，生物合成及作用机制与临床医学所用的抗生素不同，敏感菌不易产生耐药性。在 1988 年，FDA 承认乳酸菌细菌素是安全的（GRAS）；在欧洲，Nisin 的产品标签可以写为 "天然保藏剂"；我国于 1990 年将 Nisin 作为食品防腐剂列入国标。随着研究不断深入，乳酸菌细菌素高效的抑菌性和安全性逐渐被人们认可，推动着细菌素应用于更多的领域。

二、乳酸菌细菌素的应用

在食品工业中，相比于在食品中加入化学防腐剂来延长食品保藏期，越来越多的消费者更愿意接受加入天然的乳酸菌细菌素作为食品防腐剂（Parada，2007）。Nisin 广泛应用于液体或固体食品，全世界超过 60 个国家允许将其应用于食品工业中。比如，单增李斯特菌是广泛分布于自然环境中的无孢子形成的革兰氏阳性菌，它可以在较宽的 pH 和温度范围内生存，其耐寒性使其成为食品安全的重大威胁（Aymerich，2000b）。据文献报道，许多细菌素诸如 Nisin、肠球菌素（Aymerich，2000a）、Lacticin 3147（Mcauliffe，1999）、乳杆菌素 705（Vignolo，1996）等均可以有效抑制单增李斯特菌。另外，将细菌素结合到包装膜中来控制食品腐败和抑制致病菌的生长繁殖是研究的一大热点。含有抗菌物质的包装膜与食物的表面（例如肉类和奶酪）直接接触，通过抗菌物质扩散到食品表面的方式来防止食品中微生物生长成为新的发展趋势（Mauriello，2004）。有研究表明，细菌素被认为是最具有发展潜力的能够赋予食品包装抗菌特性的物质，且将细菌素从包装膜逐渐释放到食品表面可能比用细菌素浸渍和喷洒食物更具有优势。

除食品工业应用外，乳酸菌细菌素因其来源安全，可抑制选择性杀死肠道内的某些致病菌，促进有益菌生长，且不易产生耐药性，被认为是最有可能成为抗生素替代品的物质。目前已有研究表明，多种乳酸菌细菌素可以抑制耐甲氧西林金黄色葡萄球菌、耐万古霉素肠球菌等耐药致病菌，乳酸菌细菌素的这些特点使之成为全世界药物研发的热点（Yang，2014）。另外，乳酸菌细菌素在畜牧业中也有很好的应用前景。研究表明，将乳酸菌细菌素添加到动物饲料中，可以有效降低动物疾病发生率，甚至可以促进动物生长（Stern，2006；Chen，2013）。

第二节
乳酸菌细菌素抗菌作用机制研究方法和技术

目前已有多种技术用来研究细菌素抗菌作用机制，每一种方法都为细菌素的作用机制提供了不同的视角，研究者通常会选用一种或几种方法结合来阐明细菌素的抗菌作用模式和机制。

一、显微技术

使用显微镜观察细菌素对微生物细胞的影响有助于确定普通目标位点。激光扫描共聚焦显微镜（laser scanning confocal microscopy，LSCM）是近代生物医学图像仪器。它是在荧光显微镜成像的基础上加装激光扫描装置，使用紫外光或可见光激发荧光探针，可观察细胞膜是否损伤。利用计算机进行图像处理，从而得到细胞或组织内部微细结构的荧光图像，以及在亚细胞水平上观察诸如 Ca^{2+}、pH 值、膜电位等生理信号及细胞形态的变化。扫描电镜和透射电镜可观察细菌素对细胞的超微结构是否具有破坏作用、细胞壁及细胞膜是否发生损伤、胞内是否有液泡形成等，由此推断细菌素的作用是否定位于细胞表面。李平兰教授团队利用该方法研究了双肽细菌素 PlnEF 对敏感细菌植物乳杆菌 pl2 的作用模式（Zhang，2016）。激光共聚焦显微镜显示 PlnEF 在植物乳杆菌 pl2 细胞中非常快速地积累，并且 PlnEF 的积累导致细胞膜的损伤；扫描电镜和透射电镜显示

PlnEF 诱导植物乳杆菌 pl2 细胞的形态变化和结构破坏，如膜泡、微球、膜变形和细胞裂解的形成，表明 PlnEF 对植物乳杆菌 pl2 细胞造成细胞膜损伤。

二、细胞膜模型方式

使用单一或者混合脂质作为细胞膜模型，用细菌素对其进行适当处理，通过 X 射线晶体学、核磁共振波谱法、傅里叶变换红外技术或荧光光谱技术等方法，研究细菌素在细胞膜模型上的吸附、附着、插入和脂质的取向及磷脂双分子层的厚度、完整性等，是目前比较热门的方法。在模型膜中评估细菌素与磷脂的相互作用来研究抗菌机制可能比使用显微镜观察更有效。比如，牛链球菌素（bovicin）HC5 是由 *Streptococcus bovis* HC5 产生的细菌素，Paiva 等（Paiva，2011）使用活细菌和模型膜研究了 Bovicin HC5 的作用模式。在模型膜中，牛链球菌素 HC5 不能引起羧基荧光素释放或来自含有脂质 Ⅱ 的 DOPC 囊泡的质子流入，以此来判定牛链球菌素 HC5 与脂质 Ⅱ 是否相互作用。

三、荧光探针技术

细菌素对膜泡渗透能力可通过释放内荧光标记的葡聚糖、免疫球蛋白、$DiSC_2$（5）、钙黄绿素等其他探针来测定，通过检测探针的释放情况可以研究细菌素对敏感菌细胞膜渗透性的影响，也可以测量时间、细菌素浓度、膜组成对标记的探针释放的影响（Ladokhin，1997）。例如 Melittin 诱导在脂质/肽比率为 50 的棕榈酰基脂酰磷脂胆囊中形成 2.5～3.0nm 直径的孔，并且孔的直径通常随脂质/肽的比率增加而增加（Brogden，2005）。Plantaricin JK（PlnJK）是 Ⅱb 类乳酸菌细菌素，由位于同一个操纵子的 2 个基因编码的寡肽 PlnJ 和 PlnK 组成，可利用 2 条寡肽的协同作用抑制多种细菌，包括食物腐败菌（Moll，1999）。荧光泄漏分析（fluorescence leak analysis）表明，PlnJK 引起细胞膜通透性增加，导致细胞内离子渗漏、电解质外流，最终导致细胞死亡（Xu，2019）。

四、离子通道的研究方法

检测磷脂双分子层中的电压依赖性通道是评估细菌素诱导的孔的形成和稳定性的一种有效技术，通过检测敏感菌胞外电导率的变化可以衡量细菌素附着和穿透细胞膜的能力。Zhang 等研究双肽细菌素 PlnEF 对敏感细菌的作用模式，结果发现细胞外电导率增加，跨膜电位消散和 pH 梯度变化，细胞内 ATP 快速消耗。进而证实 PlnEF 诱导植物乳杆菌 pl2 膜透化，有电解质流出，证明离子通道形成。

五、圆二色谱技术

在不同的溶液中或与不同物质结合，细菌素的二级结构有可能发生改变，可使用圆二色谱技术检测细菌素结合到磷脂双分子层后其方向和二级结构的变化，从而分析该细菌素的作用机制。例如 Lee 等使用圆二色谱技术发现，当膜的肽脂比发生变化时，结合在膜上的丙甲菌素的方向也随之发生变化（Lee，2004）。

六、其他技术

除上述几种常用的技术之外，也有固态核磁共振波谱法，用来测量细菌素在生物学相关的液晶-结晶状态中的二级结构、方向和渗透到磷脂双分子层中的情况。有助于确定细菌素与细菌膜的相互作用以及细菌素和膜组成状态。中子衍射技术有中子内平面散射检测和中子离面散射检测。其中中子离面散射是一种简单而有效地记录定向多层膜或液体中细菌素诱导膜内孔隙衍射图样的方法。

第三节
乳酸菌细菌素的抗菌作用机制

细菌素抗菌作用机制包括细胞膜损伤机制和细菌素的胞内作用形式。到目前为止，已阐明的抗菌机制中，以细胞膜损伤机制为主，这一机制又包括无特异性靶点的"膜穿孔"机制及有特异性靶点（如脂质Ⅱ和某些膜蛋白）的作用机制。细菌素的胞内作用形式是通过干扰细胞内核酸和蛋白质等物质的正常代谢来发挥抗菌作用。细菌素的抗菌作用机制并不是单一的，一种细菌素可以通过多种不同的作用机制发挥作用，而同一种细菌素对于不同的靶细胞也会有不同的作用机制。

一、细胞膜损伤机制

细胞膜损伤机制主要是破坏细胞膜的完整性和膜渗透性，导致膜内物质泄漏而使靶细胞死亡。大量研究表明，细菌素是通过形成跨膜孔洞来杀死微生物，离子通道或孔洞的形成解释了肽段在能量传递膜上的电势耗散和在脂质双层膜上的离子电导。由于孔洞的离子通行会降低质子梯度，破坏细胞膜电位，阻断 ATP 产生路径，细胞代谢停止，进而导致细胞死亡（Huang，2000）。细胞膜损伤机制主要包括无特异性靶点的"膜穿孔"机制和有特异性靶点（如脂质Ⅱ和某些膜蛋白）的作用机制。在介绍细胞膜损伤机制之前，先说明一下细菌素作用于细菌的形式。

（一）细菌素作用于细菌的形式

不管需要多长时间，也不管特定的抗菌机制如何，细菌素都必须采取特定的步骤来诱导细菌死亡。

1. 吸附

细菌素必须首先被吸引到细菌表面，并且在细菌表面的阴离子或阳离子肽与结构之间有一个明显的静电结合机制。研究表明，像 magainin 2 和 cecropin A 这样的肽很容易插入单层膜、大的单胞囊泡和含有酸性磷脂的脂质体中。然而，革兰氏阴性菌和革兰氏阳性菌比模型膜复杂得多，阳离子细菌素可能首先被革兰氏阴性菌外膜上的净负电荷所吸引。例如，脂多糖（LPS）上的阴离子磷脂和磷酸基团，以及革兰氏阳性细菌表面的邻苯二酸。人工嵌合肽（例如 CEME）与 LPS 和脂磷壁酸结合。CEME 相关肽结合脂蛋白的能力与它们杀死细菌的能力无关，这表明细菌素可能利用这种机制来接触其他靶标，例如细胞质膜。

2. 附着

一旦接近微生物表面，细菌素必须先穿过荚膜多糖才能与革兰氏阴性细菌中含有 LPS 的外膜相互作用；细菌素遍历荚膜多糖，海藻酸和脂蛋白回酸才能与革兰氏阳性细菌细胞质膜相互作用。肽一旦进入细胞质膜，它们便可以与脂质双分子层相互作用。在膜或囊泡中与单一或混合脂质孵育的细菌素的体外研究表明，细菌素以两种不同的物理状态结合。在较低肽/脂质比率下，α 螺旋肽，β 折叠肽和 θ-防御素以伸展膜的功能无效状态

（称为表面或 S 状态）吸附并嵌入脂质头基团区域。膜变薄的程度与细菌素的浓度成正比，与细菌素的特异性有关。与肽 magainin 2、PG（protegrin）和丙甲甘肽 alamethicin 相比，RTD-1 的膜变薄作用明显降低。

3. 插入和膜渗透

在低肽/脂质比时，肽与脂质双分子层平行结合。随着肽/脂质比的增加，肽开始垂直于膜取向。

肽/脂质比率随肽和靶脂质两者组成而变化，目前已经提出了几种模型来解释细菌素的这种作用形式。常见的模型包括"桶板"或"楔形"模型、"毯式"模型、"虫孔"模型和"凝聚"模型（图 3-1、图 3-2、图 3-3 中，紫色表示肽的亲水端，绿色表示肽的疏水端）。

（二）无特异性靶点"膜穿孔"机制

细菌素吸附到细胞表面，与脂质层进行静电结合，每个肽都有两种不同的物理状态与脂质双分子层结合。在肽脂比（P/L）较低时，肽倾向于吸附在脂质头部区域，处于不活跃状态。当 P/L 高于极限值时，肽形成对细胞致命的多孔状态。将膜通透性的变化用以下 3 种模型来表示（Brogden，2005）：

1. "桶板"或"楔形"模型（图 3-1）

细菌素通过静电相互作用被吸引到细胞膜表面，然后互相聚合，以多聚体形式插入细胞膜双分子层中，形成横跨细胞膜的离子通道。细菌素疏水面朝向质膜疏水酰基链，亲水面朝向跨膜孔洞。"楔形"模型实则是"桶板"模型的改良版。细菌素首先通过静电引力结合到磷脂双分子层表面。当细菌素聚集到一定程度时，就会插入磷脂双分子层之中。对于"桶板"模型而言，肽的疏水侧面会被质膜疏水酰基链吸引而朝向"桶"的外侧，亲水侧面朝向孔道的内腔，"桶"的内侧就会形成一个亲水的通道。对于"楔形"模型，质子动力势（proton motive force，PMF）成分介导了插入作用，当高的跨膜电势存在时，细菌素分子会改变其相对于膜平面的方向，使脂质表面弯曲，形成类似楔形的孔道。

2. "毯式"模型（图 3-2）

在"毯式"模型中，细菌素先吸附在磷脂双分子层的表面。当细菌

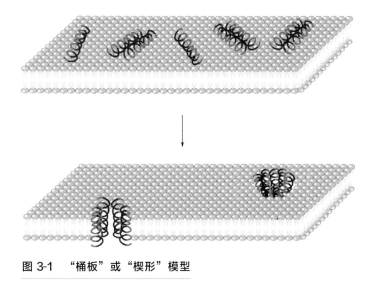

图 3-1 "桶板"或"楔形"模型

浓度达到临界值时,就会干扰磷脂双分子层使其改变方向。而细菌素的亲水侧面会趁机平行附着在磷脂双分子层的亲水端,于是在细菌素的作用下磷脂双分子层像被毛毯包裹住了一样,并形成孔洞。

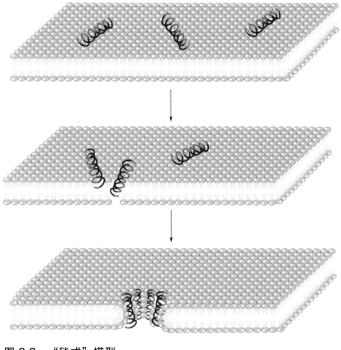

图 3-2 "毯式"模型

3. "超环形"模型

"超环形"模型又称"虫孔"模型（图 3-3），细菌素先结合在磷脂双分子层表面，迫使磷脂分子疏水区域发生移位，使细胞疏水中心形成裂口，导致磷脂单分子层向内弯曲，直至形成孔道。这种模型穿孔需要的肽要少于其他几个模型。另外，研究还发现一种与"超环形"模型类似的"凝聚"模型，抗菌肽在膜表面随机凝聚，与脂形成胶束样的复合物，细菌素在微团聚集的过程中迅速跨过磷脂双分子层。与"超环形"模型不同的是，细菌素没有特定取向，通常只有一个肽位于孔洞的中心。

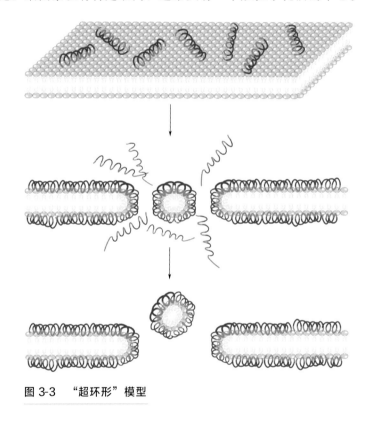

图 3-3　"超环形"模型

（三）有特异性靶点的作用机制

1. 以脂质Ⅱ为靶点的作用机制

脂质Ⅱ是细菌细胞壁合成的前体物质，它是抗生素万古霉素、雷莫拉宁、泰克霉素（Wright，2015）、Copsin（Essig，2014）、细菌素 Nisin（Breukink，1999）、美杀菌素（Brötz，1998）、Lacticin 3147（Wiedemann，2006b）、植物乳杆菌素 C（Wiedemann，2006a）、乳球菌素 972（Martínez，2008）以及人类 α-防御素（Varney，2013）和真菌防御素 Plectasin（Schneider，2010）的"靶标"，只是作用机制各有不同。

　　细菌从常见的结构单元脂质Ⅱ开始合成肽聚糖（peptidoglycan）。肽聚糖是一种连续的共价大分子结构，为革兰氏阳性和革兰氏阴性细菌的细胞壁提供强度（strength）和硬度（刚性）（rigidity）。该聚合物网络由交替的氨基糖（amino sugars），N-乙酰氨基葡萄糖（N-acetylgluco-samine）（GlcNAc）和 N-乙酰氨基甲酸（N-acetylmuramic acid）（MurNAc）组成。这些多糖聚合物链（glycan polymer chains）通过五肽（pentapeptide）交联，通常具有连接到 MurNAc 糖上的序列 L-丙氨酰基-γ-D-谷氨酰基-二氨基庚二酸（或 L-赖氨酰）-D-丙氨酰基-D-丙氨酸 ［L-alanyl-γ-D-glutamyl-diaminopimelyl（or L-lysyl）-D-alanyl-D-alanine）]。肽聚糖中的糖苷键（glycosidic linkages）是由双功能高分子量青霉素结合蛋白（PBPs）或单功能转糖基酶（monofunctional transglycosylases）产生的。其中两种高分子量 PBPs 最近在结构水平上得到了表征，是迄今为止尚未开发的抗生素靶点。另外，肽聚糖中负责交联五肽单位（pentapeptide units）的酶活性（enzyme activity）历来是最重要的抗生素靶点之一。青霉素类药物（penicillins）、头孢菌素类药物（cephalosporins）、碳青霉烯类药物（carbapenems）和单内酰胺类药物（monobactams）都是通过抑制肽聚糖交联转肽酶来起作用的。

　　脂质Ⅱ是细菌合成肽聚糖的基本组成部分，也是第一个被发现的细菌素作用靶点（target），每个脂质Ⅱ单体都包含 GlcNAc-MurNAc 二糖和五肽以及一条通过焦磷酸酯键（pyrophosphate linkage）连接到二糖的 C55 碳链。

　　脂质Ⅱ组装发生在细菌细胞膜的胞质侧，在膜蛋白 MraY 的作用下，UDP-MurNAc-五肽与相关的 C55 脂质磷酸结合，产生中间脂质Ⅰ。膜相关酶 MurG 催化将 GlcNAc 加至脂质Ⅰ，从而提供脂质Ⅱ。在这一阶段，完整的脂质Ⅱ单体跨质膜转运，并被运送到细菌细胞的周质（外）侧，并入生长中的肽聚糖网络。虽然这种易位发生的机制尚不清楚，但最近的证据表明它不是自发过程，可能与周质细胞表面的转糖基化有关。

　　目前对由乳酸链球菌产生的细菌素 Nisin 的研究是最多的，已有研究表明 Nisin 有 6 种类型，它们分别是 Nisin A、Nisin B、Nisin C、Nisin D、Nisin E、Nisin Z，其中对 Nisin A 和 Nisin Z 两种类型的研究最多（Chauhan et al.，2019）。Nisin 由 34 个氨基酸组成，带有净正电荷。在 Nisin 肽核的 5 个基于羊毛硫氨酸（lanthionine）的环中，A、B 和 C 环通过一个柔性的"铰链"区域（"hinge" region）从 D 环和 E 环中分离（残基 20～22）。尽管 Nisin 是已知最早的细菌素，但其确切的作用方式直到最近才被发现。最初认为，Nisin 通过与脂质Ⅱ结合的方式杀死细菌，其方式与万古霉素相似。然而，与万古霉素不同的是，Nisin 后来被证明当对革兰氏阳性菌给药时会引起氨基酸、ATP 或预积累 rub 等小型细胞质化合物的快速流出，以及对革兰氏阳性细菌的重要离子梯度的破坏。这些结果支持了一种涉及质膜扰动的作用模式。进一步的实验集中于 Nisin 与革兰氏阳性菌质膜中含有阴离子脂质的模型膜的相互作用。在模型实验中，膜扰动所需的 Nisin 浓度在微摩尔范围内，而 Nisin 能够有效杀死细菌的浓度在纳摩尔范围内。荷兰 Eefjan Breukink 教授发现 Nisin 有双重作用模式（图 3-4）（Medeiros-Silva et al.，2019），Nisin 可通过与合成细菌肽聚糖"船坞分子"（docking molecule）前体脂质Ⅱ结合形成复合物，抑制脂质Ⅱ掺入到肽聚糖网格中而直接影响细菌细胞壁的合成，进而使细菌细胞膜上形成跨膜离子通道（孔洞），导致细胞内小分子外泄而杀死敏感菌。此后的研究还表明，在含有脂质Ⅱ的膜中，Nisin 形成的孔比在没有受体的情况下形成的孔要稳定得多。此外，已证明脂质Ⅱ是孔复合物的组成部分，其为四个脂质Ⅱ分子和八个乳酸链球菌素（Nisin）分子（Grein et al.，2019）。

带净正电荷的 Nisin 与带负电荷的膜磷脂之间的静电相互作用，这些静电相互作用也与多肽 C 末端的亲水性有关。N 末端的疏水性使得 Nisin 可以插入脂质细胞膜，从而导致其通透性增加。这种整合的有效性取决于细胞膜磷脂的性质和含量，这解释了目标菌株之间的敏感性差异。细胞质关键成分的释放或细胞裂解导致细菌死亡（Breukink，2006）。

2. 以细胞膜蛋白为细菌素受体的作用机制

乳酸菌细菌素作用靶点的研究在国内外均尚处于起步阶段。现已报道美杀菌素、乳链球菌素 3147、植物乳杆菌素 C 等乳酸菌细菌素以脂质Ⅱ为作用靶点（Gharsallaoui，2016）；此外，除脂质Ⅱ外，还发现甘露糖 PTS 蛋白、麦芽糖 ABC 转运蛋白、锌离子依赖性金属内肽酶 YvjB、十一异戊二烯焦磷酸酶 Upps 等为Ⅱ类细菌素的受体。

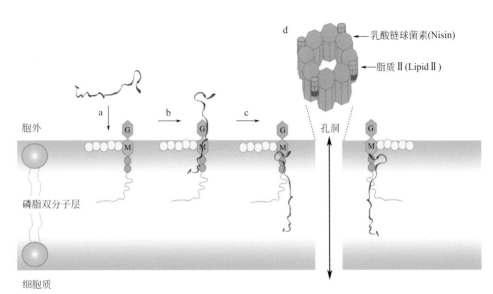

图 3-4　乳酸链球菌素的定向靶向孔道形成机制模型（Breukink，2006）

a：Nisin 到达细菌质膜；b：通过其两个氨基末端环与脂质Ⅱ结合；c：形成孔，这涉及 Nisin 稳定的跨膜定向；d：在四个 1∶1（Nisin∶脂质Ⅱ）复合物的组装过程中或组装后，另外四个 Nisin 分子被吸引来形成孔复合物

（1）以甘露糖磷酸转移酶（mannose phosphotransferase，man-PTS）为受体的作用机制。有研究表明，man-PTS 是一些Ⅱ类细菌素的受体（Gravesen，2004），Lactococcin A 和 Lactococcin B 以 man-PTS 为作用靶点（Kjos，2011b）。许多细菌特别是厚壁菌门和变形杆菌的主要葡萄糖转运蛋白组成糖的摄取系统。每个 man-PTS 复合体由四个结构域组成：ⅡC 和ⅡD（由两个膜定位蛋白表示），ⅡA 和ⅡB（通常由单个细胞质蛋白表示），可以与其膜定位配体形成可逆接触（Héchard，2002）。Kjos 等人通过使用敏感的单增李斯特菌（Listeria monocytogenes）（mpt）和非敏感的乳酸乳球菌（Lactococcus lactis）（ptn）的 man-PTS 基因合理设计一系列 man-PTS 嵌合体和定点突变，鉴定了膜定位蛋白质 MptC 的细胞外环，其负责Ⅱa 类细菌素的特异性靶标识别（Kjos，2011a）。

（2）以 Zn 依赖性金属肽酶 YvjB 为受体的作用机制。Gordana Uzelac 等研究发现乳酸乳球菌 BGMN1-596 产生一种名为 LsbB 的Ⅱ类细菌素（Uzelac，2013）。为了寻找 LsbB 的受体，构建了 LsbB 敏感菌株 BGMN1-596 的 cos 质粒文库，分别分离约 150 个 cos 质粒克隆并转移到耐受 LsbB 的 GLMN1-596 突变体中。发现携带 40 kb 插入片段的质粒 pAZILcos/

MN2 在 LsbB 抗性突变体中恢复 LsbB 敏感性。进一步亚克隆显示，仅含有一个开放区域的 1.9 kb 片段足以恢复敏感性，该片段含有编码 Zn 依赖性膜结合金属肽酶的基因 yvjB，并通过以下实验辅助验证：全基因组测序证实所有 LsbB 抗性突变体都含有 yvjB 突变；通过直接基因敲除破坏 yvjB 使得敏感菌株 BGMN1-596 和 IL1403 对 LsbB 具有抗性；yvjB 在其他物种的天然抗性菌株如副干酪乳杆菌和粪肠球菌中异源表达，也使它们对细菌素敏感。表明该蛋白为 LsbB 的受体。

（3）以麦芽糖 ABC 转运蛋白为受体的作用机制。Christina Gabrielsen 等研究表明麦芽糖 ABC 转运蛋白是由 *Lactococcus garvieae* DCC43 产生的 Ⅱc 类环状细菌素 garvicin ML 的受体。编码 IS981 Ⅰ 元素的基因致使 *L. lactis* IL1403 的多个 garvicin ML 抗性突变体参与糖代谢的 13.5 kb 区域缺失，在缺失区域内，与膜定位蛋白相关的唯一基因是 *malEFG*，即编码麦芽糖 ABC 转运蛋白的基因，将缺失的基因重新引入到 garvicin ML 抗性突变体中，garvicin ML 恢复了敏感表型。此外，对麦芽糖 ABC 转运蛋白表达的反应是剂量依赖性的，因为这些基因的较高表达水平增加了细胞对 GarML 的敏感性，这意味着细菌素的抗菌活性与麦芽糖转运蛋白的表达水平直接相关。即麦芽糖 ABC 转运蛋白对这种细菌素的敏感性起着重要作用。麦芽糖 ABC 转运蛋白可能潜在地作为细菌素的靶点起作用，使得通透酶对细胞内溶质的外流开放，最终导致细胞死亡。

（4）以十一异戊二烯焦磷酸酶（Upps）为受体的作用机制。2012 年 Macwana 等用类似于基因芯片的"bacteriocin PCR array"快速筛选 Ⅱ 类细菌素作用靶点（Macwana，2012），但该方法存在特异性不强等缺点，因此目前并未被广泛接纳。2014 年 Morten Kjos 等建立了基于全基因组测序的细菌素"候选作用靶点"快速筛选法：以抗性突变株为出发菌株，直接对其进行全基因组测序、比较基因组及单核苷酸多态性（SNP）等生物信息学分析寻找突变基因，并运用 RT-qPCR、基因敲除等分子生物学手段进行筛选和验证（Cotter，2014）。运用该方法快速鉴定出 Upps 为 lactococcin G 受体。合成了 12 种乳球菌素 G 抗性突变体并进行了全基因组测序以确定引起抗性表型的突变。结果显示，所有基因 upps（bacA）中都有突变，编码一种十一异戊二烯焦磷酸酶；参与肽聚糖合成的膜蛋白。9 个突变体在 upps 基因中有终止密码子或移码，2 个突变体在假定的调控区域中有定点突变，1 个突变体在 upps 中引起氨基酸替代。为了验证 Upps 的受体功能，发现当 *L. lactis* Upps 在该菌中表达时，乳球菌素 G 可以抑制非敏感性肺炎链球菌的生长。此外，还发现相关的Ⅱb类细菌素肠球菌素 1071 也使用 Upps 作为受体。将几种不同类型细菌素与其相应受体物质总结如图 3-5 所示（Cotter，2014）。

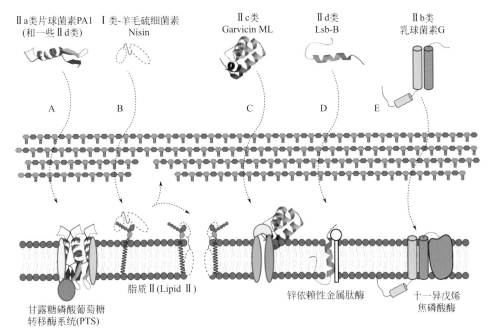

图 3-5　几种常见的不同类型的细菌素作用于革兰氏阳性菌的相应受体模型（Cotter，2014）
A：Ⅱa 类和一些Ⅱd 类细菌素，包含甘露糖磷酸转移酶系统；B：Ⅰ类羊毛硫细菌素，包含脂质Ⅱ和与肽聚糖合成相关的前体物质；C：Ⅱc 类细菌素，包含麦芽糖 ABC 转运蛋白；D：Ⅱd 类细菌素，包含 Zn 依赖性金属肽酶；E：Ⅱb 类细菌素，包含十一异戊二烯焦磷酸酶

二、细菌素的胞内作用形式

除了通过改变细胞膜的通透性使细菌死亡之外，细菌素也可以穿过细胞膜，在胞内积累，干扰细菌的正常代谢，最终导致细胞死亡。胞内抗菌机制有以下几种类型：①抑制细胞壁的合成；②抑制酶活性；③抑制核酸和蛋白质的合成；④与核酸物质结合等（Brogden，2005）。

华南农业大学曹庸教授团队从瑞士乳杆菌 FX-6 中分离得到细菌素 F1，研究其对金黄色葡萄球菌的作用，发现细菌素 F1 通过破坏细菌细胞膜和结合细胞质中的基因组 DNA 发挥杀菌作用，导致细胞快速死亡（Mi-ao，2016）。韩国研究者使用荧光标记等实验方法，发现细菌素布福林

(Buforin) Ⅱ 在穿透细胞膜后通过与细胞的 DNA 和 RNA 结合而抑制细胞功能，导致细胞快速死亡。吡咯霉素（Pyrrhocoricin）是一种来自昆虫的富含脯氨酸的细菌素，可抑制无细胞大肠杆菌蛋白质合成系统中的翻译过程。有研究表明，富含脯氨酸的抗菌肽（PrAMP）吡咯霉素通过特异性结合 DnaK 以剂量依赖的方式杀死敏感菌。基于 DnaK 缺陷型大肠杆菌菌株对 PrAMPs 敏感的发现，使用吡咯霉素来研究除 DnaK 之外的内部靶标。发现吡咯霉素通过特异性抑制翻译步骤来抑制蛋白质合成，从而影响细菌的正常生长（Taniguchi，2015）。

一些早期的研究显示，细菌素活性存在着交替的位点，例如，Bac7 片段 1～16、1～23 和 1～35 不能使大肠杆菌渗透，但会导致生物体数量减少。非膜外靶点（non-membrane external targets）如自溶酶和磷脂酶被细菌素激活。在模拟葡萄球菌（*Staphylococcus simulans*）中，自溶素 N-乙酰基-L-丙氨酰胺酶通过添加细菌素 Pep5 被重新激活，这可能解释了处理后细胞的裂解。在没有脂壁酸的情况下，部分纯化的自溶酶活性也会被 Pep5 直接刺激。在 5 μmol/L Ca^{2+} 中，magainin 2 以及 Temporins B 和 Temporins L 可显著增强宿主衍生的分泌型磷脂酶 A$_2$ 对含有阴离子磷脂或磷脂酰胆碱的脂质体的活性。这种协同活性，特别是与人泪液分泌磷脂酶 A$_2$ 的协同活性，可能在对感染的先天反应中起重要作用（McAuliffe，2001）。

肽必须穿过细胞质膜，并且它们有独特的机制转运至细胞质。布福林（buforin）Ⅱ 是带有脯氨酸铰链的线性 α 螺旋肽，不会渗透细胞质膜，但会穿透细胞膜并积累在细胞质中。通过将布福林Ⅱ的脯氨酸铰链区与非细胞穿透性肽和 magainin 2 的氨基末端螺旋融合，揭示了该肽易位的机制，杂合肽易于穿透细菌的细胞质膜并积累在细胞质中，具有抗菌活性。在另一项研究中，5（6）羧基荧光素-KLALKLALKALKAALKLA-NH$_2$ 的螺旋两亲性是细胞摄取的必要因素。富含精氨酸的肽基，例如富含精氨酸的 TAT 相关肽、NLS 肽、RNA 结合肽、DNA 结合肽以及富含聚精氨酸和精氨酸的细菌素，都可以轻松有效地跨细胞膜和核膜转运。在真核细胞中，TAT 肽和 Arg 被内吞作用内化，而 TAT 融合蛋白则被脂质依赖性的巨胞饮作用内化。蜜蜂抗菌肽（apidaecin）是一种短的富含脯氨酸的细菌素，可通过渗透酶或者转运蛋白介导的机制进行转运。

一旦进入细胞质，易位肽可改变细胞质膜的隔膜形成、抑制细胞壁合成、抑制核酸合成、抑制蛋白质合成或抑制酶活性。

PR-39 是富含脯氨酸的嗜中性粒细胞肽，其 N 端 1～26 片段 PR-26 诱导肠炎沙门氏菌、鼠伤寒沙门氏菌的丝化，而吲哚杀啶则诱导大肠杆菌的丝化。暴露于这些肽的细胞具有极长的形态，这表明经肽处理的细胞无法进行细胞分裂。这是一个常见的机制，因为微生物素 25 是大肠杆菌分泌的一种细菌素，它在大肠杆菌、沙门氏菌和志贺氏菌菌株中以 $0.6～2.5\ \mu g/mL$ 的浓度诱导了长的甲状虫丝。目前还不清楚细胞成丝（cell filamentation）是由于 DNA 复制受阻，还是由于参与隔膜形成的膜蛋白受到抑制。

布福林 Ⅱ 与大肠杆菌的 DNA 和 RNA 结合，并在 1‰琼脂糖凝胶中改变它们的电泳迁移率，而速激肽则在 DNA 小沟槽中结合。α 螺旋肽〔普鲁西丁（pleurocidin）和皮抑菌肽（dermaseptin）〕，富含脯氨酸和精氨酸的肽〔PR-39 和吲哚菌素（indolicidin）〕和防御素（HNP-1）阻止 E 中的（^{3}H）胸苷，（^{3}H）尿苷和（^{3}H）亮氨酸吸收大肠杆菌，表明它们抑制 DNA、RNA 和蛋白质的合成。在其最小抑菌浓度下，普鲁西丁和皮抑菌肽均可抑制核酸和蛋白质合成，而不会损坏大肠杆菌的细胞质膜。PR-39（$25\ \mu mol/L$）阻止蛋白质合成，并诱导 DNA 复制所需的某些蛋白质降解。HNP-1 和 HNP-2（$50\ \mu g/mL$）可以减少 DNA、RNA 和蛋白质的合成，HNP-1 也抑制周质 β-半乳糖苷酶的合成。吲哚菌素（$100\ \mu g/mL$）完全抑制大肠杆菌中的 DNA 和 RNA 合成，但对蛋白质合成没有任何影响。吲哚菌素浓度为 $150\ \mu g/mL$ 和 $200\ \mu g/mL$ 时，蛋白质合成受到明显抑制。

果蝇菌素（drosocin）和蜜蜂抗菌肽（apidaecin）特异性结合 70 kDa 的热休克蛋白 DnaK，非特异性结合 60 kDa 的细菌伴侣 GroEL。丙酮酸降低了重组 DnaK 和吡咯霉素的 ATPase 活性，而果蝇菌素改变了错误折叠的蛋白质的重折叠，表明果蝇菌素和吡咯霉素的结合阻止了 DnaK 肽结合区上方的多螺旋盖的频繁打开和关闭，永久性地封闭了分子内腔并抑制了伴侣分子辅助蛋白质折叠。

自 Nisin 首次发现以来，科研工作者已经阐述了许多具有独特结构和不同作用模式的细菌素。今后，细菌素的研究重点将进一步阐明这些新发现细菌素的抗菌靶点及作用机制，为细菌素的应用打下扎实基础。

参考文献

中华人民共和国国家标准　食品安全国家标准　食品添加剂使用标准，中华人民共和国　国家卫生和计划生育委员会，2014：1-383.

中华人民共和国轻工行业标准　食品添加剂　乳酸链球菌素，中华人民共和国国家发展和改革委员会，2007：1-7.

Aymerich T，Artigas M G，Garriga M，et al.，2000a. Effect of sausage ingredients and additives on the production of enterocin A and B by *Enterococcus faecium* CTC492. Optimization of in vitro production and anti～listerial effect in dry fermented sausages [published correction appears in J Appl Microbiol 2000 Dec；89（6）：1066]. J Appl Microbiol，88（4）：686-694.

Aymerich T，Garriga M，Ylla J，et al.，2000b. Application of enterocins as biopreservatives against *Listeria innocua* in meat products. J Food Prot，63（6）：721-726.

Albano C，Morandi S，Silvetti T，et al.，2018. Lactic acid bacteria with cholesterol～lowering properties for dairy applications：In vitro and in situ activity. JDairy Sci，101（12）：10807-10818.

Breukink E，de Kruijff B，2006. Lipid II as a target for antibiotics. Nat Rev Drug Discov，5（4）：321-332 .

Breukink E，1999. Use of the cell wall precursor lipid II by a pore～forming peptide antibiotic. Science，286：2361-2364.

Brogden，Kim A，2005. Antimicrobial peptides：pore formers or metabolic inhibitors in bacteria? Nat Rev Microbiol，3：238-250.

Brötz H，Bierbaum G，Leopold K，et al.，1998. The lantibiotic mersacidin inhibits peptidoglycan synthesis by targeting lipid II. Antimicrob Agents Chemother，42（1）：154-160.

Chauhan J，Kwasny S M，Fletcher S，et al.，2019. Optimization of a small～molecule Lipid II binder. Bioorg Med Chem Lett，29（14）：1849-1853.

Chen C Y，Chen S W，2013. Effect of yeast with bacteriocin from rumen bacteria on growth performance caecal flora caecal fermentation and immunity function of broiler chicks. Journal of Agricultural Science，151：287-297.

Cotter，P D，2014. An 'Upp'～turn in bacteriocin receptor identification. Mol Microbiol，92：1159-1163.

Essig A，Hofmann D，Münch D，et al.，2014. Copsin，a novel peptide～based fungal antibiotic interfering with the peptidoglycan synthesis. J Biol Chem，289（50）：34953-34964.

Gravesen A，Kallipolitis B，Holmstrøm K，et al.，2004. Pbp2229～mediated nisin resistance mechanism in *Listeria monocytogenes* confers cross-protection to class IIa bacteriocins and affects virulence gene expression. Appl Environ Microbiol，70（3）：1669-1679.

Gharsallaoui A，Oulahal N，Joly C，et al.，2016. Nisin as a Food Preservative：

Part 1：physicochemical Properties，Antimicrobial activity，and main uses. Crit Rev Food Sci Nutr，56（8）：1262-1274.

Gabrielsen C，Brede D A，Hernández P E，et al.，2012. The maltose ABC transporter in *Lactococcus lactis* facilitates high～level sensitivity to the circular bacteriocin garvicin ML. Antimicrob Agents Chemother，56（6）：2908-2915.

Grein F，Schneider T，Sahl H G，2019. Docking on lipid II～a widespread mechanism for potent bactericidal Activities of Antibiotic Peptides. J Mol Biol，431（18）：3520-3530.

Héchard Y，Sahl H G，2002. Mode of action of modified and unmodified bacteriocins from Gram-positive bacteria. Biochimie，84（5-6）：545-557.

Huang H W，2000. Action of antimicrobial peptides：two～state model. Biochemistry，39（29）：8347-8352.

Jack R W，Tagg J R，Ray B，1995. Bacteriocins of gram-positive bacteria. Microbiol Rev，1995，59（2）：171-200.

Jean V H，2007. Lipid intermediates in the biosynthesis of bacterial peptidoglycan. Microbiology & Molecular Biology Reviews，71：620-635.

Jianyin Miao J Z，Guo L F，2016. Membrane disruption and DNA binding of *Staphylococcus aureus* cell induced by a novel antimicrobial peptide produced by *Lactobacillus paracasei* subsp tolerans FX-6. Food Control，59：609-613.

Kjos M，Borrero J，Opsata M，et al.，2011. Target recognition，resistance，immunity and genome mining of class II bacteriocins from Gram-positive bacteria. Microbiology，157（12）：3256-3267.

Kjos M，Salehian Z，Nes I F，Diep D B，2010. An extracellular loop of the mannose phosphotransferase system component IIC is responsible for specific targeting by class IIa bacteriocins. J Bacteriol. 192（22）：5906-5913.

Ladokhin A S，Selsted M E，White S H，1997. Sizing membrane pores in lipid vesicles by leakage of co-encapsulated markers：pore formation by melittin. Biophys J，72（4）：1762-1766.

Lee M T，Chen，F Y，Huang H W，2004. Energetics of pore formation induced by membrane active peptides. Biochemistry，43：3590-3599.

Macwana S J，Muriana P M，2012. A 'bacteriocin PCR array' for identification of bacteriocin-related structural genes in lactic acid bacteria. J Microbiol Methods，88（2）：197-204.

Martínez B，Böttiger T，Schneider T，et al.，2008. Specific interaction of the unmodified bacteriocin Lactococcin 972 with the cell wall precursor lipid II. Appl Environ Microbiol，74（15）：4666-4670.

Mauriello G, Ercolini D, La Storia A, et al., 2004. Development of polythene films for food packaging activated with an antilisterial bacteriocin from *Lactobacillus curvatus* 32Y. J Appl Microbiol, 97 (2): 314-322.

Mcauliffe O, Hill C, Ross R P, 1999. Inhibition of *Listeria monocytogenes* in cottage cheese manufactured with a lacticin 3147-producing starter culture. J Appl Microbiol, 86 (2): 251-256.

Mcauliffe O, Ross R P, Hill C, 2001. Lantibiotics: structure, biosynthesis and mode of action. FEMS Microbiol Rev, 25 (3): 285-308.

Medeiros-Silva J, Jekhmane S, Breukink E, et al., 2019. Towards the native binding modes of antibiotics that target lipid II. Chembiochem, 20 (14): 1731-1738.

Kjos M, Nes I F, Diep D P, 2011. Mechanisms of resistance to bacteriocins targeting the mannose phosphotransferase system. Applied And Environmental Microbiology, 77: 3335-3342.

Muhammadar A A, Chaliluddin M A, Putra D F, et al., 2018. Study of probiotics of yeast and lactic acid bacteria in feeding on culture of larvae shrimp (*Penaeus monodon*). IOP Conference Series: Earth and Environmental Science, 216: 1-11.

Moll G N, van den Akker E, Hauge H H, et al., 1999. Complementary and overlapping selectivity of the two-peptide bacteriocins plantaricin EF and JK. J Bacteriol, 181 (16): 4848-4852.

Papadimitriou K, Alegría Á, Bron P A, et al., 2016. Stress physiology of lactic acid bacteria. Microbiol Mol Biol Rev, 80 (3): 837-890.

Parada L J, Ricoymedeiros C, 2007. Bacteriocins from lactic acid bacteria: purification properties and use as biopreservatives Brazilian. Archives of Biology & Technology, 50: 521-542.

Paiva A D, Breukink E, Mantovani H C, 2011. Role of lipid II and membrane thickness in the mechanism of action of the lantibiotic bovicin HC5. Antimicrob Agents Chemother, 55 (11): 5284-5293.

Schneider T, Kruse T, Wimmer R, et al., 2010. Plectasin, a fungal defensin, targets the bacterial cell wall precursor Lipid II. Science, 328 (5982): 1168-1172.

Stern N J, Svetoch E A, Eruslanov B V, et al., 2006. Isolation of a *Lactobacillus salivarius* strain and purification of its bacteriocin, which is inhibitory to Campylobacter jejuni in the chicken gastrointestinal system. Antimicrob Agents Chemother, 50 (9): 3111-3116.

Taniguchi M, Ochiai A, Kondo H, et al., Pyrrhocoricin, a proline-rich antimicrobial peptide derived from insect, inhibits the translation process in the cell-free *Escherichia coli* protein.

Varney K M，Bonvin A M，Pazgier M，et al.，2013. Turning defense into offense：defensin mimetics as novel antibiotics targeting lipid II. PLoS Pathog，9（11）：55-59.

Uzelac G，Kojic M，Lozo J，et al.，2013. A Zn-dependent metallopeptidase is responsible for sensitivity to LsbB, a class II leaderless bacteriocin of *Lactococcus lactis* subsp. lactis BGMN1-5. J Bacteriol，195（24）：5614-5621.

Vignolo G，Fadda S，de Kairuz M N，et al.，1996. Control of *Listeria monocytogenes* in ground beef by 'Lactocin 705', a bacteriocin produced by *Lactobacillus casei* CRL 705). Int J Food Microbiol，29（2-3）：397-402.

Wiedemann I，Böttiger T，Bonelli R R，et al.，2006. Lipid II～based antimicrobial activity of the lantibiotic plantaricin C. Appl Environ Microbiol，72（4）：2809-2814.

Wiedemann I，Böttiger T，Bonelli R R，et al.，2006. The mode of action of the lantibiotic lacticin 3147-a complex mechanism involving specific interaction of two peptides and the cell wall precursor lipid II. Mol Microbiol，61（2）：285-296.

Wright G，2015. Antibiotics：An irresistible newcomer. Nature，517（7535）：442-444.

Yang S C，Lin C H，Sung C T，et al.，2014. Antibacterial activities of bacteriocins：application in foods and pharmaceuticals. Front Microbiol，5：241.

Xu L Y，Li P，Gu Q，2019. Heterologous expression of Class IIb bacteriocin Plantaricin JK in Lactococcus Lactis. Protein Expression and Purification，159：10-16.

Zhang X，Wang Y，Liu L，et al.，2016. Two-peptide bacteriocin PlnEF causes cell membrane damage to *Lactobacillus plantarum*. Biochim Biophys Acta，1858（2）：274-280.

第四章

羊毛硫细菌素的特征

抗生素是现代医学的基石，世界正以惊人的速度耗尽这些神奇的"子弹"，迄今为止，所有临床使用的抗生素都出现了耐药性（AMR）（Ventola，2015）。AMR 在全球范围内迅速出现，预计到 2050 年，每年将造成 1000 万人死亡，这对公共医疗系统将造成严重影响。根据最近的一项广泛调查，欧洲经济区（EEA）AMR 的医疗负担已经相当于流感、HIV 和结核病的综合影响，每年约有 33000 人死于 AMR（Cassini et al.，2019）。据估计，AMR 给欧洲经济带来数十亿欧元的负担（Gandra，2014）。因此，世界范围面临这些严峻问题，迫切需要开发新的抗生素，解决抗生素耐药的问题，以及为对付新出现的耐药病原菌作储备。非化学药物，如天然抗菌肽，越来越引起人们的关注和兴趣。

羊毛硫细菌素是近十年来备受关注的一类抗菌肽。它们由细菌核糖体合成，并经翻译后修饰，具有明显的结构复杂性。羊毛硫细菌素的关键结构特征是包含一种或多种罕见氨基酸，即羊毛硫氨酸（Lan）和甲基羊毛硫氨酸（MeLan），从而肽分子中产生具有多个通常重叠的环状结构（Chatterjee et al.，2005）。据报道，有相当数量的羊毛硫细菌素具有优异的抗菌活性，特别是对多种耐药菌株的抗菌活性使其更具吸引力，但由于药物相似性差以及缺乏合成方法来生成或修改其复杂结构，它们作为药物的发展受到阻碍（Mitchell et al.，2018）。另外，羊毛硫细菌素的溶解度也是值得关注的问题，Nisin 在中性或 pH 值高于 8 时很难溶解，且羊毛硫细菌素的硫醚桥对蛋白质水解和热降解提供了一些保护，当然，它们仍然容易在胃肠道和血液中被酶降解（Suda et al.，2010）。因此，目前发现的羊毛硫细菌素不适合用于口服。本章以结构为基础对羊毛硫细菌素进行了初步分类，归纳了羊毛硫细菌素的结构特征和作用模式。并以 Nisin 为代表阐述探讨了羊毛硫细菌素的抗菌作用机理，以及其他新近发现的羊毛硫细菌素的作用模式和机理。在此基础上，探讨了羊毛硫细菌素和其他修饰肽的大量新序列和生物合成机制，以及化学合成对发现新型细菌素的可能性。

第一节
羊毛硫细菌素的结构与分类

属于第Ⅰ类的细菌素也被命名为羊毛硫细菌素，已经尝试了许多方式对羊毛硫细菌素分类，比如按照结构的区别、抗生素活性存在与否进行分类。最近，越来越侧重于生物合成机制方面。Repka 等人在前人的基础上将羊毛硫细菌素分为四个亚组（图 4-1）：第一类羊毛硫细菌素是由 LanB 和 LanC 酶修饰的多肽，例如 Nisin；第二类羊毛硫细菌素是在其前导肽中具有 GG 裂解位点并由 LanM 酶修饰的细菌素，例如花青素及其几种类似的两肽类抗生素；第三类羊毛硫细菌素由 LanKC（lanthipeptide kinase and cyclase）修饰，LanKC 的 C 末端结构域与 LanC 酶和 LanM 酶的 C 末端显示出序列同源性，但缺乏后两个蛋白质家族的催化残基和锌结合配体，例如 SapT、SapB 及其同源物；第四类羊毛硫细菌素被 LanL 酶修饰，LanL 与 LanKC 的环化结构域有明显差异并且带有锌结合配体，到目前为

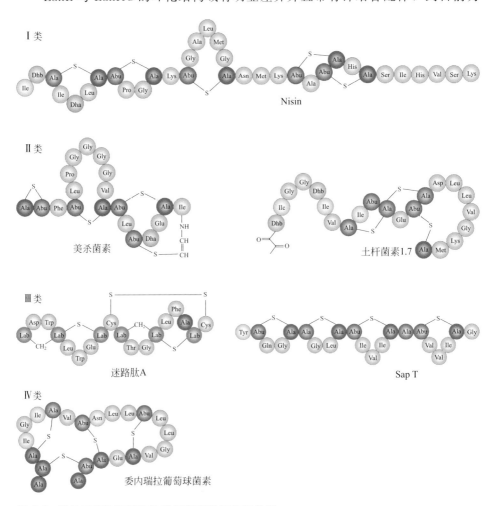

图 4-1 革兰氏阳性细菌产生的细菌素的结构与分类

止，所有的第四类羊毛硫细菌素都与 *S. venezuelae* 非常相似，它们被统称为委内瑞拉葡萄球菌素（Venezuelin）（Lindsay et al.，2017）。

羊毛硫细菌素，一般是分子质量小于 5 kDa 的小分子肽，其内环结构是由稀有氨基酸形成的，包括羊毛硫氨酸和 β-甲基羊毛硫氨酸（Klaenhammer et al.，1993），这些稀有氨基酸残基经过丝氨酸和苏氨酸脱水形成。游离的半胱氨酸和这些残基共价连接，就形成了内部的"环"。此外，羊毛硫细菌素可能含有翻译后修饰产生其他不寻常的残基，包括 D-丙氨酸取代 L-丝氨酸（Xie et al.，2004）。羊毛硫细菌素分成Ⅰa 类和Ⅰb 类，Ⅰa 类是由阳离子肽组成并延长呈线性；Ⅰb 类是球形结构。Nisin 是由乳酸乳球菌产生的羊毛硫细菌素，是最具代表性的Ⅰa 类细菌素。

第二节
羊毛硫细菌素的抗菌作用机制

每种细菌都被肽聚糖网络 PGN（peptidoglycan network）所包围，PGN 网络是其生存所必需的保护性外壳。PGN 网络由交替的 N-乙酰胞壁酸和 N-乙酰氨基葡萄糖（MurNAc-GlcNAc）二糖通过五肽桥连接而成。PGN 是由其质膜锚定的细胞壁合成前体脂质Ⅱ（lipid Ⅱ）合成的，它携带一个完整的 PGN 亚基，通过一个独特的焦磷酸基连接到 C55 多异戊二烯部分。在 PGN 网络中，脂质Ⅱ以非常低的拷贝数循环，确保有效的 PGN 合成。因此，任何隔离脂质Ⅱ来阻碍 PGN 合成的药物都是一种潜在的抗生素（Medeiros-Silva et al.，2019）。脂质Ⅱ的合成发生在细胞质膜的内面，转位酶 MraY 和转移酶 MurG 将 UDP 激活的可溶性糖 UDP-N-乙酰胞壁酸-五肽和 UDP-N-乙酰氨基葡萄糖连接起来，先后产生脂质Ⅰ和脂质Ⅱ。目前已经发现许多羊毛硫抗生素的作用方式都与脂质Ⅱ相关联。除最具代表性的 Nisin 外，美杀菌素、乳酸菌素 481、牛链球菌素（bovicin HC5）、表皮素、植物乳杆菌素 C（plantaricin C）和乳酸菌素 3147 等羊毛硫细菌素等都作用于脂质Ⅱ。

一、与脂质Ⅱ有关的作用机理

目前为止，最具代表性也是研究最透彻的羊毛硫细菌素是 Nisin。Nisin 是由乳酸乳球菌产生的具有 34 个氨基酸残基的低分子量五环抗菌肽（Klaenhammer et al.，1993）。Nisin 是一种具有双功能作用的细菌素。①从其天然位置隔离脂质Ⅱ，使多酶肽聚糖产生周期中断（Wiedemann et al.，2001）从而阻断细胞壁合成（Hasper et al.，2006）。可通过与合成细菌肽聚糖"船坞分子"（docking molecule）前体脂质Ⅱ结合形成复合物，抑制脂质Ⅱ掺入到肽聚糖网格中而直接影响细菌细胞壁的合成（Medeiros-Silva.，2019）。②涉及细胞质膜中孔的形成，使细菌细胞膜上形成跨膜离子通道（孔洞），该孔被五肽稳定，导致细胞内小分子外泄而杀死敏感菌。此后的研究还表明，在含有脂质Ⅱ的膜中，Nisin 形成的孔比在没有受体的情况下形成的孔要稳定得多（Breukink et al.，1999）。此外，已证明脂质Ⅱ是孔复合物的组成部分，四个脂质Ⅱ分子和八个 Nisin 分子组装，在细胞膜形成膜孔的空间结构（Grein et al.，2019）。Nisin-脂质Ⅱ复合物的核磁共振分析表明，Nisin 的 N 末端环通过氢键与脂质Ⅱ的焦磷酸酯部分结合。首先，如图 4-2 所示，Nisin 通过其 N 末端的两个羊毛硫环与脂质Ⅱ结合，从而形成围绕脂质Ⅱ头基的焦磷酸盐笼（Hsu et al.，2004）。然后，Nisin 分子中心的柔性铰链区域将允许其 C 末端插入到膜中，可能伴随着肽从平行方向到跨膜方向的变化。这些复合物在膜中的积累最终会形成稳定的膜孔（Wiedemann et al.，2004）。最大孔隙形成所需的 Nisin 和脂质Ⅱ的化学计量比确定为 2∶1。正是这种靶向介导，赋予 Nisin 很强的抗菌作用，而另一些是以非靶向方式起作用的肽，作用能力明显要弱很多，例如 magainin 2。牛链球菌素 HC5 与 Nisin 类似，也具有

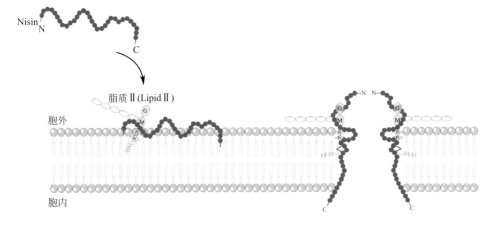

图 4-2　Nisin 和脂质Ⅱ的作用模式

双重作用模式，通过与脂质Ⅱ结合并募集一些脂质Ⅱ分子形成膜孔结构而具有抗菌活性。除了这些活性外，牛链球菌素 HC5 还通过隔离脂质Ⅱ，抑制细菌细胞壁的生物合成来发挥抗菌作用。

　　羊毛硫细菌素 481 是由乳酸乳球菌（Lactococcus lactis subsp.）产生的一种三环细菌素。这种天然产物通过抑制 Pbp1b 催化的肽聚糖的形成来发挥其抗菌活性，与 Nisin 不同的是，乳链菌素 481 不能在细菌膜上形成孔隙（Knerr et al.，2012）。Nukacin ISK-1 也属于羊毛硫细菌素 481 类，是一种含有 27 个氨基酸残基的细菌素，含有两个羊毛硫氨酸，一个甲基羊毛硫氨酸和一个脱氢丁碱。对 Nukacin ISK-1 溶液核磁共振研究发现，只有在高温状态下才能与脂质Ⅱ结合，且在高温状态下有两个不同的脂质Ⅱ结合位点，一个是 A 环主链上的酰胺基团形成的多个氢键结合位点，用于焦磷酸酯结合的 A 环区域；另一个是 C 环上疏水残基形成的疏水表面，用于异戊二烯链结合（Fujinami et al.，2018）。

　　乳酸菌素 3147 是由乳酸乳球菌产生的一种双肽类羊毛硫细菌素，其中两个肽 LtnA1 和 LtnA2 协同作用产生纳摩尔浓度水平的抗菌活性，单个肽具有边际活性（LtnA1）或无活性（LtnA2）。乳酸菌素 3147 抗菌作用可以分为三步：①乳酸菌素的 A1 组分与膜和脂质Ⅱ结合；②与脂质Ⅱ结合稳定了 LtnA1 的构象，促进了与 LtnA2 组分的相互作用，并形成了双肽-脂质Ⅱ复合物；③当与 LtnA1-脂质Ⅱ复合物结合时，LtnA2 能够利用跨膜构象，形成膜孔（Wiedemann et al.，2006）。

二、无脂质Ⅱ参与的作用方式

　　肉桂霉素是一种 19 个残基组成的四环肽，其结合位点已被确定为膜磷脂磷脂酰乙醇胺，它以 1∶1 的化学计量比选择性地与磷脂酰乙醇胺（PE）头基结合到脂质分子上。由于 PE 是许多细菌细胞膜的主要成分，肉桂霉素有相当大的潜力破坏这些细胞膜，进而杀死细菌。最近，Mikkel Vestergaar 等人发现肉桂霉素对 PE 的选择性被认为是由于脂质的氨基与 Phe7 和 Val13 的主链羰基之间以及 HyAsp15 的羟基和羧酸基之间形成的氢键网络，进一步揭示了脂质-肉桂霉素复合物的形成（Vestergaard et al.，2019）。

　　Imke Wiedemann 等人通过细胞壁合成实验，确定了植物乳杆菌素 C（plantaricin C）是一种有效抑制脂质Ⅱ合成和 FemX 反应（第一个甘氨酸加到脂质Ⅱ的五肽侧链上）的抑制剂。植物乳杆菌素 C 环排列类似于美杀菌素（mersacidin）的脂质Ⅱ结合基序，具有紧凑的 C 末端（Wiedemann et al.，2006）。

Salivaricin B 是一种由唾液链球菌产生的细菌素，与典型的孔隙形成有不同的作用方式。Salivaricin B 能诱导可溶性细胞壁前体尿嘧啶二磷酸-N-乙酰胞壁酸五肽（UDP-MurNAc-pentapeptide）在细胞内积累，最终抑制细胞壁的生物合成。UDP-N-乙酰胞壁酸五肽的积累通常是由抗生素抑制细胞壁生物合成的膜结合步骤引起的（Barbour et al.，2016）。羊毛硫细菌 NAI-107 与 Salivaricin B 相似，也可以诱导 UDP-N-乙酰胞壁酸五肽在细胞质中的累积，Daniela Münch 等人利用膜制剂和纯化的重组肽聚糖生物合成酶（MraY、MurG、FemX、PBP2）及其各自的纯化底物的完整级联反应，发现 NAI-107 与细菌细胞壁的巴克托肾醇-焦磷酸（bactoprenol-pyrophosphate）偶联前体形成复合物，同时，NAI-107 处理后观察到缓慢的膜去极化现象，也可能有助于杀灭细菌细胞（Münch et al.，2014）。

羊毛硫细菌素的作用机理如表 4-1 所示。

表 4-1　羊毛硫细菌素的作用机理

分类	作用机理	细菌素举例
Ⅰ	与肽聚糖前体脂质Ⅱ结合形成复合物，最终抑制核糖体生物合成	Nisin、表皮素、乳酸菌素 3147
	抑制参与肽聚糖生物合成的转糖化，可能是通过与脂质Ⅱ结合	羊毛硫细菌素 481
Ⅱ	与脂质Ⅱ结合并募集一些脂质Ⅱ分子作为前孔结构来维持其抗菌活性，还通过隔离脂质Ⅱ，抑制细菌细胞壁的生物合成	牛链球菌素 HC5、PlnC
Ⅲ	诱导可溶性细胞壁前体 UDP-N-乙酰胞壁酸五肽在细胞内积累，最终抑制细胞壁的生物合成	Salivaricin B
	除诱导 UDP-N-乙酰胞壁酸五肽在细胞质中积累，还有缓慢的膜去极化现象，也可能有助于杀灭细菌细胞	NAI-107

第三节
羊毛硫细菌素的生物合成

羊毛硫细菌素的前体多肽经核糖体生物合成后，将肽链中的丝氨酸和苏氨酸脱水，分别得到脱氢丙氨酸（Dha）和脱氢丁氨酸（Dhb）。在随后的马歇尔加成中，涉及半胱氨酸巯基基团和脱氢氨基酸的双键结合，形成了羊毛硫氨酸（Lan）和甲基羊毛硫氨酸（MeLan）的硫醚交联。与先前关于硫醚桥的立体化学观察结果相反，可能会同时出现 LL-和 DL-构型（Tang and van der Donk，2012，2013）。除了几种 Dha 和 Dhb 外，典型的羊毛硫细菌素还包含三至六个（甲基）羊毛硫氨酸。其他硫醚氨基酸包括 S-氨基乙烯基-D-半胱氨酸（AviCys 或 S-氨基乙烯基-3-甲基-D-半胱氨酸（AviMeCys）或 labionin（Lab）环结构（Knerr and van der Donk，2012；Dischinge et al.，2014）。

一、羊毛硫细菌素的基因簇

羊毛硫细菌素的生物合成需要协调表达一组基因，现已用通用基因座符号 Lan 命名，且每种羊毛硫细菌素有更加具体的名称（例如，*nis* 代表乳酸链球菌素的基因座）。羊毛硫细菌素的生物合成基因簇可以在共轭转座因子（例如乳酸链球菌素）上、质粒（例如乳酸菌素 481）或生产者的染色体上（例如枯草杆菌素）（Chatterjee et al.，2005）。除了迄今描述的 95 种以上的羊毛硫细菌素外（表 4-2），基因组挖掘还显示出数百个其他基因簇仍有待表征（Jasmin et al.，2014）。此外，这些基因簇不仅存在于硬毛菌和放线菌，还存在于变形杆菌、衣原体、拟杆菌和蓝细菌中（Li et al.，2006）。羊毛硫细菌素的基因包括结构基因（*lanA*）和编码修饰酶基因（*lanB* 和 *lanC* 或 *lanM*）、前导肽酶基因（*lanP*）、ATP 结合盒（ABC）转运蛋白编码基因（*lanT*）、保护产生菌免于被自身产生的细菌素杀灭的免疫调节因子和免疫基因（lanFEG 和 *lanI*）。

lanA 基因编码前导肽（LanA），它包含一个 23～59 个氨基酸的氨基末端前导序列，以及一个被 LanB、LanC 或 LanM 酶修饰的结构区域以引入图 4-3 所示的多个结构基序。结构肽由具有独立功能的两个部分组成：第一部分是具有三个主要功能的前导肽，其三个功能是引导和激活羊毛硫氨酸修饰酶，使核心肽在成熟过程中保持无活性以及允许有效运输和前导肽裂解。第二部分是核心肽，是成熟后具有抗菌活性的部分。带有前导序列的完全修饰的肽需要进行蛋白质水解切割才能变得完全有活性。在Ⅰ类羊毛硫细菌素中，通常由 LanP 蛋白酶完成，而在Ⅱ类羊毛硫细菌素中，裂解与 LanT 蛋白酶结构域的出口伴随发生。Ⅰ类羊毛硫细菌素转运蛋白也称为 LanT，它也没有蛋白质水解活性。但也有例外，某些Ⅱ类羊毛硫

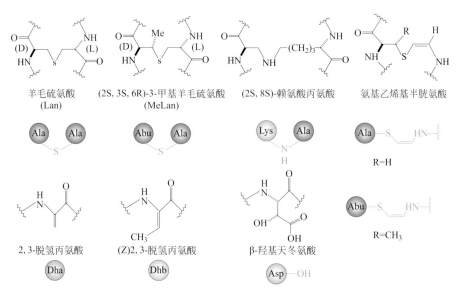

羊毛硫氨酸
(Lan)

(2S, 3S, 6R)-3-甲基羊毛硫氨酸
(MeLan)

(2S, 8S)-赖氨酸丙氨酸

氨基乙烯基半胱氨酸

R=H

2,3-脱氢丙氨酸
Dha

(Z)2,3-脱氢丙氨酸
Dhb

β-羟基天冬氨酸
Asp—OH

R=CH₃

图 4-3 几种羊毛硫细菌素的结构式

细菌素（例如溶细胞素和地衣素）在被 LanP 样细胞外蛋白酶催化的第二个蛋白质水解过程中被完全激活（Caetano et al.，2011）。

生物合成基因簇存在高度的模块性，其中分开的模块（即酶）负责生物合成中的不同步骤。在一些羊毛硫细菌素基因簇中发现的 *lanB*、*lanC* 基因分别编码脱水酶 LanB 和环化酶 LanC。脱水酶负责在前导肽的结构区内的丝氨酸和苏氨酸残基的选择性脱水，分别形成 Dha 和 Dhb。随后，环化酶通过以区域和立体选择性方式催化将半胱氨酸硫醇添加到 Dha 或 Dhb 中，从而生成硫醚，形成 Lan 或 MeLan。Suda 等人通过体内生物工程研究了 Lan 和 MeLan 结构的重要性，证明了在羊毛硫细菌素的 N 末端具有（Me）Lan 或相关的环状结构，保护肽免受热降解或蛋白水解酶降解。PTM 酶已经被证明能以前导依赖性方式（例如脱水酶 NisB 或双功能脱水酶环化酶 LctM）或非依赖性方式耐受多种底物（Kupke，et al.，1994；van Heel，et al.，2013）。目前已知乳酸菌素 481 生物合成中使用 LctM（You et al.，2009）、乳酸链球菌素生物合成中使用 NisBC（Rink et al.，2005）和 Nukacin ISK-1 生物合成中使用 NukM（Nagao et al.，2005）等系统。这些研究不仅提供了有价值的机制信息，而且还为 PTM 酶用于肽的稳定化铺平了道路（Moll et al.，2010；Kuipers et al.，1993；Rink et al.，2007）。

二、羊毛硫细菌素的结构修饰

图 4-4 显示了 Nisin 翻译后修饰过程，这是迄今为止研究最多的羊毛硫细菌素。对于一些羊毛硫细菌素，双功能 LanM 酶负责脱水和环化反应。lanM 基因编码 900～1000 个氨基酸蛋白，与 LanC 酶具有 20%～27% 的序列同源性，但与 LanB 酶没有同源性（Chatterjee et al.，2005）。因

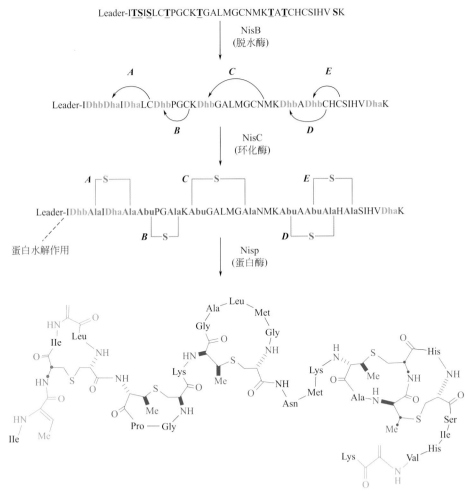

图 4-4　Nisin 的结构修饰过程图

此，LanM 酶不太可能由 LanB 酶和 LanC 酶进化融合产生。通过体外重建 LctM，在乳酸菌素 481 生物合成研究中，验证了 LanM 酶双功能的作用（Xie et al.，2004）。

但是，LanB、LanC 或 LanM 酶不负责羊毛硫细菌素结构中的所有修饰。一些羊毛硫细菌素还包含其他独特的修饰，包括赖氨酸、丙氨酸、β-羟基天冬氨酸、D-丙氨酸和氨基乙烯基半胱氨酸。Repka 等人由相应的翻译后修饰酶的特性来定义，将羊毛硫细菌素分为四类（Repka et al.，2017）。已知的羊毛硫细菌素是通过它们相应的合成酶来区分的，后三种都是一种酶催化 Ⅱ 类（LanM）、Ⅲ 类（LanKC）和 Ⅳ 类（LanL）的脱水和环化反应（Repka et al.，2017）。在这三类酶的作用下，Dha 和 Dhb 残基的形成是由丝氨酸/苏氨酸（Ser/Thr）侧链的 ATP 依赖性磷酸化和随后的磷酸消除完成的 [图 4-5(b)]。相比之下，Ⅰ 类系统中使用两种不同的酶：脱水酶（LanB）和环化酶（LanC），LanB 将谷氨酸从谷氨酰胺基 tRNA 转移到 Ser/Thr 侧链以激活羟基来消除谷氨酸（Li et al.，2006，2007；Ortega et al.，2015，2016；Abts et al.，2013）。虽然已经对 Ⅰ 类和 Ⅱ 类羊毛硫细菌素生物合成酶进行了深入研究并对其结构进行了表征，但对 Ⅲ 类和 Ⅳ 类酶的了解还不充分（Ortega et al.，2016）。一般来说，Ⅲ 类和 Ⅳ 类酶具有三个结构域，具有 N 端裂解酶、中央激酶和 C 端环化酶结构域 [图 4-5(a)]。尽管这两类蛋白的激酶和裂解酶结构域相似，但它们的环化酶结构域的差异可将它们区分开来。Ⅳ 类酶的环化酶结构域中含有保存的锌结合残基，这些残基也存在于 Ⅰ 类和 Ⅱ 类酶中。而这些氨基酸残基并不保存在于 Ⅰ、Ⅱ 类酶中。另一个有趣的区别是，第三类酶也可以形成 labionin 部分，而到目前为止，在第 Ⅳ 类羊毛硫细菌素中还没有发现这些酶。当（甲基）羊毛硫氨酸形成过程中生成的烯醇盐中间体对第二个 Dha 残基进行另一次亲核攻击而不是质子化时，就会产生螺旋双环结构 [图 4-5(c)]，形成这些 labionin 部分（Hegemann et al.，2019）。

此外，也经常发生一些不参与环化反应的结构修饰，例如肉桂霉素和杜拉霉素中的天冬氨酸（Asp）羟基化、微双孢霉素中脯氨酸（Pro）的羟基化和色氨酸（Trp）氯化的差向异构化反应，以及在乳酸菌素 3147 和乳酸菌素 S 中产生 D-Ala 的差向异构化反应（Sahl and Bierbaum，1998）。

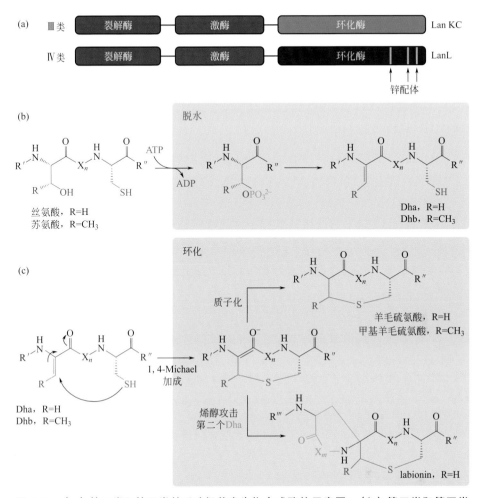

图 4-5　（a）第三类和第四类羊毛硫细菌素生物合成酶的示意图；（b）第三类和第四类羊毛硫细菌素的生物合成始于 Ser/Thr 羟基的 ATP 依赖性磷酸化和随后的磷酸消除，并通过亲核攻击 Cys 巯基继续形成；（c）环的形成是由亲核的 Cys 巯基攻击，Ⅲ类酶也能催化 labionin 部分的形成

第四节
羊毛硫细菌素的化学合成

羊毛硫细菌素的核糖体合成和酶促修饰特点为设计和改造各种新型抗

微生物化合物提供了极好的机会。尽管羊毛硫细菌素具有强效的抗菌活性，但由于对氧化和蛋白质水解的敏感性，它们并不是理想的候选治疗药物。目前已经进行了许多尝试来进行化学改进和/或模拟羊毛硫细菌素中存在的硫醚。同时，对羊毛硫细菌素结构与活性关系的探究和改进，以及对其药理学性质的验证，推动了生产非天然羊毛硫细菌素类似物的新方法发展。

在过去的 20 年中，已经报道了几种化学合成羊毛硫细菌素的方法（Tabor，2011，2014）。Slootweg 等人通过胰凝乳蛋白酶消化全长 Nisin 获得天然 Nisin-ABC 环体系，在 C 末端羧基上与两个不同的氨基炔基进行功能化。利用 Cu（I）催化叠氮炔环加成"咔嗒"化学，通过化学选择连接 ABC 炔与 N 末端叠氮官能化二氨基苯并环模拟物，成功地制备了 Nisin 杂化物。新合成的化合物作为有效的脂质 II 结合物具有活性。然而，没有观察到孔的形成，可能是由于成孔关键区域与母体硫化物的不同性质，或者是由于三唑部分是次优酰胺键同构物。

有研究者使用固相支持的化学合成来生产羊毛硫细菌素 Epilancin 15X 的类似物，以评估几种 N 末端翻译后修饰对生物活性的重要性。这些部分的取代，包括不寻常的 N 末端 D-乳糖基部分，在肽的抗微生物活性和成孔能力方面导致相对较小的变化。Dickman 等人（Dickman et al.，2019）开发了非常有效的固相肽合成方法，已将其应用于羊毛硫细菌素单个环的合成（Bregant et al.，2005；Manzor et al.，2017）、重叠环（Mothia et al.，2011）和完整羊毛硫细菌素的总合成。Min 等人通过酶促反应将 Nisin 接枝到季铵壳聚糖（QCS）上，提高了其有限的抗菌活性（Min et al.，2017）。

Glycocin F（GccF）是一种独特的二糖基化细菌素，对多种革兰氏阳性菌具有高效抑菌活性。GccF 是一种罕见的"糖活性"细菌素，其 O-连接的 N-乙酰葡萄糖胺（GlcNAc）和不寻常的 S-连接 GlcNAc 部分对抗菌活性都很重要。Brimble 等人采用高效液相色谱（HPLC）、质谱（MS）、核磁共振（NMR）和圆二色（CD）等方法对合成肽和天然肽进行了比较，并测定了它们对糜蛋白酶消化的稳定性和抗菌活性。这是第一个天然存在的糖蛋白与合成类似物全面的结构和功能比较（Brimble et al.，2015）。Amso 等人利用天然的化学连接策略成功地制备了糖蛋白 F 并折叠成其天然结构。化学合成的 Glycocin 似乎比植物乳杆菌产生的重组产物活性更强一些。采用第二代合成策略制备了 2 个含 2 个 S-连接或 2 个 O-连接 Glc-NAc 部分的位点选择性糖突变体。用 O-连接的 GlcNAc 替换残基 43 处的

S-连接的 GlcNAc 时，抗菌活性下降，而用 S-连接的 GlcNAc 替换残基 18 处的 O-连接的 GlcNAc 则增加了生物活性，这表明 S-糖苷键可能提供了一种生物激活的途径来获得更具活性的细菌素（Amso et al. 2018）。

　　Szkudlarek 等人通过马来酸酐与 4-甲基-1-戊烯交替共聚物的合成，得到了与天然细菌素相似的具有较强抗菌性能的两亲共聚物。用 3-(二甲氨基)-1-丙胺（DMAPA）接枝改性得到共聚物，并在一锅法合成中进行亚胺化。通过用甲基碘和十二烷基碘进行季铵化以及依次将它们同时进行季铵化，将所得共聚物进一步改性以产生聚阳离子共聚物。测试了所得共聚物对大肠杆菌、铜绿假单胞菌、表皮葡萄球菌和金黄色葡萄球菌的抗菌性能。两种测试的季铵化共聚物对革兰氏阴性大肠杆菌的活性均大于对革兰氏阳性金黄色葡萄球菌的活性。用两种碘化物改性的共聚物对大肠杆菌进行测试时效果最好，并且与所有三种共聚物进行比较，对金黄色葡萄球菌也显示出最佳效果。而且，它显示出（有限的）区分哺乳动物细胞和细菌细胞壁的选择性。以摩尔为基准，而不是以质量为基础，比较 Nisin 对革兰氏阳性菌的最小抑菌浓度（MIC），Nisin 和共聚物的作用之间的差异明显更低（Marian et al.，2018）。

第五节
确定羊毛硫细菌素结构的新技术

　　通常，新羊毛硫细菌素的一级结构很难确定，因为复杂的翻译后修饰会阻止埃德曼降解法的氨基酸测序。因此，经常结合遗传学、核磁共振（Smith et al.，2003）和质谱（Kleinnijenhuis et al.，2003）等方法阐明羊毛硫细菌素的结构。早年的一种创新技术被应用于建立羊毛硫菌素 3147 两组分的两种多肽的结构，并涉及羊毛硫氨酸的脱硫联用，并在氘化甲醇/水中使用硼化镍和硼氘化钠同时还原 Dha 和 Dhb（Martin et al.，2004）。该方法在负责形成硫氨酸的每个残基上安装了一个氘原子，但在脱水的残基上放置了两个氘原子。这允许通过肽测序和质谱鉴定修饰的氨基酸。尽管这种方法不能确定确切的硫醚环拓扑结构，但它是当时研究新的羊毛硫细菌素结构的重要工具。

　　细菌素必须以纯化形式，才能进行研究和表征。然而，众所周知，建立细菌素的纯化系统是昂贵的、耗时的和繁琐的，所以 Zendo 等人开发了一种快速系统，可以从不同种类的细菌素中筛选出新的细菌素。该系统使用电喷雾电离液相色谱/质谱（ESI-LC/MS）进行分子量分析，并结合每个细菌素生产菌株抗菌活性谱的主成分分析（PCA）。通过对培养上清液中的细菌素进行样品预处理（质量检测器手动设置在 m/z 500～3000 的质量范围），能够确定上清液中活性化合物的分子量，并将其与已报道的细菌素的分子量进行比较。当细菌素的分子量与已报道的菌株不同时，则认为是新的细菌素（Zendo et al.，2008）。NAI-107 也称为微双孢菌素，是由放线菌微双孢菌产生的新型 AI 羊毛硫细菌素，对多种耐药性的革兰氏阳性病原菌具有活性，该化合物是在筛选程序中发现的，该程序设计用于检测除 β-内酰胺和糖肽外的所有类型的细胞壁抑制剂（Münch et al.，2014）。该筛选程序也成为确定羊毛硫细菌素结构的新技术。

Wang 等人首次提出了一种机器学习方法来识别和预测羊毛硫细菌素蛋白质序列中的 Lan 和 MeLan 残基。我们采用最大相关最小冗余（MRMR）和增量特征选择（IFS）来选择最佳特征和随机森林（RF）来建立分类器，以此确定 Lan 和 MeLan 残基。对分类器进行 10 倍交叉验证试验，以评估其预测性能。预测 Lan 和 MeLan 残基量的 Matthew 相关系数（MCC）分别为 0.813 和 0.769。其构建的 RF 分类器具有从植物基因组序列中识别 Lan 和 MeLan 残基的可靠能力。此外，还利用 Dagging、最近邻算法（NNA）和序列最小优化（SMO）三种方法构建分类器，对 Lan 和 MeLan 残基进行预测比较，并对优化特征进行了分析，确定了优化特征与生物重要性的关系。这为探索羊毛硫细菌素中这类特殊残基的生物学特性表征提供了实验和计算方法（Wang et al.，2017）。

Dolle 等人利用电子转移离解（ETD）成功地切割了合成的和天然的羊毛硫细菌素二肽的 Lan/MeLan 桥。ETD 裂解的诊断片段离子为 N 末端半胱氨酸/甲基半胱氨酸硫基和 C 末端脱氢丙氨酸。ETD-CID-MS 联用检测半胱氨酸/甲基半胱氨酸硫基自由基和脱氢丙氨酸可用于羊毛硫细菌素天然产物的快速鉴定（Dolle et al.，2018）。

CylA 是一种枯草杆菌蛋白酶样蛋白，属于与 II 类脂肽生物合成相关的最近扩展的丝氨酸蛋白酶家族。作为前导肽酶，CylA 负责肠球菌溶血素的成熟，这是一种对粪肠球菌毒性至关重要的羊毛硫细菌素。CylA 的体外重建表明，它可以同时接受线性和修饰的溶血素肽，但优先选择环化肽。进一步的研究表明，CylA 通过去除其 N 端 95 个氨基酸来激活自身。CylA 即使对非同源肽进行了翻译后修饰，也可实现非同源肽的序列特异性无痕切割，这种通过提供前导肽去除的通用策略，使肽酶成为挖掘新型多肽的有力工具（Tang et al.，2019）。

第六节
功能与潜在应用

细菌素传统上被用于许多与食品保鲜相关的领域。然而，人们对多重耐药病原体出现的关注迅速增加，再加上有效抗生素库的缩减，引发了人们对新的替代抗菌剂的迫切需求。由于细菌素独特的抗菌机制使其被认为是传统抗生素最有潜力的替代品（Cotter et al.，2013）。随着遗传学和纳米技术的快速发展，开发细菌素成为下一代新型抗生素前景宽广，如应用于新型载体分子（递送系统）和癌症的治疗；此外，一些细菌素被发现能够调节群体感应，这为这类物质提供了新的应用；羊毛硫细菌素在食品生物保鲜和生物医学应用方面发挥了举足轻重的作用。

一、在食品方面的应用

羊毛硫细菌素是一种抗菌肽，它们很容易被哺乳动物胃肠道的蛋白质水解酶降解，可以认为是安全的，作为天然防腐剂在食品工业中的应用潜力很大。相比之下，在当前食品工业中，乳制品行业对延长保质期和防止乳制品变质的需求日益增加，羊毛硫细菌素可作为新的防腐剂用于乳制品工业。多数涉及细菌素的食品应用可分为三类：部分纯化的细菌素（例如，Nisaplin®，含 2.5% Nisin）、乳制品和其他以粗发酵液形式含有细菌素的食品级发酵产品、以及产生细菌素的保护性培养物。

Nisin 对大量的革兰氏阳性菌具有抗菌活性，包括李斯特菌和葡萄球菌等病原体，以及芽孢形成菌、芽孢杆菌和梭状芽孢杆菌。Nisin 于 1953 年首次在英国上市，超过 48 个国家批准使用 Nisin 作为食品添加剂。Nisin 在 1969 年被联合国粮食和农业联合组织和世界卫生组织食品添加剂联合专家委员会评估为食品使用安全。1983 年，这种细菌素被添加到欧洲食品添加剂列表中，编号为 E234（European Economic Community，1983），并于 1988 年被美国食品和药物管理局（FDA）批准用于巴氏杀菌、加工奶酪涂抹。在食品中使用最广泛的 Nisin 形式是 Nisaplin，它是一种含有 Nisin（2.5％）和 NaCl（77.5％）和脱脂奶粉（12％蛋白质和 6％碳水化合物）的制剂。

但是到目前为止，在羊毛硫细菌素中，只有 Nisin 作为食品防腐剂被商业化，尽管其他羊毛硫细菌素也具有用作生物防腐剂的前景，例如乳酸菌素 3147（Suda et al.，2012），但没有被提议用于食品工业。筛选应用于食品的细菌素需要满足一些重要的标准。产生菌株应该是食品级的（GRAS 或 QPS），抑菌谱相对宽广，抑菌活性高，没有健康风险，及具有有益的效果（例如，提高食品的安全性、质量和风味），另外，热和 pH 稳定性好，以及特定食品的最佳溶解性和稳定性高（Cotter，Hill and Ross，2005）。因此，为了提高羊毛硫细菌素在复杂食品系统中的活性和稳定性，可以采用的方法是在食品包装膜或涂层中加入羊毛硫细菌素（Salgado et al.，2015），许多研究人员报道了使用固定化羊毛硫细菌素开发抗菌包装膜以控制食源性致病菌（如单增李斯特菌）的潜力。在发酵食品中，单增李斯特菌的污染是一个主要问题，因此，抑制李斯特菌活性的细菌素成为防止这种病原体在烹调或包装后生长的理想解决方案。有学者研究了 Nisin 和牛链球菌素 HC5 联合应用对新鲜干酪中单增李斯特菌和金黄色葡萄球菌的杀灭效果。在 4℃下储存 9 天后，单增李斯特菌下降到未检测到水平。除此之外，与化学防腐剂相比，羊毛硫细菌素还具有促进食品发酵，加速奶酪成熟等作用（Oumer et al.，2011）。

二、在医疗方面的应用

随着越来越多的对羊毛硫细菌素的新机制以及它们对耐多药病原菌的抑制活性研究，发现羊毛硫细菌素在生物医学方面具有潜在应用价值（Kamarajan P et al.，2015）。例如，Nisin 在生物医学应用方面获得了具有有益特性的研究结果，包括细菌感染、癌症、口腔疾病等方面；双肽羊毛硫细菌素乳酸菌素 3147 在体外具有抗金黄色葡萄球菌［包括耐甲氧西林金黄色葡萄球菌（MRSA）］、抗肠球菌（包括 VRE）、抗链球菌（肺炎链球菌、化脓性链球菌、无乳链球菌等）和肉毒梭菌等病原菌的活性（Galvin et al.，1999）。

口腔疾病由于其高患病率和高发病率被认为是主要的公共卫生负担，

因此，迫切需要研究预防和治疗口腔疾病的新方法。研究人员已证明 Nisin 作为口腔抗菌剂的潜力，在食物中使用 Nisin 的猴子其牙菌斑中的链球菌数量明显较少。Tong 等人证明 Nisin A 可以抑制包括变形链球菌在内的致龋细菌的生长（Tong et al.，2010）。此外，Shin 等发现高纯度的 Nisin Z 可以抑制革兰氏阴性口腔定植病原体的生长，包括牙龈卟啉单胞菌、中间普雷沃特氏菌、伴生放线杆菌和齿密螺旋体（Shin et al.，2015）。此外，两种羊毛硫细菌素 salivaricin A2 和 salivaricin B，可作为导致口臭的细菌抑制剂，已在新西兰出售。

动物模型的体内实验已经证明羊毛硫细菌素能够有效治疗由肺炎链球菌（Goldstein et al.，1998）、耐甲氧西林金黄色葡萄球菌（Niu and Neu，1991）引起的感染。使用细菌衍生化合物控制传染病的潜力也延伸到控制癌症，有一些建议认为细菌素可以被用作抗癌剂，是通过它们对癌细胞的影响，或者是通过抑制与疾病发生相关的细菌（Kaur，2015）。其中一项研究集中于 Nisin 在小鼠口腔癌体外和体内对头颈部鳞状细胞癌（HNSCC）细胞凋亡和细胞增殖的影响。研究表明，随着 Nisin 浓度的增加，三种不同癌细胞系的 DNA 片段化和凋亡增加。在口腔癌小鼠模型中，与对照组相比，接受 Nisin 的组通过激活 CHAC1 表达显示肿瘤体积减少，而在肿瘤细胞接种前和接种三周后，用 Nisin 预处理也产生了相同的效果。最近，Kamarajan 等专注于研究一种高纯度形式的 Nisin Z 用于治疗 HNSCC 的翻译潜力（Kamarajan et al.，2015）。这些数据支持 Nisin 作为 HNSCC 替代疗法的作用，因为 Nisin 促进 HNSCC 细胞凋亡、抑制 HNSCC 细胞增殖、抑制血管生成、抑制 HNSCC 球体形成、抑制体内肿瘤形成、并延长肿瘤在体内存活期。Maher 和 McClean（2006）报道了 Nisin 对两种人结肠腺癌和结直肠腺癌 HT29 和 Caco-2 细胞系的细胞毒性，报告的 IC_{50}（半数细胞被抑制浓度）分别为 89.9 $\mu mol/L$ 和 115 $\mu mol/L$（Maher and McClean，2006）。这些都证明了羊毛硫细菌素作为抗癌剂的潜力。

羊毛硫细菌素对肠道菌群的损害将变得较小，而这恰恰是传统抗生素的一个共同缺点。利用生物工程技术提高其抗菌活性或进一步明确其目标微生物是目前正在迅速发展的一个领域。几十年来，人们已经认识到利用遗传工具改变细菌素活性的潜力。除了自然产生的 Nisin 变体（Nisin A、Nisin Z、Nisin F、Nisin Q、Nisin U 和 Nisin U2）外，已经开发了一些生物工程形式的 Nisin，试图提高 Nisin 在不同生理条件下的有效性和稳定性，并增强其在各种生物应用中的药代动力学特性（Field et al.，2015）。

最近发现的几种生物工程 Nisin 变异体，Nisin Z N20K 和 M21K 是乳酸乳杆菌 NZ9800 的遗传修饰产物。这些转基因 Nisin 突变体对致病性革兰氏阴性细菌，如志贺氏菌、假单胞菌和沙门氏菌具有更强的抗菌活性（Yuan et al.，2004）。

除了通过序列操作提高细菌素的抗菌活性外，还可以通过智能控制输送来提高其在环境中的有效性。例如，利用半连续压缩 CO_2 抗溶剂沉淀法将 Nisin 包埋在聚乳酸（PLA）纳米粒子中（Salmaso et al.，2004）。此外，有报道在电纺纳米纤维中包裹细菌素（Heunis，Botes，Dicks，2010），有助于羊毛硫细菌素在生物医学领域的应用。

随着对细胞间通信［也称为群体感应（QS）］的深入了解，认为细菌群体中的单个细胞作为自治单位发挥作用的想法已经被取代。Algburi 等人通过测定对紫罗兰素的抑制作用表明，在革兰氏阴性菌中，枯草杆菌素（Subtilosin）是一种 QS 抑制剂，可以防止生物被膜的生成（Algburi et al.，2017）。

抗生素耐药性是食品和生物医药行业的一个严峻问题，到目前为止，Nisin 作为一种有用的治疗剂在实验室和临床均有良好的效果，其他羊毛硫细菌素的功能也逐渐被揭示，相信随着分子生物学以及材料化学的不断发展，会发掘出羊毛硫细菌素更多的潜在功能，使羊毛硫细菌素成为传统抗生素的替代品。

羊毛硫细菌素（lantibiotics）具有独特的氨基酸如羊毛硫氨酸（lanthionine）、β-甲基羊毛硫氨酸（β-methyllanthionine）、脱氢丙氨酸（dehydroalanine）和脱氢丁氨酸（dehydrobutyrine），这对其生物学活性至关重要。羊毛硫细菌素的抗菌作用机制并不是单一的，一种细菌素可以通过多种不同的作用机制发挥作用，而同一种细菌素对于不同的靶细胞也会有不同的作用机制。以 Nisin 为代表，目前已经阐述了多种羊毛硫细菌素的作用机制。

研究羊毛硫细菌素化学合成和生物合成是开发新型细菌素的有效手段。未来在体外和体内的研究都应能够产生具有更多生物活性以及能够阐明其生物学作用机理的新型羊毛硫细菌素。

随着遗传学与纳米技术的快速发展，基因组的挖掘变得更加容易，羊毛硫细菌素在食品与生物医学领域的应用也随之有了更加广阔的前景。耐药性致病菌的出现使得新型抗生素的研究被赋予更加重要的意义，在现有的知识与技术的基础上，可以期待更加有针对性功能的新型羊毛硫细菌素。

表 4-2　羊毛硫细菌素概况

名称	生产者	分子质量/Da	前导肽
Ⅰ类羊毛硫细菌素(LanB、LanC修饰)			
类乳酸链球菌素抗菌肽			
乳酸链球菌素A	乳酸乳球菌ATTC 11454	3353	ITSISLCTPGCKTGALMGCNMKTATCHCSIHVSK
乳酸链球菌素Q	乳酸乳球菌61-14	3327	ITSISLCTPGCKTGVLMGCNLKTATCNCSVHVSK
乳酸链球菌素U	乳房链球菌42	3029	ITSISLCTPGCKTGILMTCPLKTATCGCHFG
乳酸链球菌素Z	乳酸乳球菌N8, NIZO22186	3330	ITSISLCTPGCKTGALMGCNMKTATCNCSIHVSK
乳酸链球菌素F	乳酸乳球菌F10	3457	ITSISLCTPGCKTGALMGCNMKTATCNCSVHVSK
枯草菌素	枯草芽孢杆菌	3317	WKSESLCTPGCKTGALQTCFLQTLTCNCKISK
Entianin	枯草芽孢杆菌DSM 15029T	3348	WKSESVCTPGCKTGLLQTCFLQTLTCNCKISK
Ericin S	枯草芽孢杆菌A1/3	3442	WKSESVCTPGCKTGVLQTCFLQTLTCNCHISK
Ericin A	枯草芽孢杆菌A1/3	2986	VLSKSLCTPGCITGPLQTCYLCFPTFAKC
平螺旋霉素(LAB97518)	平单胞菌	2194	ITSVSWCTPGCISEGGGSGCSHCC
链霉素1	化脓性链球菌M25	2424	VGSRYLCTPGSCWKLVCFTTTVK VGSRYLCTPGSCWKLVCFTTTVK 预测的两个假定构造
链霉素2	化脓性链球菌M25	2821	TPYVGSRYLCTPGSCWKLVCFTTTVK TPYVGSRYLCTPGSCWKLVCFTTTVK 预测的两个假定结构(加长的链霉素1)
Salivaricin D	唾液链球菌5M6	3475	FTSHSLCTPGCITGVLMGTCHIQSIGCNVHIHISK 预测结构
土杆菌素Ⅰ	地杆菌属	3278 3292	VTSKSLCTPGCITGILMCLTQNSCVSCNSCIRC ITSKSLCTPGCITGILMCLTQNSCVSCNSCIRC
芍药苷A	多黏拟芽孢杆菌NRRL B-30509	3375	VLSIVACTSGCGSGKTAASCVETCGNRCFTSNVGSLC
类表皮素抗菌肽			
表皮素	表皮葡萄球菌	2164	IASKFICTPGCAKTGSFNSYCC AviCys(19+22)
[Val, Leu6]表皮素	表皮葡萄球菌	2151	VASKFLCTPGCAKTGSFNSYCC AviCys(19+22)
鸡皮素	鸡葡萄球菌 (F16/P57) Tu3928	2165	IASKFLCTPGCAKTGSFNSYCC AviCys(19+22)
葡萄球菌素T	科恩葡萄球菌		
BsaA2, 葡萄球菌素AU-26	社区获得性MRSA菌株	2089	ITSHSLCTPGCAKTGSFNSYCC AviCys(19+22)；预测的结构，Lan A略有不同
变链素B-Ny226	变形链球菌	2270	FKSWSLCTPGCARTGSFNSYCC AviCys(19+22)；预测的结构
变链素1140/变链素Ⅲ	变形链球菌	2263	FKSWSLCTPGCAKTGSFNSYCC AviCys(19+22)
克洛森	克劳斯芽孢杆菌OC	?	FKSWSLCTPGCAKTGSFNSYCC AviCys(19+22)
变链素Ⅰ	变形链球菌	2364	FSSLSLCTLGCTGVKNPSFNSYCC 预测的结构；AviCys(19+22)
小双孢菌素(不同变种)	微生物孢子菌种(珊瑚素)	2246	VTSWSLCTPGCTSPGGGSNCSFCC AviMeCys(21-24) **变体107891 A1**:氯色氨酸(4)，二羟脯氨酸(14)
		2230	**变体107891 A2**:氯色氨酸(4)，二羟脯氨酸(14)
舌素3682	海氏葡萄球菌3682	2139	未发布序列和结构

名称	生产者	分子质量/Da	前导肽
Ⅰ类羊毛硫细菌素(LanB、LanC修饰)			
类Pep5抗菌肽			
Pep5	表皮葡萄球菌5	3488	TAGPAIRASVKQCQKTLKATRLFTVSCKGKNGCK 2-氧代丁酰基(1)
外泌乳素K7	表皮葡萄球菌K7	3032	SASVLKTSIKVSKKYCKGVTLTCGCNITGGK 2-羟基丙酰(1)
外泌乳素280	表皮葡萄球菌BN 280	3133	SLGPAIKATRQVCPKATRFVTVSCKKSDCQ 预测结构：2-羟基丙酰基(1)
外泌乳素15X	表皮葡萄球菌15X154	3173	ASIVKTTIKASKKLCRGFTLTCGCHFTGKK 乳酸(1)
新亚类(无序列相似性以获知Ⅰ类羊毛硫肽)			
Elgicins(AⅠ, AⅡ, B, C)	埃尔吉亚芽孢杆菌B69		未知结构(确定了8次脱水)
		4536	AⅠ: NYTSQCYSSQCYSSKCYSDSCYSSNCYTGRHMCGYTHGYSC
		4593	AⅡ: GNYTSQCYSSQCYSSKCYSDSCYSSNCYTGRHMCGYTHGYSC
		4706	B: LGNYTSQCYSSQCYSSKCYSDSCYSSNCYTGRHMCGYTHGYSC
		4820	C: NLGNYTSQCYSSQCYSSKCYSDSCYSSNCYTGRHMCGYTHGYSC
Ⅱ类抗生素(Lan M修饰的球状肽)			
类乳链球菌素481抗菌肽			
乳糖素481	乳球菌CNRZ 481	2910	KGGSGVIHTISHECNMNSWQFVFTCCS
变链素Ⅱ, IT-8, H-29B	变形链球菌T8	3245	NRWWQGVVPTVSYECRMNSWQFVFTCC
变链素K8	变形链球菌K8	2734	MGKGAVGTISHECRYNSWAFLATCCS 预测的结构，与培养上清液中存在的大量物质相对应，基因簇中又有2个假定的Lan A基因
Nukacin ISK-1, 3299	沃纳氏葡萄球菌	2960	KKKSGVIPTVSHDCHMNSFQFVFTCCS 预测的结构
Nukacin KQU-131	人葡萄球菌KQU-131	3004	KKKSGVIPTVSHDCHMNSFQFMFTCCS 预测的结构
链球菌素SA-FF22	化脓性链球菌SA-FF22	2795	GKNGVFKTISHECHLNTWAFLATCCS
链球菌素AM49	化脓性链球菌		结构未完全确认
Macedocin	马克链球菌CA-DC198		
Macedocin A1	马克链球菌CA-DC198	?	GHGVNTISAECRWNSLQAIFTCC 预测结构(与乳糖素481相似)
Butyrivibriocin OR79A	纤维丁状弧菌	2910	GNGVIKTISHECHMNTWQFIFTCCS 结构未完全阐明/预测(与乳糖素481相似)
Butyrivibriocin OR36		?	GDGVFRTISHECHMNTWMFIFTCCS 推定的Lan A，预测结构(与乳糖素481相似)
Butyrivibriocin OR247		?	GDGVFRTISHECAMNTWMFIFTCCS 推定的Lan A，预测结构(与乳糖素481相似)

续表

名称	生产者	分子质量/Da	前导肽
Ⅱ类抗生素(Lan M修饰的球状肽)			
类乳链球菌素481抗菌肽			
Salivaricin A	唾液链球菌20P3	2315	KRGSGWIATITDDCPNSVFVCC 结构未完全阐明
Salivaricin B	唾液链球菌K12	2740	GGGVIQTISHECRMNSWQFLFTCCS 推定的Lan A，预测结构(与乳糖素481相似)
Salivaricin A1	无乳链球菌120 化脓性链球菌MGAS315 化脓性链球菌M1GAS 化脓性链球菌MGAS10394	2321	KKGSGWFATITDDCPNSVFVCC 未知结构
Salivaricin A2	唾液链球菌	?	KRGTGWFATITDDCPNSVFVCC 未知结构(识别了Lan A)
Salivaricin A3		?	KKGPGWIATTTDDCPNSVFVCC 未知结构(识别了Lan A)
Salivaricin A4		?	KRGPGWIATITDDCPNSIFVCC 未知结构(识别了Lan A)
Salivaricin A5		?	KRGPGWIATITDDCPNSVFVCC 未知结构(识别了Lan A)
Salivaricin 9	唾液链球菌菌株9	2560	GNGVVLTLTHECNLATWTKKLKCCS 预测结构(与乳糖素481相似)
Salivaricin G32	唾液链球菌20P3	2667	GNGVFKTISHECNLnTWAFLATCCS 预测结构((与SA-FF22相似)
Variacin	变异库克菌	2658	GSGVIPTITHECHMNTFQFVFTCCS Predicted structure(similarity to lacticin 481)
植物乳杆菌素C	植物乳杆菌	2880	KKTKKNSSGDICTLTSECDHLATWTWVCC 预测结构(与乳糖素481相似)
牛链球菌素HJ50-Thermophilin 1277	牛链球菌HJ50和嗜热菌SBT1277	3428	ADRGWIKTLTKDCPNVISSICAGTIITACKNCA ADRGWIKTLTKDCPNVISSICAGTIITACKNCA 预测结构，二硫化桥(21+29)
牛链球菌素HC5	牛链球菌HC50	2440	VGXRYASXPGXSWKYVXF 序列和结构尚未完全阐明
瘤胃球菌素A	侏儒瘤胃球菌	2675	GNGVLKTISHECNMNTWQFLFTCC 预测结构
类菌丝菌素抗菌肽			
花青素	淀粉液化芽孢杆菌HIL Y-85	1825	CTFTLPGGGGVCTLTSECIC AviMeCys(15+20)
Actagardine	木耳放线菌	1890	SSGWVCTLTIECGTVICAC 羊毛硫氨酸亚砜(14+19)
Ala(O)-Acragardine	木耳放线菌	1961	ASSGWVCTLTIECGTVICAC 羊毛硫氨酸亚砜(14+19)
Deoxy-actagardine B	木耳放线菌NCIMB41362		SSGWVCTLTIECGTLVCAC 羊毛硫氨酸亚砜(14+19)
Michiganin A	密歇根乳杆菌亚种	2145	SSSGWLCTLTIECGTVICACR 预测结构
Nai-802	游动放线菌属104802/104771	?	ASSGWVCTLTIECGTVICACR 预测结构(与actagardine相似)

续表

名称	生产者	分子质量/Da	前导肽
Ⅱ类抗生素(Lan M修饰的球状肽)			
类肉柱酶素抗菌肽			
桂皮霉素/蓝白霉素 Ro O9-198	肉桂链霉菌：灰色链霉菌	2042	CRQSCSFGPFTFVCDGNTK 赖氨酸(19+6)：羟基天冬氨酸(15)
Duramycin	肉桂链霉菌	2014	CKQSCSFGPFTFVCDGNTK 赖氨酸(19+6)：羟基天冬氨酸(15)
Duramycin B	链霉菌	1951	CRQSCSFGPLTFVCDGNTK 赖氨酸(19+6)：羟基天冬氨酸(15)
Duramycin C	灰色链霉菌	2008	CANSCSYGPLTWSCDGNTK 赖氨酸(19+6)：羟基天冬氨酸(15)
Ancovenin	链霉菌	1959	CVQSCSFGPLTWSCDGNTK 赖氨酸(19+6)
双肽羊毛硫细菌素(协同作用)			
乳糖素3147	乳酸乳球菌乳酸亚种 DPC3147	3322	CSTNTFSLSDYWGNNGAWCTLTHECMAWCK D-Ala(7)
		2847	TTPATPAISILSAYISTNTCPTTKCTRAC 2-氧丁基(1)：D-Ala(9:12)
葡萄球菌素C55	金黄色葡萄球菌C55	3339	CSTNTFSLSDYWGNKGNWCTATHECMSWCK 预测结构：D-Ala(7)
		2993	GTPLALLGGAATGVIGYISNQTCPTTACTRAC 预测结构
植物乳杆菌素W	植物乳杆菌	3223	KCKWWNISCDLGNNGHVCTLSHECQVSCN 预测结构：二硫化桥(2+9)
		3099	SGIPCTIGAAVAASIAVCPTTKCSKRCGKRKK 预测结构
溶血素j	粪肠球菌V583	2031	TTPACFTIGLGVGALFSAKFC 环A中的LL配置
		3436	TTPVCAVAATAAASSAACGWVGGGIFTGVTVVVSLKHC 环A和环B中的所有配置
Haloduracin	嗜盐芽孢杆菌C-125	3043	CAWINISCRLGNKGAYCTLTVECNPSCN 二硫化桥(1-8)
		2330	TTWPCATVGVSVALCPTTKCTSQC 环A中的反构形
Smb	变形链球菌GS5	?	IGTTVVNSTFSIVLGNKGYICTVTVECMRNCSK 预测结构
		?	STPACAIGVVGITVAVTGISTACTSRCINK 预测结构
肺炎球菌素	肺炎链球菌R6	?	WTPTPIILKSAAASSKVCISAAVSGIGGLVSYNNDCLG 结构未完全阐明
		?	STIICSATLSFIASYLGSAQTRCGKDNKKK 结构未完全阐明
BHT	拉氏链球菌BHT	3375	IGTTVVNSTFSIVLGNKGYICTVTVECMRNCQ 结构未完全阐明
		2802	STPACAIGVVGITVAVTGISTACTSRCINK 结构未完全阐明

续表

名称	生产者	分子质量/Da	前导肽
Ⅱ类羊毛硫细菌素(LanB、LanC修饰)			
双肽羊毛硫细菌素(协同作用)			
地衣素	地衣芽孢杆菌DSM13/ATCC14580/VK21	3250	TITLSTCAILSKPLGNNGYLCTVTKECMPSCN 2-氧丁基(1)
		3021	TTPATTSSWTCITAGVTVSASLCPTTKCTSRC 2-氧丁基(1)
肠球菌素W	粪肠球菌NKR-4-1	3256	KCPWWNLSCHLGNDGKICTYSHECTAGCNA 预测结构：二硫化桥(2;9)
		2728	VTTSTPCTVMVSAAVCPTLVCSNKCGGRG 结构未完全阐明
新的亚类(与已知的Ⅱ类羊毛硫细菌素没有序列相似性)			
土杆菌素Ⅱ	地杆菌属	?	YREVSPQ STIVCVSLRICNWSLRFCPSFKVRCPM YREVSPQ STIVCVSLRICNWSLRFCPSFKVKCPM 需要对N末端核心肽序列进行二次加工，位点未知，预计去除7个氨基酸
前氯素	原氯球菌MIT9313	-	29个具有同源先导的Lan A；由一个Lan M修饰(实验显示为6个肽；各种环拓扑结构)； 前氯素 1.1:FFCVQGTANRFTINVC 前氯素 1.7:TIGGTIVSITCETCDLLVGKMC
Ⅲ类羊毛硫细菌素(LabKC修饰)			
SapB	天蓝色链霉菌	2026	TGSRASLLLCGDSSLSITTCN 预测结构
SapT	腱链霉菌	2032	YTQGCSGLCTIVICATVVICG
曲波肽	弯曲型热单孢菌	3711	SSASLLLCDKFSAFSRLLCL
Amfs	灰色链霉菌	?	QVSLLVCEYSSLSVVLCTP 未知结构
迷路肽A1	南美放线菌DSM 6313	?	DSNASVWECCSTGSWVPFTCC Labionin(2+5+9；11+14+19)；二硫化桥(10+20)
迷路肽A2		?	ANASVWECCSTGSWVPFTCC Labionin(1+4+8；10+13+18)；二硫化桥(9+19)
迷路肽A3		1923	SDWLWECCSTGSLFACC Labionin(1+4+8；10+13+17)；二硫化桥(9+18)
阿维菌素	阿维米蒂链霉菌DSM 46492	?	MALLDLQTMESDEHTGGGGASTVSLLSCVSAASVLLCL Labionin(21+24+28；30+33+37)or Lanthionine(21+28；30+37)；观察到含有Lan或Lab的肽；加工位点未知：观察到具有不同加工状态的肽
赤霉素	糖多孢红曲霉NRRL 2338	?	MEMVLELQELDAPNELAYGDPSHGGGSNLSLLASCAN STVSLLTC Labionin(27+30+35；38+41+45) or Lanthionine(27+35；38+45)；观察到含有Lan或Lab的多肽；加工位点未知：发现具有不同前导悬垂的多肽
胰蛋白酶	灰色链霉菌DSM 40236	?	MALLDLQAMDTPAEDSFGEATGSQVSLLVCEYSSSSV VLCTP Labionin(23+26+30；33+36+40) or Lanthionine(23+30；33+40)；观察到含有Lan或Lab的多肽；加工位点未知：发现具有不同前导悬垂的多肽

续表

名称	生产者	分子质量/Da	前导肽
Ⅲ类羊毛硫细菌素(LabKC修饰)			
儿茶肽	酸性链孢菌DSM 44928	2400	GHGGGGDSGLSVTGCNGHSGISLLCDL Labionin(8+11+15；19+22+25)
Ⅳ类羊毛(Lan L修饰)			
Venezuelin	韦氏链霉菌	?	TCECVGLLTLLNTVCIGISCA 结构部分阐明，裂解位点未知
无分类/未知结构的羊毛硫细菌素及其生物合成			
乳酸菌素5	清酒乳杆菌L-45	3764	STPVLASVAVSMELLPTASVLYSDVAGCFKYSAKHHC D-Ala(7；11；19)
片球菌素PD-1	达诺氏小球菌属NCFB 1832	2866	KKIKKSXSGDIXXLXXEXDHLAXXXXX 只有部分确定，没有结构
Carnocin UI49	鱼鳞状卡诺杆菌	4635	GSEIQPR… 仅部分鉴定(N末端)，无结构
帕尼巴西林	拟芽孢杆菌	2983	ASIIKTTIKVSKAVCKTLTCTCTGSCSNCK 预测结构：N-乙酰丙氨酸(1)
未命名	长双歧杆菌DJO10A	?	仅有肽前序列可用，未识别切割位点

注：本表改编自 Dischinger 等人，2013，根据 Knerr 和 van der Donk（2012）的分类，在（Me）Lan 桥中涉及的残基在彩色框中突出显示，而一个硫醚 aa 的辅助残基则用相同的颜色标记。其他修改的位置（x）标记为黑色，粗体字母。发现被脱水成 Dha 和 Dhb 的 Ser 和 Thr 残基用橙色表示。

参考文献

Abts A，Montalbán-Lopez M，Kuipers O P，et al.，2013. NisC binds the FxLx motif of the nisin leader peptide. Biochemistry，52：5387-5395.

Algburi A，Zehm S，Netrebov V，et al.，2017. Subtilosin prevents biofilm formation by inhibiting bacterial quorum sensing. Probiotics Antimicrob Proteins，9（1）：81-90.

Amso Z，Bisset S W，Yang S H，et al.，2018. Total chemical synthesis of glyco-cin F and analogues：S-glycosylation confers improved antimicrobial activity. Chemical Science，9（6）：1686-1691.

Barbour A，Tagg J，Abou-Zied O K，et al.，2016. New insights into the mode of action of the lantibiotic salivaricin B. Scientific Reports，6：31749.

Bregant S，Tabor A B，2005. Orthogonally protected lanthionines：synthesis and use for the solid-phase synthesis of an analogue of nisin ring C. Journal of Organic Chemistry，70（7）：2430-2438.

Breukink E，Wiedemann I，van Kraaij C，et al.，1999. Use of the cell wall precursor lipid Ⅱ by a pore-forming peptide antibiotic. Science，286（5448）：2361-2364.

Brimble M A，Edwards P J，Harris P W，et al.，2015. Synthesis of the antimicrobial S-linked glycopeptide，glycocin F. Chemistry，21（9）：3556-3561.

Caetano T，Krawczyk J M，Mösker E，et al.，2011. Heterologous expression，biosynthesis，and mutagenesis of type Ⅱ lantibiotics from *Bacillus licheniformis* in *Escherichia coli*. Chemical Biology，18（1）：90-100.

Cassini A，Högberg L D，Plachouras D，et al.，2019. Attributable deaths and disability-adjusted life-years caused by infections with antibiotic-resistant bacteria in the EU and the European Economic Area in 2015：a population-level modelling analysis. Lancet Infectious Diseases，19（1）：56-66.

Chatterjee C，Paul M，Xie L，et al.，2005. Biosynthesis and mode of action of lantibiotics. Chemical Reviews，105（2）：633-684.

Cotter P D，Hill C，Ross R P，2005. Bacteriocins：developing innate immunity for food. Nature Reviews Microbiology，3（10）：777-788.

Cotter P D，Ross R P，Hill C，2013. Bacteriocins-a viable alternative to antibiotics. Nature Reviews Microbiology，11（2）：95-105.

Dickman R，Danelius E，Mitchell S A，et al.，2019. A Chemical Biology Approach to Understanding Molecular Recognition of Lipid II by Nisin（1-12）：Synthesis and NMR ensemble analysis of Nisin（1-12）and analogues. Chemistry，25（64）：14572-14582.

Dischinger J，Basi Chipalu S，Bierbaum G，2014. Lantibiotics：promising candidates for future applications in health care. International Journal of Medical Microbiology，304（1）：51-62.

Dolle A B，Jagadeesh N，Bhaumik S，et al.，2018. Electron transfer dissociation（ETD）of synthetic and natural peptides containing lanthionine/methyllanthionine bridges. Rapid communications in mass spectrometry，32（11）：831-843.

European Economic Community. European Economic Community Commission Directive. Official Journal of the European Union 255，1-6（1983）83/463/EEC.

Field D，Cotter P D，Ross R P，et al.，2015. Bioengineering of the model lantibiotic nisin. Bioengineered，6（4）：187-192.

Fujinami D，Mahin A A，Elsayed K M，et al.，2018. The lantibiotic nukacin ISK-1 exists in an equilibrium between active and inactive lipid-II binding states. Communications Biology，1（1）.

Galvin M，Hill C，Ross R P，1999. Lacticin 3147 displays activity in buffer against gram-positive bacterial pathogens which appear insensitive in standard plate assays. Letters in Applied Microbiology，28（5）：355-358.

Gandra S，Barter D M，Laxminarayan R，2014. Economic burden of antibiotic resistance：how much do we really know? Clinical Microbiology and Infection，20 (10)：973-980.

Goldstein B P，Wei J，Greenberg K，et al.，1998. Activity of nisin against Streptococcus pneumoniae，in vitro，and in a mouse infection model. Journal of Antimicrobial Chemotherapy，42 (2)，277-278.

Grein F，Schneider T，Sahl H G，2019. Docking on lipid II—A widespread mechanism for potent bactericidal activities of antibiotic peptides. Journal of Molecular Biology，431 (18)：3520-3530.

Hasper H E，Kramer N E，Smith J L，et al.，2006. An alternative bactericidal mechanism of action for lantibiotic peptides that target lipid II. Science. 313 (5793)：1636-1637.

Hegemann J D，Shi L，Gross M L，et al.，2019. Mechanistic studies of the kinase domains of class IV lanthipeptide synthetases. ACS chemical biology，14 (7)：1583-1592.

Heunis T D，Botes M，Dicks L M，2010. Encapsulation of *Lactobacillus plantarum* 423 and its bacteriocin in nanofibers. Probiotics Antimicrob Proteins，2 (1)：46-51.

Hsu S T，Breukink E，Tischenko E，et al.，2004. The nisin-lipid II complex reveals a pyrophosphate cage that provides a blue-print for novel antibiotics. Nature Structural & Molecular Biology，11 (10)：963-967.

Kamarajan P，Takayuki H，Bibiana M，et al.，2015. Nisin ZP，a bacteriocin and food preservative，inhibits head and neck cancer tumorigenesis and prolongs survival. PLoS One，10 (7)：e0131008.

Kaur S，2015. Bacteriocins as Potential Anticancer Agents. Front Pharmacol，6：272.

Klaenhammer T R，1993. Genetics of bacteriocins produced by lactic acid bacteria. FEMS microbiology reviews，12 (1)：39-85.

Klaenhammer T R，Fremaux C，Ahn C，et al.，1993. "Molecular biology of bacteriocins produced by *Lactobacillus*. " Bacteriocins of Lactic Acid Bacteria，151-180.

Kleerebezem M，2004. Quorum sensing control of lantibiotic production：nisin and subtilin autoregulate their own biosynthesis. Peptides，25：1405-1414.

Kleinnijenhuis A J，Duursma M C，Breuking E，et al.，2003. Localization of intramolecular monosulfide bridges in lantibiotics determined with electron capture induced dissociation. Analytical Chemistry，75 (13)：3219-3225.

Knerr P J，van der Donk W A，2012. Chemical synthesis and biological activity of analogues of the lantibiotic epilancin 15X. Journal of the American Chemical Society，134 (18)：7648-7651.

Knerr P J，Oman T J，Garcia de Gonzalo C V，et al.，2012. Non-proteinogenic a-mino acids in *lacticin* 481 analogues result in more potent inhibition of peptidoglycan transglycosylation. ACS Chemical Biology，7 (11)：1791-1795.

Kuipers O P，Rollema H S，de Vos W Met al.，1993. Biosynthesis and secretion of a precursor of nisin Z by *Lactococcus lactis*，directed by the leader peptide of the homolo-gous lantibiotic subtilin from *Bacillus subtilis*. FEBS Letters，330 (1)：23-27.

Kupke T，Kempter C，Gnau V，et al.，1994. Mass spectroscopic analysis of a no-vel enzymatic reaction. Oxidative decarboxylation of the lantibiotic precursor peptide EpiA catalyzed by the flavo-protein EpiD. Journal of Biological Chemistry，269 (8)：5653-5659.

Li B，Yu J P，Brunzelle J S，et al.，2006. Structure and mechanism of the lantibi-otic cyclase involved in nisin biosynthesis. Science，311 (5766)：1464-1467.

Li B，van der Donk W A，2007. Identification of essential catalytic residues of the cyclase NisC involved in the biosynthesis of nisin. Journal of Biological Chemistry，282 (29)：21169-21175.

Maher S，McClean S，2006. Investigation of the cytotoxicity of eukaryotic and pro-karyotic antimicrobial peptides in intestinal epithelial cells in vitro. Biochemical Pharma-cology，71 (9)：1289-1298.

Manzor K，Proinsias K，et al.，2017. Solid-phase peptide synthesis of analogues of the N-terminus A-ring fragment of the lantibiotic nisin：Replacements for the de-hydroalanine (Dha) residue at position 5 and the first incorporation of a thioamide resi-due. Tetrahedron Letters，58 (30)：2959-2963.

Marian S，Elisabeth H，Helmut K，et al.，2018. Synthesis，characterization，and antimicrobial properties of peptides mimicking copolymers of maleic anhydride and 4-Methyl-1-pentene. International Journal of Molecular Sciences，19 (9)：2617.

Martin N I，Sprules T，Carpenter M R，et al.，2004. Structural characterization of lacticin 3147，a two-peptide lantibiotic with synergistic activity. Biochemistry，43：3049-3056.

Medeiros-Silva J，Jekhmane S，Breukink E，et al.，2019. Towards the native binding modes of antibiotics that target lipid II. Chembiochem，20 (14)：1731-1738.

Mitchell S A，Truscott F，Dickman R，et al.，2018. Simplified lipid II-binding an-timicrobial peptides：Design，synthesis and antimicrobial activity of bioconjugates of ni-sin rings A and B with pore-forming peptides. Bioorganic & Medicinal Chemistry，26 (21)：5691-5700.

Min L，Liu M，Zhu C，et al.，2017. Synthesis and in vitro antimicrobial and antioxidant activities of quaternary ammonium chitosan modified with nisin. Journal of Biomaterilas Science-polymer Edition，28（17）：2034-2052.

Moll G N，Kuipers A，Rink R，2010. Microbial engineering of dehydro-amino acids and lanthionines in non-lantibiotic peptides. Antonie Van Leeuwenhoek. 97（4）：319-333.

Mothia B，Appleyard A N，Wadman S，et al.，2011. Synthesis of peptides containing overlapping lanthionine bridges on the solid phase：an analogue of rings D and E of the lantibiotic nisin. Organic Letters，13（16）：4216-4219.

Münch D，Müller A，Schneider T，et al.，2014. The lantibiotic NAI-107 binds to bactoprenol-bound cell wall precursors and impairs membrane functions. Journal of Biological Chemistry，289（17）：12063-12076.

Nagao J I，Harada Y，Shioya K，et al.，2005. Lanthionine introduction into nukacin ISK-1 prepeptide by co-expression with modification enzyme NukM in *Escherichia coli*. Biochemical and Biophysical Research Communications，336：507-513.

Niu W W，Neu H C，1991. Activity of mersacidin，a novel peptide，compared with that of vancomycin，teicoplanin，and daptomycin. Antimicrob Agents Chemother，35（5）：998-1000.

Ortega M A，Hao Y，Zhang Q，et al.，2015. Structure and mechanism of the tRNA-dependent lantibiotic dehydratase NisB. Nature，517（7353），509-512.

Ortega M A，Hao Y，Walker M C，et al.，2016. Structure and tRNA specificity of MibB，a lantibiotic dehydratase from actinobacteria involved in NAI-107 biosynthesis. Cell Chemical Biology，23（3）：370-380.

Oumer A，Garde S，Gaya P，et al.，2001. The effects of cultivating lactic starter cultures with bacteriocin-producing lactic acid bacteria. Journal of Food Protection，64（1）：81-86.

Paiva A D，Breukink E，Mantovani H C，2011. Role of lipid II and membrane thickness in the mechanism of action of the lantibiotic bovicin HC5. Antimicrob Agents Chemother，55（11）：5284-5293.

Repka L M，Chekan J R，Nair S K，et al.，2017. Mechanistic understanding of lanthipeptide biosynthetic enzymes. Chemical Reviews，117（8）：5457-5520.

Rink R，Wierenga J，Kuipers A，et al.，2007. Dissection and modulation of the four distinct activities of nisin by mutagenesis of rings A and B and by C-terminal truncation. Applied and Environmental Microbiology，73（18）：5809-5816.

Rink R，Kuipers A，de Boef E，et al.，2005. Lantibiotic structures as guidelines for the design of peptides that can be modified by lantibiotic enzymes. Biochemistry，44

（24）：8873-8882.

Sahl H G，Bierbaum G，1998. Lantibiotics：biosynthesis and biological activities of uniquely modified peptides from Gram-positive bacteria. Annual Review Microbiology，52：41-79.

Salgado P R，Ortiz C M，Musso Y S，et al.，2015. Edible films and coatings containing bioactives. Curremt Opinion in Food Science，5：86-92.

Salmaso S，Elvassore N，Bertucco A，et al.，2004. Nisin-loaded poly-L-lactide nano-particles produced by CO_2 anti-solvent precipitation for sustained antimicrobial activity. International Journal of Pharmaceutics，287（1-2）：163-173.

Scannell A G，Hill C，Ross R，et al.，2000. Continuous production of lacticin 3147 and nisin using cells immobilized incalcium alginate. Journal of Applied Microbiology，89（4）：573-579.

Slootweg J C，Peters N，Quarles van Ufford H C，et al.，2014. Semi-synthesis of biologically active nisin hybrids composed of the native lanthionine ABC-fragment and a cross-stapled synthetic DE-fragment. Bioorganic & Medicinal Chemistry，22（19）：5345-5353.

Smith L，Zachariah C，Thirumoorthy R，et al.，2003. Structure and dynamics of the lantibiotic mutacin 1140. Biochemistry，42（35）：10372-10384.

Suda S，Westerbeek A，O'Connor P M，et al. 2010. Effect of bioengineering lacticin 3147 lanthionine bridges on specific activity and resistance to heat and proteases. Chemistry & Biology，17（10）：1151-1160.

Suda S，Cotter P D，Hill C，et al.，2012. Lacticin 3147-biosynthesis，molecular analysis，immunity，bioengineering and applications. Current Protein&Peptide Science，13（3）：193-204.

Tabor A B，2014. Recent advances in synthetic analogues of lantibiotics：What can we learn from these?. Bioorganic & Medicinal Chemistry，55：39-50.

Tabor A B，2011. The challenge of the lantibiotics：synthetic approaches to thioether-bridged peptides. Organic & Biomolecular Chemistry. 9（22）：7606-7628.

Tang W，Van d D W A，2012. Structural Characterization of Four Prochlorosins：A novel class of lantipeptides produced by planktonic marine cyanobacteria. Biochemistry，51（21）：4271-4279.

Tang W，Bobeica S C，Wang L，et al.，2019. CylA is a sequence-specific protease involved in toxin biosynthesis. Journal of Industrial Microbiology & Biotechnology，46（3-4）：537-549.

Tong Z，Dong L，Zhou L，et al.，2010. Nisin inhibits dental caries-associated microorganism in vitro. Peptides，31（11）：2003-2008.

van Heel A J，Mu D，Montalbán-López M，et al.，2013. Designing and producing modified，new-to-nature peptides with antimicrobial activity by use of a combination of various lantibiotic modification enzymes. ACS Synthetic Biology，2（7）：397-404.

van Heusden H E，de Kruijff B，Breukink E，2002. Lipid II in-duces a transmembrane orientation of the pore-forming peptide lantibi-otic nisin. Biochemistry，41（40）：12171-12178.

Ventola C L，2015. The antibiotic resistance crisis：Part 2：Management strategies and new agents. Pharmacy and Therapeutics，40（5）：344-352.

Vestergaard M，Berglund N A，Hsu P C，et al.，2019. Structure and dynamics of cinnamycin-lipid complexes：mechanisms of selectivity for phosphatidylethanolamine lipids. ACS Omega，4（20）：18889-18899.

Wang S，Zhang Y H，Zhang N，et al.，2017. Recognizing and predicting thioether bridges formed by lanthionine and β-methyllanthionine in lantibiotics using a random forest approach with feature selection. Combinatorial Chemistry & High Throughput Screening，20（7）：582-593.

Wiedemann I，Breukink E，van Kraaij C，et al.，2001. Specific binding of nisin to the peptidoglycan precursor lipid II combines pore formation and inhibition of cell wall biosynthesis for potent antibiotic activity. Journal of Biological Chemistry，276（3）：1772-1779.

Wiedemann I，Benz R，Sahl H G，2004. Lipid II-mediated pore formation by the peptide antibiotic nisin：a black lipid membrane study. Journal of Bacteriology，186（10）：3259-3261.

Wiedemann I，Bottiger T，Bonelli R R，et al.，2006，Lipid II-based antimicrobial activity of the lantibiotic plantaricin C. Applied and Environmental Microbiology，72：2809-2814.

Wiedemann I，Ttiger T，Bonelli R R，et al.，2006. The mode of action of the lantibiotic lacticin 3147- a complex mechanism involving specific interaction of two peptides and the cell wall precursor lipid II. Molecular Microbiology，61（2）：285-296.

Xie L，van der Donk W A，2004. Post-translational modifications during lantibiotic biosynthesis. Current Opinioin in Chemical Biology，8（5）：498-507.

Xie L，Miller L M，Chatterjee C，et al.，2004. Lacticin 481：in vitro reconstitution of lantibiotic synthetase activity. Science，303：679-681.

You Y O，Levengood M R，Ihnken L A，et al.，2009. Lacticin 481 synthetase as a general serine/threonine kinase. ACS Chemical Biology，4（5）：379-385.

Yuan J，Zhang Z Z，Chen X Z，et al.，2004. Site-directed mutagenesis of the hinge region of nisin Z and properties of nisin Z mutants. Applied Microbiology and Biotechnology，64（6）：806-815.

　　Zendo T，Nakayama J，Fujita K，et al.，2008. Bacteriocin detection by liquid chromatography/mass spectrometry for rapid identification. Journal of Applied Microbiology，104（2）：499-507.

第五章

细菌素的遗传修饰

　　细菌素是由细菌产生的由核糖体合成的抗菌肽，在微摩尔浓度到纳摩尔浓度下具有明显的抑菌活性。乳酸菌（LAB）产生的细菌素乳酸链球菌素由于其较高的热稳定性、广谱抗菌活性、副作用少，已被广泛应用于各个领域，包括食品、畜牧业以及保健品中。但是细菌素也存在一些缺点，例如对蛋白酶的敏感性，免疫原性问题以及病原细菌对细菌素的耐药性。通常情况下，对细菌素进行一系列的修饰，包括改变其结构、引入非蛋白原氨基酸、诱变等方法来提高其作为抗菌剂的活性以及一系列的稳定性。另外，关于细菌素本身所存在的一些突变体和类似物也在逐渐被人们所发现，这将为未来细菌素的发展提供很好的基础。

　　核糖体合成的抗菌肽在几乎所有的生物体中都有发现，由细菌产生的抗菌肽（细菌素）已成为许多生物医学和食品相关研究的热点。细菌素包含一个很大的异质性基团，是高度修饰的 Lan 细菌素（来源于含有 Lan 的抗生素），是由革兰氏阳性菌产生的一类有效的生物活性肽。由于其对致病性微生物的高度活性，以及它们与目前使用的化疗药物表现出明显不同的作用机制，因此最有希望成为新型抗菌剂（Field et al.，2015）。细菌素具有高度的分子多样性，通常被认为是微生物间拮抗作用的介质。很多研究表明其能被小鼠肠道中特定的蛋白酶水解，具有一定的安全性，在食品和医药中的应用潜力很大。长期以来，化学防腐剂在生物防腐和食品中都占据着主要的地位，但是化学防腐剂的使用存在许多弊端，迫使人们越来越急需寻找一种安全防腐的方法来进行抗菌、防腐。由于传统的抗生素不足以应对耐药病原体，因此挖掘新的抗菌剂成为当务之急。其中，羊毛硫细菌素是指具有抗菌活性的翻译后修饰肽。一些羊毛硫细菌素与使用的抗生素在相当的浓度范围内对临床相关细菌的活性相似。此外，它们可以靶向多药耐药细菌（Gao et al.，2016）。在最新的研究中，有越来越多的细菌素被发现，对细菌素或其类似物进行修饰改性后得到的物质同样也具有一定的抗菌活性，为新型抗菌剂的研究提供了一个新的方案。核心肽的广泛修饰赋予核糖体合成和翻译后修饰的肽（RiPPs）优于线性肽的优势，例如对蛋白质水解的抵抗力和较低的靶结合熵。一些RiPPs 已开始临床试验或治疗，包括抗囊性纤维化的长肽杜拉霉素（Zeitlin et al.，2004）、用于抵抗艰难梭菌感染的硫肽 LFF571 和用于治疗神经性疼痛的对肽齐考诺肽（Prialt）（Teichert et al.，2010）。

尽管工程策略已开始允许优化 RiPPs，但发现和表征新型 RiPPs 生物合成基因簇（BGC）仍然是获得具有新的或改进的活性或不寻常的化学结构的 RiPPs 的主要手段。

第一节
乳酸链球菌素的基因修饰

乳酸链球菌素属于阳离子抗菌肽，为 A 型（I）羊毛硫细菌素。一般来说，羊毛硫抗生素可分为两个主要的亚类：A 型羊毛硫细菌素具有线形二级结构，并在中性 pH 下带正电。它们被两种不同的 LanB 和 LanC 酶修饰，并被 LanP 蛋白酶加工。相反，B 型羊毛硫细菌素呈球形结构，在中性 pH 值时不带电荷或带负电荷。它们由单一修饰的 LanM 酶修饰，并由具有 N 末端相关蛋白酶活性的 LanT ABC 转运蛋白转运（Appleyard et al.，2009）。

一、生物工程乳酸链球菌素

研究表明，纯化的乳酸链球菌素与其他抗生素的联合应用可有效对抗革兰氏阴性菌，某些生物工程乳链菌肽突变体能够增强对革兰氏阳性和革兰氏阴性菌的抑制作用（Naghmouchi et al.，2010；Field et al.，2012）。随着生物技术的进步，研究人员已经对新型乳酸链球菌素突变体进行了生物工程研究，这些突变体对人类疾病的治疗很有潜力。利用遗传工具来修改细菌素的活性是一个重要途径，现已开发了生物工程乳酸链球菌素，增强该细菌素在不同生理条件下的功效和稳定性，并增强其在多种生物学应用中的药代动力学特性（Field et al.，2015）。Nisin A 首先在乳球菌中被发现，是研究最广泛的 Nisin 突变体。与 Nisin A 最接近的突变体是 Nisin Z，也是从乳球菌中分离的，并且经基因修饰可得到 Nisin Z N20K 和 M21K。此外，Nisin F、Nisin Q、Nisin U、Nisin H、Nisin P 皆是从乳球菌中分离得到（Shin et al.，2015）。这些经过遗传修饰的乳酸链球菌对革兰阴性菌如志贺氏菌、假单胞菌和沙门氏菌等有明显的抑菌活性。Nisin Z N20K 和 M21K 在 Nisin Z 的肽主链结构的柔性铰链区中包含取代基（表 5-1），这些突变体在较高温度下具有更高的热稳定性，在中性或碱性 pH 下则有更大的溶解度。乳酸链球菌素的铰链区域由天冬酰胺-甲硫氨酸-赖氨酸三个氨基酸组成，位于乳酸链球菌素的前三个和最后两个羊毛硫氨酸收缩的环之间。新的生物工程突变体对乳链菌肽 A 的铰链区残基进行了定点诱变，目前已成功鉴定并获得了对多种革兰氏阳性耐药菌、临床和食源性病原菌具有增强的抑制活性和特异性的突变体。

表 5-1　乳酸链球菌素的天然和生物工程变体

变体类型	变体	未修饰氨基酸序列	来源
天然变体	Nisin A	ITS ISLCTPGCKTGALMGCNMKTATCHCSIHVSK	*Lactococcus lactis* strains (Gross and Morell, 1971)
	Nisin Z	ITSISLCTPG CKTGALMGCNMKTATCNCSIHVSK	*Lc.lactis* NIZO 22186 (Mulders et al., 1991)
	Nisin F	ITSISLCTPGCKTGALMGCNMKTATCNCSVHVSK	*Lc.lactissubsp.lactis* F10 (DeKwaadsteniet et al., 2008)
	Nisin Q	ITSIS LCTPGCKTGVLMGCNLKTATCNCSVHVSK	*Lc.lactis* 61-14 (Zendo et al., 2003)
	Nisin H	FTSISMCT PGCKTGALMTCNYKTATCHCSIKVSK	*Streptococcus hyointestinalis* (O'Connor et al., 2015)
	Nisin U	ITS KSLC TPGCKTGILMTCPLKTATCGCHFG	*Streptococcus uberis* (Wirawan et al., 2006)
	Nisin U2	VTS KSLC TPGCKTGILMTCPLKTATCGCHFG	*Strep.uberis* (Wirawan et al., 2006)
	Nisin P	VTS KSLC TPGCKTGILMTCAIKTATCGCHFG	*Streptococcus galloyticus subsp.pasteurianus* (Zhang et al., 2012)
生物工程变体	NisinAS29A	ITSISLCTPGCKTGALMGCNMKTATCHCAIHVSK	*Lc.lactis* NZ 9800 (Field et al., 2012)
	NisinAS29D	ITSISLCTPGCKTGALMGCNMKTATCHCDIHVSK	*Lc.lactis* NZ 9800 (Field et al., 2012)
	NisinAS29E	ITSISLCTPG CKTGALMGCNMKTATCHCEIHVSK	*Lc.lactis* NZ 9800 (Field et al., 2012)
	NisinAS29G	ITSISLCTPGCKTGALMGCNMKTATCHCGIHVSK	*Lc.lactis* NZ 9800 (Field et al., 2008)
	NisinAK22T	ITSISLCTPG CKTGALMGCNMTTATCHCSIHVSK	*Lc.lactis* NZ 9800 (Field et al., 2008)
	NisinAN20P	ITSISLCTPG CKTGALMGCPMKTATCHCSIHVSK	*Lc.lactis* NZ 9800 (Field et al., 2008)
	NisinAM21V	ITSISLCTPG CKTGALMGCNVKTATCHCSIHVSK	*Lc.lactis* NZ 9800 (Field et al., 2008)
	NisinAK22S	ITSISLCTPG CKTGALMGCNMSTATCHCSIHVSK	*Lc.lactis* NZ 9800 (Field et al., 2008)
	NisinZN20K	ITSISLCTPG CKTGALMGCKMKTATCNCSIHVSK	*Lc.lactis* NZ 9800 (Yuan et al., 2004)
	NisinZM21K	ITSISLCTPG CKTGALMGCNKKTATCNCSIHVSK	*Lc.lactis* NZ 9800 (Yuan et al., 2004)

注：蓝色字母中的氨基酸表示柔性铰链区域；黄色突出显示表示氨基酸替代物（与 Nisin A 相比）。此表不包含迄今为止报告的所有变体。

二、氨基酸残基诱变

乳酸链球菌素不含色氨酸残基，可通过两种抑制机制有效抑制革兰氏阳性菌。乳酸链球菌素的前两个环可以结合脂质Ⅱ，这对于细胞壁合成至关重要。乳酸链球菌素的诱变已广泛进行，并且一些残基已突变为色氨酸（Zhoul et al.，2016）。在体内将非典型氨基酸（ncAAs）掺入蛋白质的方法有两种（Hoesl，Budisa，2011）。一种被称为"遗传密码扩展"，这表明非典型氨基酸被抑制性 tRNA 插入到存在终止密码子的位置。另一种是"遗传密码工程"，这表明在营养缺陷型菌株的翻译过程中，典型氨基酸被其非典型类似物（即 ncAA）取代。一些含有 ncAA 的乳酸菌素 481 突变体已经通过体外诱变产生，即含有 ncAA 的化学合成底物肽在体外被 LctM 酶修饰。含有 Trp19NaL（NAL＝萘基丙氨酸）和 Phe23hPhe（hPhe＝高苯丙氨酸）的两个突变体也表现出增强的活性（Levengood et al.，2009）。乳酸链球菌素的表达和运输需要 *nisA*、*nisB*、*nisT*、*nisC* 基因表达，在乳酸链球菌素的生产系统中，*nisA* 和 *nisB*、*nisT*、*nicC* 基因均受 Pnis 启动子控制。*nisA*、*nisB*、*nisT*、*nisC* 基因与乳酸链球菌素的表达可分开以此控制修饰酶的表达，从而限制色氨酸类似物掺入。构建一个将色氨酸类似物整合到乳链菌肽中的系统，其中包括修饰体系（*nisB*、*nisT*、*nisC*）和色氨酸 tRNA 合成酶（TrpRS）的过表达。色氨酸和三种不同的色氨酸类似物 [5-氟色氨酸（5FW）、5-羟基色氨酸（5HW）和 5-甲基色氨酸（5MeW）] 成功地整合在乳酸链球菌素的四个不同位置（I1W，I4W，M17W 和 V32W）（Zhou et al.，2016）。在新系统中，PczcD 启动子控制乳酸链球菌素及其衍生物的表达。在 Petrović 等人构建的系统中（Petrović et al.，2013），为了将色氨酸类似物更有效地整合到乳酸链球菌素中，lacTrpRS 需要过表达。为了避免在一株菌株中需要三个质粒，将 *trpRS* 基因克隆到质粒 pCZ-*nisA* 中，使 *nisA* 基因也受 PczcD 启动子控制。乳酸链球菌素被设计为在四个不同位置（I1W、I4W、M17W 和 V32W）编码色氨酸残基，这些突变体被用于评估色氨酸类似物在不同位置的掺入效率。丙氨酸、色氨酸和三种不同的色氨酸类似物（5FW、5HW 或 5MeW）掺入到乳酸链球菌素。此外，存在多种色氨酸类似物，表现不同的性质和功能。如果将它们掺入乳酸链球菌素中，乳酸链球菌素的活性和其他特性会得到改善。在未来的研究中，应将更多的残基位置作为目标，并研究产生的乳酸链球菌素的抗菌活性。

第二节
羊毛硫细菌素类似物的诱变

一、羊毛硫细菌素 mutacin 1140

羊毛硫细菌素 mutacin 1140 属于 A 型（Ⅰ）羊毛硫细菌素表皮家族，其对革兰氏阳性细菌具有广泛的抗菌活性。羊毛硫细菌素 mutacin 1140 与脂质Ⅱ结合会导致细胞壁合成受到抑制。先前对羊毛硫细菌素 1140 的诱变工作仅限于形成羊毛硫氨酸的残基，C 端脱羧的残基以及残基 Phe1、Trp4、Dha5 和 Arg13 的单个氨基酸取代。完成这些诱变工作的目的是提高其生物活性和稳定性（Field et al.，2008）。为了用各种脂质取代 C 末端避免胰蛋白酶消化，同时又保持抑菌活性，研究已通过化学修饰提高了乳酸链球菌素的稳定性（Koopmans et al.，2015）。Chen 等人的研究表明，对羊毛硫细菌素 mutacin 1140 来说，羊毛硫氨酸环对于生物活性具有重要意义。此外，氨基酸 Phe1、Trp4、Dha5 和 Arg13 可以单独修改，而 Trp4 和 Arg13 的组合突变体是无效的。5 个突变体对藤黄微球菌抗菌活性增强，而其中 2 个类似物对某些病原菌的活性增强（Geng et al.，2018）。对羊毛硫细菌素 mutacin 1140 的 N 端和铰链区进行单点突变和氨基酸取代，发现残基 Lys2、Dha5、Arg13、Dhb14 和 Gly15 是可以单独修饰的，但是 Dha5 和 Dhb14 位置的取代会导致自诱导活性或产生羊毛硫细菌素的活性丧失。单点突变也会导致缺少一个或多个翻译后修饰的产品的运输。在 Lys2 或 Arg13 位置的丙氨酸替换导致产物分离度增加 2 倍以上。在某些情况下，氨基酸替换的组合产生了一种核心肽，其脱水或蛋白质水解敏感性较低，但具有类似或增强抑制活性的残基。这些类似物是未来研究的重点，旨在将抗生素开发成新的治疗革兰氏阳性感染的药物。羊毛硫细菌素的诱变研究主要集中在目标结构区域产生单点突变，或在单个羊毛硫氨酸环或结构元件内产生多个氨基酸取代。羊毛硫细菌素 ISK-1 的研究表明，构建 Asp13Glu，Val22Ile 和 His15Ser，Val22Ile 突变，并没有可检测到的产物形成水平（Islam et al.，2009）。而在 Geng 等人的研究中，成功地产生了脂质Ⅱ结合区和铰链区的突变，产生具有取代的羊毛硫细菌素

mutacin 1140 的生物活性类似物，并对两个不同结构区域对抑制和自诱导活性的重要性有了进一步的了解。迄今为止羊毛硫细菌素 mutacin 1140 的 F1、I、W4A、R13D 和 C 端修饰的类似物已被纯化获得，并具有生物活性（Chen et al.，2013）。另外，S5G、S5T 和 S5E 类似物中，第 5 个残基似乎是活性的关键核心肽位置，而 S5E 类似物活性的丧失是由于在 TLC 测定下发现其无法和脂质 II 结合，这与环 A 和环 B 形成此类羊毛硫细菌素的脂质 II 结合域的情况相符。羊毛硫细菌素 mutacin 1140 的翻译后修饰（PTM）的效率在其底物上受到极大限制。在第 2 位、5 位、13 位和 14 位单点突变后，观察到 PTM 各个中间阶段的类似物是次要产物。Dha5 和 Dhb14 位置的丙氨酸取代降低了羊毛硫细菌素 mutacin 1140 的生产，而通过在这些位置上的 Gly 残基取代可以恢复生产，并且可提高类似物的活性、生产率和蛋白质水解稳定性。

二、灰霉素

灰霉素（albomycin，ABM），是由灰链霉菌 ATCC 700974 产生的一种含硫代谢物，属于氨基糖苷碱性化合物，它与结核杆菌菌体核糖核酸蛋白体结合，干扰结核杆菌蛋白质合成，从而杀灭或者抑制结核杆菌生长，从发现以来，就被临床用于治疗细菌感染和其他疾病。研究人员在其他放线菌的基因组中发现与 ABM 和类 ABM 样分子的生物合成有关的基因。其中，链霉菌硫氨基酸（SAA）作为 ABM 生物合成的前体，通过诱变，有助于提高产量和稳定产量。对基因组测序的灰链霉菌中的基因簇（ABM）进行了表征，ABM 的硫原子来源于半胱氨酸（Cys）或高半胱氨酸（Hcy）。基因产物 AbmD 也可能是一级和二级硫代谢途径之间的重要连接。构建灰链球菌 SAA 代谢网络，将遗传构建体直接插入染色体中，可以提高 Hcy 浓度。在灰糖链球菌基因组中发现了噬菌体 ΦC31attB 位点和组成型启动子，如 PhrdB，可用于外源 DNA 的染色体掺入。最初构建了一个染色体整合突变体 SCAK1，该突变体在 PhrdB 启动子控制下直接转录巯基化基因 met YXSO，SCAK1 的细胞内 Hcy 浓度增加到几乎与 Cys 相等的水平，SCAK1 的 ABM 产量也增加了。另外，构建的 ABMD - 集成突变体 SCAK2，产生的 ABM 产量几乎是野生型菌株的两倍（Kukarni et al.，2015）。

三、泰克霉素

泰克霉素（teixobatin）1，是一种与细菌脂质Ⅱ和脂质Ⅲ结合的二肽，对多种致病细菌 [例如耐甲氧西林金黄色葡萄球菌（MRSA）和结核分枝杆菌] 具有显著的抗菌活性。用脂肪族等聚体取代 Ile 11 残基，修饰残基上的胍基基团并将刚性化残基（即脱氢氨基酸）引入大环，进行抗菌药敏性评估，获得并鉴定新的先导化合物 [Arg（Me）10，Nle11] 泰克酶素，证明其也具有抗菌活性。用精氨酸替代泰克霉素 1 中的 L-allo-enduraci-dine10，同样保持活性，这样，线性十肽可作为一种中间体，与不同保护氨基酸构建基块的树脂酯化反应，能获得泰克霉素类似物——（Arg10）泰克霉素。以 Nle、Nva、Abu 和 Ala 为酰化氨基酸（类似物）的 D-Thr 残基实现了 70% 以上的 O-酰化，在 Fmoc 脱保护后，支链肽从树脂上被切割，Arg10 和 Ile11 残基之间的溶液相分子内环化。所有其他类似物的制备方法类似，将 Ile11 替换为各种脂肪族残基，包括使用合成的 Fmoc—Tfn—OH 和 Fmoc—Hag—OH、使用几种精氨酸衍生物和 Tfn 的-Arg10、使用 Abu 和 Z-脱氢丁氨酸的 Ala9、以及使用 D-Trp 的 N-Me-D-Phe1，得到的类似物的抗菌活性均得到提升。与（Arg10，Nle11）泰克霉素类似物相比，[Arg（Me）10，Nle11] 泰克菌素对几种金黄色葡萄球菌菌株的抗菌活性一般能增加 2 倍以上，其中对金黄色葡萄球菌 Mu50 的抗菌活性增加 4 倍。泰克霉素对痤疮杆菌的药效是金黄色葡萄球菌的 3 倍，而类似物 [Arg（Me）10，Nle11] 泰克霉素的 MIC 与万古霉素相当。这些结果表明，泰克霉素类似物对一些新出现的致病菌抗菌活性明显，有很好的应用前景（Ng et al.，2018）。

第三节
基因工程生产羊毛硫细菌素

人的肠道内藏有大量细菌，这些细菌是新型细菌素的丰富潜在来源，已有研究表明细菌素在肠道内产生广泛。有研究表明，利用人类肠道细菌基因组挖掘技术，从布鲁氏杆菌 A2-162 中发现了与Ⅰa 类羊毛硫细菌素（特别是 Nisin U）具有相当的氨基酸序列同源性的新羊毛硫细菌素序列，命名为 Nisin O。该序列被扩展以揭示一个具有生物合成和运输基因的假定的羊毛硫细菌素操纵子、两组调控基因、免疫基因，三个具有不寻常前导肽的 Nisin 样 *lanA* 基因的相同拷贝和第四个假定的 *lanA* 基因。与其他羊毛硫细菌素簇的比较表明，最接近的是 Nisin U。NsoA 结构序列与 Nisin A 先导蛋白的融合表达于含有 Nisin A 操纵子而不含 nisA 的乳球菌中，将 nso 簇插入乳酸链球菌 MG1614 可增强 Nisin A 的免疫力，显示出抗菌活性和与 Nisin A 交叉免疫的证据。

Ruminococcin A（RumA）作为一种肽类抗生素，由严格的厌氧细菌 *Ruminococcus gnavus* E1 天然产生，具有翻译后修饰，包括由专用于产生羊毛硫氨酸的酶 RumM 合成的称为羊毛硫氨酸的非典型氨基酸形成的硫醚交联。RumA 是人类肠道正常菌群的一部分（Ongey et al.，2019）。许多研究表明，该细菌素能够有效杀死致病性梭状芽孢杆菌的活性，使其成为人和牲畜疾病治疗的潜在候选者，也可以作为防腐剂用于今后的生产（Dabard et al.，2001；Gomez et al.，2002）。由于培养 *R. gnavus* E1 具有挑战性，故 RumA 的高质量生产和进一步的生物技术开发和治疗应用被限制。为了提供替代的生产系统，研究人员从 *R. gnavus* E1 中染色体上扩增了编码 RumA 修饰酶（RumM）的基因和未修饰的前导肽（preRumA）的基因，并在大肠杆菌中共表达。结果表明，RumA 羊毛硫氨酸合成酶 RumM 催化苏氨酸和丝氨酸残基的脱水，随后将硫醚桥安装到 preRumA（preRumA＊）突变体的核心结构中。RumM 的脱水酶结构域催化 Thr7、Thr16 和 Thr22 脱水为三个 Dhb，Ser9 脱水为 Dha。随后，环化酶结构域参与涉及 Dhb7 和 Dhb22 以及活化的 Cys12 和 Cys24 硫醇基团的马歇尔加成环化反应，以产生两个 MeLan 环，而 Dha9 和 Cys23 产生 Lan 环。当该肽与绿色荧光蛋白（GFP）一起表达为融合蛋白时，就实现了这些修饰，表明与前导肽 N 端的较大附着不会在体内阻塞 RumM 在修饰核心肽中的合成能力。前导肽用作修饰酶识别并相互作用的对接序列，从而使其具有催化作用。如图 5-1（a）所示，RumA 的生物合成基因簇，其中三个基因 *rumA1*、*rumA2*、*rumA3* 编码同一产物 preRumA。其他必需基因包括 *rumM*，其编码催化核心肽中 PTM 的双功能羊毛硫氨酸合成酶（RumM）[图 5-1（b）]；*rumT* 编码负责切断前导肽 [图 5-1（b）] 并因此激活修饰的 preRumA 的双功能 AMS 蛋白。前导肽用作对接基序，并与修饰酶结合，催化修饰核心肽，并且该肽在生产菌中保持非活性（Ongey et al，2018）。这样一来，每升大肠杆菌可获得约 6 mg 修饰的 preRumA 培养，相当于

1～2 mg 的最终活性产物，与从天然生产者获得的产量相比，产量可提高约 10^4。

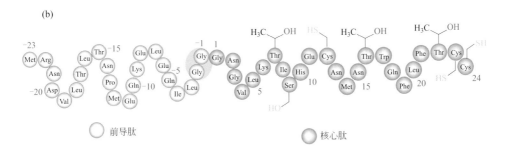

图 5-1　RuminococcinA 生物合成基因簇和前导肽 preRumA 的一级结构

（a）基因簇编码 *rumF*、*rumE*、*rumG*、*rumH*、*rumR2*、*rumR*、*rumK*，编码调节蛋白，*rumT*、*rumX*，编码参与运输和加工的蛋白质，*rumA1*、*rumA2*、*rumA3* 编码 preRumA 和 *rumM*，编码双功能羊毛硫氨酸合成酶（*rumM*）；（b）指出了 *rumM* 的各种催化结构域，包括环化酶结构域的活性位点辅因子。preRumA 的肽序列包含一个前导肽（−23～−1 位）、核心肽（1～24 位）和 Gly-Gly 基序（−2/−1 位），在此处发生蛋白质水解切割。显示参与硫醚交联形成的苏氨酸、丝氨酸和半胱氨酸侧链

同样，另一项研究表明，*R. gnavus* 产生的 RumC 也是一种核糖体合成和翻译后修饰的肽（RiPP），具有对抗人类病原体产气荚膜梭菌的活性。RumC 是一种囊状肽，含有四个 Cα-硫醚桥结构，迄今为止所描述的所有囊状肽都被折叠成一个带有硫醚桥的发卡结构域，硫醚桥由来自 N 末端结构域的半胱氨酸残基与来自 C 末端结构域的残基连接而成。在 RumC 中，硫醚桥的安装遵循一个精确定义的顺序，暗示了一种过程性的作用模式。虽然越来越多的自由基 SAM 酶被证明参与了 S-Cα（Flühe et al.，2012）、S-Cβ 和 S-Cγ 链硫醚含肽的生物合成（Hudson et al.，2019），但这些桥的形成是否是随机的，目前还不清楚。最后，通过胰蛋白酶处理，去除前导肽（即残基 1～20），是获得具有抗菌活性的功能性 RumC 所必需的。这种方法类似于在早期研究中所建议的激活过程的处理方法，可使其在瘤胃

的消化道中发挥生理活性（Ting et al.，2019）。

第四节
基因工程修饰酶介导修饰细菌素

随着基因组挖掘技术的不断进步和创新，新的生物合成机制被发现，天然产物的结构多样性继续扩大。根据目前的基因组序列，羊毛硫细菌素类是 RiPPs 中最大的一个家族，是由 Lan 和 MeLan 的交叉连接决定的。它们以其抗菌活性而闻名，此外，还有抗真菌、抗病毒、抗伤害、抗超敏和形态发生活性。羊毛硫细菌素最初作为前导肽（LanAs）产生，由肠内前导肽和 C 末端核心肽组成。前导肽通常是酶识别所必需的，并最终在成熟过程中被去除，而翻译后修饰则发生在核心肽中（Repka et al.，2017）。在 Gherghisan-Filip 等人的研究中，也发现在胰蛋白酶 30 存在下，胰蛋白酶会在预期的切割位点区域切割 preNosA1-3 以切除前导肽，产生一定量的活性 NsoA1-3 肽，其具有强抗菌活性，并且在异源体系中还表达了其他几种具有抗菌活性的 Lan 生物肽，观察到不同修饰的肽具有不同的抗菌活性。Lan 和 MeLan 交联的形成是由特异的 Ser 和 Thr 残基脱水而开始的，分别产生脱氢丙氨酸（Dha）和脱氢丁氨酸（Dhb）。羊毛硫细菌素的核心生物合成酶包括 LanB 脱水酶和 LanC 环化酶。LanB 脱水酶催化谷氨酰氨基与 Ser 或 Thr 的羟基之间的酯交换反应，LanC 环化酶功能的初步表征是通过 Pep5 生物合成的遗传研究进行的，其中从表皮葡萄球菌生产菌株的生物合成质粒中删除 PepC 的 C 末端的 231 个残基，减少了 Lan 硫环的形成。从该菌株中分离出的中间体表明前导肽中的 Ser/Thr 残基已被修饰，但是在大多数情况下，Cys 残基是完整的。而蛋白质（TglB）在 50-氨基酸肽（TglA）的开放阅读框附近编码，His$_6$-TglA 和-TglB 在大肠杆菌中的共表达以及随后肽的纯化可增加分子质量 10^3 Da。通过肽的高分辨率串联质谱（MS/MS）分析表明，加合物连接到 C 末端丙氨酸，而不是肽中预期的 Ser 的酯键。随后将 TglA 和 TglB 分别表达为 6 个聚集蛋白并纯化，与 Cys、ATP、tR-NA^{Cys} 和 Cys-tRNA 合成酶（CysRS）体外孵育产生 TglA-Cys（图 5-2），产物 TglA-Cys 与从大肠杆菌共表达中分离出的产物（TglA-Cys）相同，说明 TglB 是以 tRNA 依赖的方式向 TglA 的 C 末端添加 Cys，构成了一个先前未知的翻译后修饰。另外，对不产生表皮蛋白的表皮葡萄球菌 Tü3298 突变株的研究表明，完整的生物合成途径是 epiC 基因突变，与野生型 epiC 的质粒互补恢复了多肽的生产。这些都说明，硫醚键的形成不是自发的，并且 LanC 环化酶可使脱氢氨基酸具有 Cys 的特异性，以实现适当的环拓扑（Repka et al.，2017）。使用从乳酸乳球菌纯化的脱水 NisA 最终实现了 NisC 活性的体外重建该菌株编码前导肽、脱水酶和转运蛋白，但缺少环化酶基因。通过对用硫醇选择性改性剂处理的脱水 NisA 进行质谱分析来监测硫醚的形成。结果，脱水的肽被修饰五次，表明存在五个游离硫醇，而用 NisC 处理的肽未显示任何质量变化，从 NisC 处理的前体中通过蛋白质水解去除前导肽可产生对乳链菌肽指示剂菌株具有生物活性的产物。

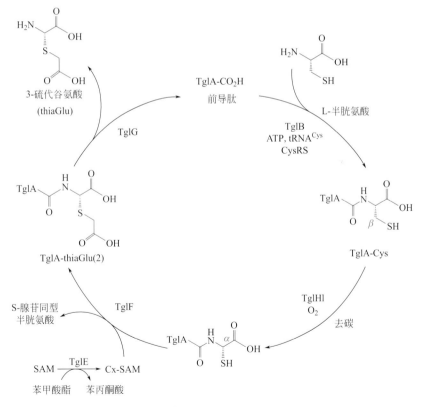

图 5-2 3-硫谷氨酸的生物合成途径

乳酸链球菌素生物合成的早期研究表明，存在一种由生物合成酶和转运蛋白 NisT 组成的多组分酶复合物。同时，免疫共沉淀实验也表明，NisB 脱水酶和 NisC 环化酶一起定位在细胞质膜上，而酵母双杂交研究证明了 NisB 和 NisC 之间以及 NisC 和 NisT 之间的相互作用。对枯草杆菌蛋白酶生物合成酶的类似分析表明，SpaB 脱水酶，SpaC 环化酶和 SpaT 转运蛋白可能形成与膜相关的多蛋白复合物。但是，脱水和环化活性不是相互依存的，因为在没有其他所有修饰酶的情况下，NisB 可以使底物脱水和 NisC 可以在没有其他蛋白质或细胞成分的情况下催化环化反应，且前导肽蛋白酶 NisP 和转运蛋白 NisT 可以独立发挥作用。各个细菌素的生物合成途径之间存在显著差异，其中一些具有紧密耦合的脱水和环化过程（例如羊毛硫细菌素 NAI-107），一些则不需要这种紧密耦合来产生正确的最终产物（例如乳酸链球菌素）。

除了定义羊毛硫多肽（lanthipeptides）的特征性硫醚环外，几种 I 类分子还包含由酶产生的其他修饰，这些修饰通常不在生物合成簇中发现。这些修饰的生化研究尚未引起人们的广泛关注，而是继续提供新型酶学的实例。大多数定制反应不需要前导肽的存在或在前导肽去除后进行。如 I 类 Lan 肽的一个子集，包括 epilancin 15X、表观肽 280 和 epilancin K7，其特征在于在加工产品的 N 末端存在一个内酰氨基（Lac）。还有一些 Lan 肽，包括表皮素、没食子酸、NAI-107 和羊毛硫细菌素 mutacin 1140，在 C 末端含有氨基酸 S-[(Z)-2-氨基乙烯基]-D-半胱氨酸（Avi-Cys）。这种修饰首先是通过对表皮葡萄球菌 Tü3298 的表皮蛋白的结构阐明和随后从相应的生物合成簇中异源表达的 EpiD 基因产生一种黄色黄素蛋白来鉴定的，这种黄色黄素蛋白被认为在 AviCys 的形成中起作用。前导肽 EpiA 或与表皮素核心相对应的合成肽表明，CO_2 和两个 H 原子的损失相当于损失了 46 Da 的底物。这些研究证实，EpiD 对 C 末端 Cys 进行氧化脱羧，生成（Z）-烯硫醇产物（Repka et al.，2017）。

近年来，细菌素的研究显示了其在食品生物保藏和生物医学应用等广泛领域的潜在用途。在不同种类的羊毛硫细菌素中，Nisin 是最著名和研究最多的细菌素。Nisin A 中的丝氨酸 29 残基被替代氨基酸所取代，而 Nisin A S29P 衍生物对多种细菌靶点的活性是与 Nisin A 相同的，对 Nisin 抗性的菌株的活性增加了 20 倍。这证明，对 Nisin 进行基因工程策略可以增强细菌素对抗耐药病原体。生物、基因工程策略可以成功地用于克服与细菌素抗菌剂相关的许多挑战，包括抗菌活性、热稳定性、溶解性、扩散以及蛋白酶敏感性，进一步增强其抗菌性和理化特性。

参考文献

Appleyard A N，Choi S，Read D M，et al.，2009. Dissecting structural and functional diversity of the lantibiotic mersacidin. Chemistry and Biology. 16（5）：490-498.

Chen S，Wilson-Stanford S，Cromwell W，et al.，2013. Site-directed mutations in the lanthipeptide mutacin 1140. Applied and Environmental Microbiology. 79（13）：4015-4023.

Dabard J，Bridonneau C，Phillipe C，et al.，2001. Ruminococcin A，a new lantibiotic produced by a *Ruminococcus gnavus* strain isolated from human feces. Applied and Environmental Microbiology. 67（9）：4111-4118.

Field D，Begley M，O'Connor P M，et al.，2012. Bioengineered nisin A derivatives with enhanced activity against both Gram positive and Gram negative pathogens. PLoS One. 7（10）：e46884.

Field D，Connor P M，Cotter P D，et al.，2008. The generation of nisin variants with enhanced activity against specific gram-positive pathogens. Molecular Microbiology. 69（1）：218-230.

Field D，Cotter P D，Ross R P，et al.，2015. Bioengineering of the model lantibiotic nisin. Bioengineered. 6（4）：187-192.

Flühe L，Knappe T A，Gattner M J，et al.，2012. The radical SAM enzyme AlbA catalyzes thioether bond formation in subtilosin A. Nature Chemical Biology. 8（4）：350-357.

Gao Y，Wu D，Xi X，et al.，2016. Identification and characterisation of the antimicrobial peptide，phylloseptin-PT，from the skin secretion of *Phyllomedusa tarsius*，and comparison of activity with designed，cationicity-enhanced analogues and diastereomers. Molecules. 21（12）:1667.

Geng M，Smith L，2018. Modifying the lantibiotic mutacin 1140 for increased yield，activity，and stability. Applied and Environmental Microbiology. 84（15）：e00830-18.

Gomez A，Ladiré M，Marcille F，et al.，2002. Trypsin mediates growth phase-dependent transcriptional tegulation of genes involved in biosynthesis of ruminococcin A，a lantibiotic produced by a *Ruminococcus gnavus* strain from a human intestinal microbiota. Journal of Applied Bacteriology. 184（1）：18-28.

Hoesl M G，Budisa N，2011. In vivo incorporation of multiple non-canonical amino acids into proteins. Angewandte Chemie International edtion in English. 50：2896-2902.

Hudson G A，Burkhart B J，DiCaprio A J，et al.，2019. Bioinformatic mapping of radical S-adenosylmethionine-dependent ribosomally synthesized and post-translationally modified peptides identifies new Cα, Cβ, and Cγ-linked thioether-containing peptides. Journal of the American Chemical Society. 141 (20): 8228-8238.

Islam M R, Shioya K, Nagao J, et al. , 2009. Evaluation of essential and variable residues of nukacin ISK-1 by NNK scanning. Molecular Microbiology. 72 (6): 1438-1447.

Kulkarni A, Zeng Y, Zhou W, et al. , 2015. A branch point of streptomyces sulfur amino acid metabolism controls the production of albomycin. Applied and Environmental Microbiology. 82 (2): 467-477.

Koopmans T, Wood T M,'t Hart P, et al. , 2015. Semisynthetic lipopeptides derived from Nisin display antibacterial activity and lipid II binding on Par with that of the parent compound. Journal of the American Chemical Society. 137 (29): 9382-9389.

Levengood M R, Knerr P J, Oman T J, et al. , 2009. In vitro mutasynthesis of lantibiotic analogues containing nonproteino genic amino acids. Journal of the American Chemical Society. 131 (34): 12024-12025.

Naghmouchi K, Drider D, Baah J, et al. , 2010. Nisin A and polymyxin B as synergistic inhibitors of gram-positive and gram-negative bacteria. Probiotics Antimicrob Proteins. 2 (2): 98-103.

Ng V, Kuehne S A, Chan W C, 2018. Rational design and synthesis of modified teixobactin analogues: In vitro antibacterial activity against Staphylococcus aureus, propioni bacterium acnes and Pseudomonas aeruginosa. Chemistry. 24 (36): 9136-9147.

Ongey E L, Santolin L, Waldburger S, et al. , 2019. Bioprocess development for lantibiotic ruminococcin-A production in Escherichia coli and kinetic insights into LanM enzymes catalysis. Front Microbiol. 10: 2133.

Ongey E L, Giessmann R T, Fons M, et al. , 2018. Heterologous Biosynthesis, Modifications and Structural Characterization of Ruminococcin-A, a Lanthipeptide From the Gut Bacterium Ruminococcus gnavus E1, in Escherichia coli. Front Microbiol. 9: 1688.

Petrović D M, Leenhouts K, Van Roosmalen M L, et al. , 2013. An expression system for the efficient incorporation of an expanded set of tryptophan analogues. Amino Acids. 44 (5): 1329-1336.

Repka L M, Chekan J R, Nair S K, et al. , 2017. Mechanistic understanding of lanthipeptide biosynthetic enzymes. Chemical Reviews. 117 (8): 5457-5520 .

Shin J M, Gwak J W, Kamarajan P, et al. , 2016. Biomedical applications of nisin. Journal of Applied Microbiology. 120 (6): 1449-1465.

Ting C P, Funk M A, Halaby L, et al. , 2019. Use of a scaffold peptide in the biosynthesis of amino acid-derived natural products. Science. 365（6450）：280-284.

　　Teichert R W，Olivera B M，2010. Natural products and ion channel pharmacology. Future Medicinal Chemistry. 2，731-744.

　　Zhou L，Shao J，Li Q，et al.，2016. Incorporation of tryptophan analogues into the lantibiotic nisin. Amino Acids. 48（5）：1309-1318.

　　Zeitlin P L，Boyle M P，Guggino W B，et al.，2004. A phase I trial of intranasal Moli1901 for cystic fibrosis. Chest. 125（1）：143-149.

第六章

细菌素作为抗菌剂的潜在应用

自从青霉素发现并大规模生产以来，抗生素已彻底改善了人类健康（Bennett and Chung，2001）。在广泛使用抗生素后不久，便观察到了细菌的耐药性，目前，细菌耐药持续急剧上升，导致许多感染疾病变得无法治愈。因此，亟需研究开发或重新设计针对这些多耐药性细菌的抗菌剂。自然界微生物栖息在从海洋深处到地球上大多数表面和空间的广泛生境中。不少微生物能够产生细菌素来保护自己或对抗竞争（Uzelac et al.，2013）。微生物产生的抗菌剂将有希望应对当前存在的多耐药性细菌，当然，人们对细菌素的了解只是冰山一角。

本章我们将介绍一些重要的来源于革兰氏阳性菌的细菌素的生物特点、抗菌作用，如羊毛硫类细菌素、金黄色葡萄球菌素等；来源于革兰氏阴性菌的细菌素，如大肠杆菌素、微生物素、脓菌素；嗜酸乳杆菌 CH1 细菌素，表皮葡萄球菌Ⅰ类耐热细菌素。以及它们作为抗菌剂的特点和潜在应用。

第一节
细菌素的潜在抗菌应用

第一种细菌素最初是由 Gratia 于 1925 年鉴定为由大肠杆菌（*Escherichia coli*）生产的抗菌蛋白（Gratia，1925），并根据其被鉴定的生产种类而命名为大肠杆菌素。我们知道细菌素存在于细菌和古生菌的主要谱系中。某些特征使它们成为一个家族。它们都是核糖体合成的蛋白质类化合物，一般来说，对产细菌素细菌密切相关的细菌具有活性。细菌素基因可以由染色体或者质粒编码，产生的细菌素有多种杀死机制，不同种类的细菌素对革兰氏阳性菌和革兰氏阴性菌有不同的作用机制。通常主要是由于细胞壁的完整性受到破坏或蛋白质或核酸合成受到抑制来实现抗菌作用（Ahmad et al.，2017）。

细菌素作为抗菌剂的一个显著特征是它们非常有效，在纳摩尔浓度下具有活性，甚至超过人类和其他动物产生的抗菌肽（如防御素）活性的 1000 倍。产生这种效率的一个主要原因是，细菌素能明显识别靶细胞上的特异性受体，具有靶向特异性（Uzelac et al.，2013）。

细菌素生产、运输和免疫基因座位于一个操纵子簇，这些操纵子簇位于基因组、质粒或其他可移动的基因元件中。一般来说，这些操纵子是可诱导的。在细菌素生化、结构特征、生物合成及作用机制等研究基础上，也可以通过化学合成引入新的结构来提升细菌素的活性、稳定性等物理化学性质。细菌素作为新型的抗菌剂将在食品、医药等方面发挥重要价值。

一、革兰氏阳性菌的细菌素

革兰氏阳性细菌产生的细菌素类似于真核生物产生的许多抗菌肽，例如防御素，它们通常是阳离子、两亲性、膜通透性肽，大小为 2～6 kDa（谢建华 等，2009）。通常根据其分子量大小、结构和修饰的不同将来自革兰氏阳性细菌的细菌素分类，最初被分为四类。其中，第四类细菌素由具有碳水化合物或脂质部分的大复合物组成，已被中止，并被命名为由溶菌素 S 和乳球菌素 27 组成的溶菌素。现在把非细菌素裂解蛋白，称为细菌溶素（之前称为Ⅲ类细菌素），是大型且热不稳定的蛋白质，具有与其他革兰氏阳性细菌素不同的作用机理（Lohans and Vederas，2012）。新的分类把细菌素主要分为二类（Kumariya et al.，2019）。Ⅰ类细菌素是羊毛硫细菌素，它们是经过高度翻译后修饰的含有羊毛硫氨酸和甲基羊毛硫氨酸残基的肽，Ⅱ类由不含修饰残基的小肽组成。Ⅱ类细菌素被分为几个亚类，Ⅱa类（类片球菌素细菌素）、Ⅱb类（两肽细菌素）和Ⅱc类（环状细菌素）。羊毛硫细菌素具有广泛用作食品防腐剂的潜力，并被证明具有广泛的医学应用潜力（Draper，2015），因此，下面将介绍几种羊毛硫细菌素的特征及抗菌作用特点。

Ⅰ类细菌素通常由 19～50 个氨基酸组成，其结构中含有大量不常见的氨基酸及特征结构，例如羊毛硫氨酸和 3-甲基-羊毛硫氨酸与半胱氨酸形成的硫醚桥、脱氢丙氨酸和脱氢氨丁酸等（Draper，2015）。这些稀有氨基酸残基，例如双氢氨基酸和羊毛硫氨酸在羊毛硫肽的抗菌活性中发挥关键作用，分别通过加成反应提供活性双键，并保持活性所需的构象。起初，羊毛硫细菌素被分为两类，A 型和 B 型。随着新分离的复杂性羊毛硫肽的出现，发现这种分类并不适用。2007 年 Willey 和 van der Donk 根据前导序列的同源性、生物合成基因簇的结构以及成熟肽的活性，将羊毛硫细菌素分为四类（Willey and van der Donk，2007），如图 6-1，即：Ⅰ类，其中脱水酶（LanB）和环化酶（LanC）参与翻译后修饰；Ⅱ类被 LanM 修饰；Ⅲ类被 LanKC 修饰；Ⅳ类被 LanL 修饰（Knerr and van der Donk，2012）。羊毛硫细菌素是核糖体合成的抗菌肽，以广泛的其他革兰氏阳性细菌为目标，与通过多酶复合物合成的常规肽抗生素不同，羊毛硫细菌素是从基因编码的前导肽衍生而来的。其基因簇位于细菌染色体、质粒或转座子之类的可移动元件上，它们被称为前导肽，具有特征性的 N 末端肽和 C 末端前导肽结构域，其中特定氨基酸残基经翻译后修饰。

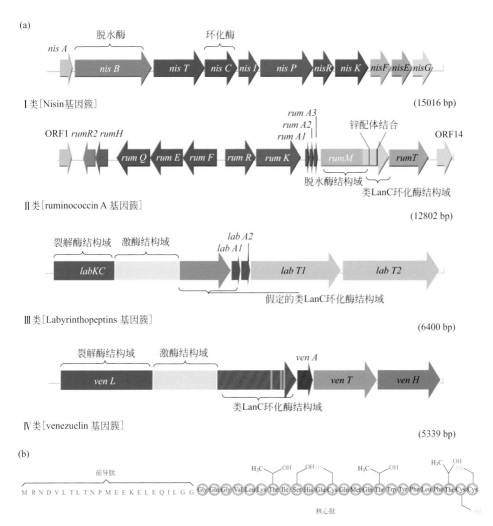

图 6-1　多肽生物合成和功能的主要结构特征

（a）每种多肽生物合成基因簇的一个例子的示意图，显示各类之间的保守基序（由相同颜色的竖线表示）。假定和特征的结构域分别标记为：Ⅰ类（LanB、LanC），Ⅱ类（LanM），Ⅲ类（LankC）和Ⅳ类（LanL）处理酶将翻译后的修饰安装在它们各自的前导肽上（LanA，封闭的红色）。（b）乳球菌素 A（LanA）前导肽的结构，显示核心肽与前导肽相连，氨基酸残基的侧链被乳杆菌素靶向形成羊毛硫氨酸环羊毛硫细菌素的生产一般受群体感应系统的调节，其中细菌素作为信号分子用于调控群体密度并触发诱导其自身表达的调节系统（Quadri，2002）。羊毛硫细菌素的多环结构使其在抗蛋白酶降解方面比其他肽类化合物更具优势，以及有限的构象自由度使其具有高度的靶向特异性（Ongey，2016）。羊毛硫细菌素可以作为天然的食品防腐剂应用于食品工业，并且在医学领域也将有应用潜力（Draper，2015）。

1. 羊毛硫细菌素 Pep5

Pep5 是表皮葡萄球菌（*Staphylococcus epidermidis*）菌株 5 产生的阳离子成孔羊毛硫细菌素，净电荷为＋7，含有 34 个氨基酸，其中含有硫醚氨基酸、羊毛硫氨酸和甲基羊毛硫氨酸，它们形成三个分子内环结构（Bierbaum et al.，1996）。与乳酸链球菌素、枯草杆菌素和表皮素一起被归类为 A 型羊毛硫细菌素，Pep5 的生物合成基因簇包含结构基因 *pepA*，它位于 18.6 kb 质粒 pED503 上，以及位于负责翻译后修饰（*pepB* 和 *pepC*）、加工（*pepP*）、转运（*pepT*）和免疫（*pepI*）的基因上（Hoffmann et al.，2004）。它是从 60 个氨基酸的前导肽（pre-Pep5）中修饰加工成熟的。

Pep5 是膜修饰多肽，在脂质膜中，它通过聚集形成依赖电压的离子通道，电导状态取决于聚集体中涉及的单体数量（Kellner，1989）。Pep5 和乳酸链球菌素在内的 A 型羊毛硫细菌素在亲脂性溶剂中呈棒状结构，并带有正电荷，这在 Pep5 中尤为明显，含六个赖氨酸和两个精氨酸残基。它们通过在敏感细菌的膜上形成电压依赖性的孔而起作用，从而导致小代谢物外排和膜电位的耗散（Bierbaum et al.，1994）。Pep5 和 Nisin 一样，使敏感菌细胞膜对低分子量化合物具有渗透性。实验表明，用这些经肽处理的革兰氏阳性细菌，能够观察到被包裹的放射性标记物即时流出到胞外。Pep5 刺激了磷酸烯醇式丙酮酸依赖性磷酸转移酶系统对 α-[^{14}C] 甲基葡萄糖苷的吸收，从而导致膜电位迅速降解，并使敏感菌完全停止生物合成（Kordel，1986）。Fontana 等（2006）研究发现 Pep5 对指示菌株表皮葡萄球菌 ATCC 29887 和 6 株临床分离的表皮葡萄球菌中的 5 株具有体外抑制活性。Pep5 还可抑制从导管感染中分离的两株金黄色葡萄球菌（*Staphylococcus aureus*）。De Farias 等（2019）为了试验葡萄球菌素在新鲜干酪生物保鲜中的工业应用，选用 Pep5 进行测定，并表明其对从干酪中分离的 6 株金黄色葡萄球菌的抗菌活性。Pep5 具有细胞内功能，当它在与细胞穿透肽（Pep5-cpp）融合时，会在几个肿瘤细胞中诱导细胞死亡（DeAraujo et al.，2014）。

2. 枯草杆菌素

枯草杆菌素最初是由 Babasaki 等人分离自野生菌株枯草芽孢杆菌 168（Babasaki et al.，1985）。其具有 35 个氨基酸的环状分子，非常独特的翻译后修饰结构，即半胱氨酸与两个苯丙氨酸和一个苏氨酸残基的 α-碳之间的三个硫交联。由于这种构型是其他细菌素没有的，因此枯草杆菌素属于独特的细菌素类别（Sutyak et al.，2008）。枯草杆菌素由枯草芽孢杆菌 ATCC 6633 产生，是 32 个氨基酸的五环类羊毛硫细菌素，对革兰氏阳性细菌具有活性，与目前应用广泛的 Nisin 具有约 60% 的序列同源性。在这 32 种氨基酸中，有 13 种是通过特异性丝氨酸和苏氨酸的脱水和羊毛硫键的形成等翻译后修饰的（Wang et al.，2015）。枯草杆菌素基因簇由前导肽 SpaS、用于翻译后形成羊硫氨酸的 SpaBC 和用于运输的转运子 SpaT 组成。枯草杆菌素的免疫由脂蛋白 SpaI 和 ABC 转运体 SpaFEG 介导。枯草杆菌胞外丝氨酸蛋白酶 subtilisin（Apre）、Wpra 和 Vpr 参与了枯草杆菌素的加工。枯草杆菌素的产生似乎是双重控制的，以群体感应机制来控制密度，在该机制中，枯草杆菌素（subtilin）起信息素的作用（Stein，2005）。

3. 表皮素

由表皮葡萄球菌 Tü3298 产生的表皮素也是含有稀有氨基酸羊毛硫氨酸和 α-β-二脱氢氨基酸的肽（Fontana，de Bastos et al.，2006）。其基因簇包括 *epi*GEFHTABCDQP，表皮素的合成也受发现于葡萄球菌的辅助基因调节剂群体感应系统的控制。它由 22 个残基组成，是迄今为止描述的最小的 A 型羊毛硫细菌素。它分子质量为 2164.6 Da 的四环肽。在表皮素的 C 末端的第四个环是由不寻常的氨基酸 S-氨基乙烯基-D-半胱氨酸（AviCys）形成的，这是由成熟的表皮素的最后一个 Cys 残基的氧化和脱羧引起的（Bastos，2009）。表皮素能够通过在细胞膜表面形成孔和细胞壁抑制的复杂作用机制杀死细菌，脂质 I、脂质 II 已被确定为表皮素的靶标（Draper，2015）。表皮素需要具有破坏细胞质膜的膜电位，以电压依赖性作用方式去极化，使革兰氏阳性细菌和革兰氏阴性细菌的细胞质膜透过离子、氨基酸和 ATP，从而引起膜电位的快速分解并完全停止生物合成

（Bastos，2009）。表皮素还具有杀死多耐药葡萄球菌的能力，Coelho 等人研究了七种葡萄球菌素对 165 株金黄色葡萄球菌和 74 株无乳链球菌的抑制潜力，所有这些葡萄球菌都与巴西或阿根廷的奶牛乳房炎有关，发现表皮素能够抑制所有测试菌株的活性 89%（Bastos，2009）。与 Pep5 一样，当表皮素添加到体外导管定植实验中时，能显著减少黏附在硅胶导管上的表皮葡萄球菌的细胞数量（Fontana，de Bastos et al.，2006）。

二、革兰氏阴性菌的细菌素

大多数革兰氏阴性菌的细菌素与革兰氏阳性菌的细菌素相比分子质量较大，大小范围从 10 kDa 以上到 20 kDa 以下，编码基因常常位于质粒中。革兰氏阴性菌的细菌素区别于革兰氏阳性菌产的细菌素有两个基本特点：①它们通常通过细胞裂解而释放；②它们通常取决于宿主的调控途径，如 SOS 调控（Riley and Wertz，2002）。

革兰氏阴性细菌产生的大肠杆菌素及绿脓杆菌产生的绿脓杆菌素含有特殊的结构域。结构分为中心区域、N 端区域及 C 端区域，这些结构域各自发挥不同的功能（谢建华 等，2009）。革兰氏阴性菌细菌素 colicins 显示两种典型的杀菌模式：在敏感菌细胞膜上形成离子通道；或进入敏感细胞表现为核酸酶活性。细菌素在发生作用前必须吸附在敏感菌细胞膜特定的受体上，属于受体介导型吸附。分子研究表明，尽管这些肠杆菌细菌素经常利用新的受体识别和转运功能，但仍具有相似的杀菌机制，因而抗菌谱较窄。

（一）大肠杆菌素

大肠杆菌素（colicins）是由大肠杆菌、啮齿类柠檬酸杆菌和肠杆菌等肠道菌株产生的分子质量大于 20 kDa 的抗菌蛋白（Chassaing and Cascales，2018）。大肠杆菌素编码在小的多拷贝质粒或大的低拷贝质粒上，小的多拷贝质粒在没有蛋白质合成的情况下被扩增且不可自我传递，大的低拷贝质粒不被扩增且通过接合转移（Gillor，2009）。

SOS 调节确保大肠杆菌素的产生，在应激条件下，例如营养物耗尽或过度拥挤，大肠杆菌群体中的一小部分潜在的大肠杆菌被诱导产生大肠杆菌素（Smarda，1998）。诱导导致自杀过程，由此产生细胞主动参与自身死亡，同时大肠杆菌素杀死邻近敏感细胞。大肠杆菌素与特定的细胞表面受体结合，并易位进入敏感细胞。当它们进入细胞时，它们通过如下几种机制之一杀死靶细胞：①细胞质膜中的通道形成；②细胞 DNA 降解；③通过切割 RNA 来抑制蛋白质生物合成；④通过干扰脂质载体再生来抑制木黄酮和脂多糖的生物合成（Gillor，2009）。大多数大肠杆菌素都有一个相似的结构，有三个功能域，接收结构域与特定受体结合，而易位结构域则有助于将活性结构域易位到靶标中（Chassaing and Cascales，2018）。

（二）微生物素

微生物素（microcins）是质粒或染色体编码的含有 15～60 个氨基酸的多肽，是由大肠杆菌及其近亲产生的具有抗菌活性细菌素。与大肠杆菌素不同，微生物素的分泌对生产细胞没有致死性，且不是由 SOS 系统诱导（Gillor，2009）。

微生物素与革兰氏阳性菌产生的低分子量细菌素有某些共同特性，包括热稳定性、对某些蛋白酶的抗性、相对疏水性和对极端酸碱度的抗性。大肠杆菌菌株 Nissle 分泌的微生物素 M 和微生物素 H47 限制竞争性肠杆菌科细菌，其中包括在肠道炎症过程中诸如黏附侵入性大肠杆菌（AIEC）和鼠伤寒沙门氏菌等病原体。基因 *mchB* 和 *mcmA* 编码微生物素 H47 和 M 前体蛋白，基因 *mcmL*/*mchA* 和 *mcmK*/*mchSI* 参与其翻译后修饰（Massip et al.，2020）。微生物素 H47 最早是由 Lavina 等人鉴定的Ⅱb 类微生物素，它的生物合成始于 *mchB* 的基因产物 MchB，它是具有 75 个残基的蛋白质。MchB 的 C 端丝氨酸残基由 MchCD 的活性催化进行翻译后修饰（PTM）（Palmer et al.，2020）。微生物素 H47 具有杀菌作用，可与 ATP 合酶的 F_0 区相互作用，从而使质子不受控制地流入。微生物素 M 和微生物素 H47 通过邻苯二酚铁载体的连接进行翻译后修饰。因此，它们可以通过模仿铁-铁载体复合物而进入并杀死"特洛伊木马"策略所致的敏感细菌（Massip et al.，2020）。

（三）脓菌素

铜绿假单胞菌产生染色体编码的细菌素——脓菌素（pyocins），目前，三类主要的脓菌素已被鉴定：可溶性脓胞素（S 型）和尾囊菌素（R 型和 F 型）（Oluyombo et al.，2019）。R 型和 F 型都具有类似于噬菌体尾纤维的杆状结构。R 型脓菌素以空心圆柱体的形式出现，由延伸的鞘和核组成，并通过使敏感菌细胞的细胞质膜去极化而起作用，其中一个脓菌素单元就会导致细胞死亡，而与吸附在其表面的数目无关。F 型脓菌素是弯曲的、非收缩性的杆状，一端具有正方形结构，另一端具有纤维状结构（Michel-Briand and Baysse，2002）。S型脓菌素是具有相关免疫蛋白的大型多结构域多肽，该蛋白质结合脓菌素的催化结构域并使其失活。S型脓菌素是大肠杆菌素样蛋白酶敏感蛋白，由两个部分组成：较大的部分具有杀菌活性（对于脓菌素S1、S2、S3、AP41的脱氧核糖核酸酶活性；对于脓菌素S4的tRNA核酸酶活性；对于脓菌素S5的通道形成活性）（Michel-Briand and Baysse，2002；Oluyombo et al.，2019）。R型脓菌素具有破坏生物膜或混合群落中竞争对手的能力，并能在治疗性给药后特异性清除细菌，因此被认为是可行的抗生素替代品（Chassaing and Cascales，2018）。改性大肠杆菌素、脓菌素已被证明能有效地传递到靶细胞或在不影响肠道菌群多样性的情况下破坏特定物种。

第二节
细菌素作为抗菌剂的抗菌机制

常规抗生素的抗菌作用来自：破坏肽聚糖的生物合成细胞壁；抑制蛋白质的生物合成；DNA复制和转录异常；中断细胞膜的连续性等。抗生素在形成肽聚糖的四个不同阶段抑制细胞壁合成：抑制脂质Ⅱ的合成；阻断脂质Ⅱ分子载体的活性；停止脂质Ⅱ分子的聚合过程；结合并阻断结合蛋白中的活性位点。

乳酸链球菌素的抗菌作用可分为两种：第一种是乳酸链球菌素与肽聚糖前体脂质Ⅱ结合以"渗透性单位"排列在细胞质膜中，引起细胞膜孔的形成，导致如图6-2(a)所示的敏感菌细胞死亡；第二种是充当溶解剂，与抑菌的其他杀菌剂共同进行作用。

还有的细菌素不是通过与肽聚糖前体脂质Ⅱ结合来改变细胞膜的通透性。在单增李斯特菌细胞中，已经鉴定出了许多来自Ⅱa亚类的细菌素结合位点。α-螺旋碎片细菌素分子通过受体膜静电结合膜表面，形成如图6-2(b)所示的甘露糖磷酸转移酶系统（Man-PTS）。然后，部分C端内的疏水片段细菌素分子与磷酸盐链相互作用，N端片段细菌素与膜表面非特异性相互作用。因为系统倾向于尽可能多地获取有利的势能，所以会导致一部分非极性肽直接倒向膜的内部。部分C端之间的疏水相互作用分子和膜

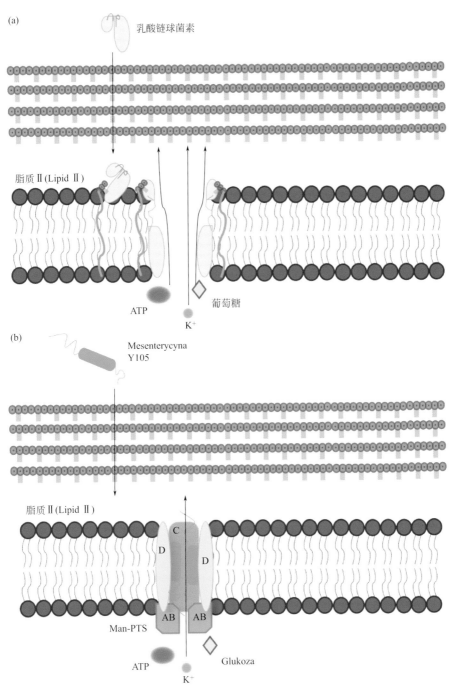

图 6-2　(a)在乳链菌肽的作用下，细菌细胞膜与细胞壁通透性发生改变，导致低分子物质的流出；　(b)在肠系膜霉素 Y105 的作用下，细菌细胞膜与细胞壁通透性发生改变，导致低分子物质的流出

磷脂脂质链使细胞膜失去连续性，低分子成分会从孔细胞中流出。离子的流出会干扰电子、质子强度（膜两侧的 pH 梯度或膜电位），从而阻止 ATP 的合成。

片球菌素样细菌素的致死作用主要是由不平衡的离子和无机磷流出引起的，甘露糖磷酸转移酶是一种复杂的酶，负责葡萄糖的摄取和磷酸化，在 Firmicutes 类型的细菌中尤为重要。每个 PTS 复合系统由四个跨膜单位构成，ⅡC 和 ⅡD（由两个膜定位蛋白表示），ⅡA 和 ⅡB（通常由单个细胞质蛋白表示），它们通常以单细胞质蛋白显示出协同可逆的附件膜亚基。

强复合物的形成也会抑制 Man-PTS 系统，由于葡萄糖或甘露糖是唯一的能量来源，导致在这样的环境中，细胞生长会减慢。羟基自由基的存储对细菌素活性也很重要。革兰氏阳性菌与革兰氏阴性菌具有膜的外部结构的差异，它们的生长和活性指标也会有不同。

第三节
细菌素作为抗菌剂代替抗生素

细菌素是由细菌产生的一种热稳定的小肽，可以抑制同一种类的其他细菌（窄谱抗生素）或其他属类的细菌（广谱抗生素）。根据它们的化学结构、分子量、对酶活性的敏感性、改性氨基酸的含量和活性机理，可以将它们分为二大类。与目前使用的抗生素相比，细菌素通常被认为是天然无害的，是目前最有希望代替抗生素的抗菌剂。在这里我们列举了最近发现的一些具有应用潜力的细菌素，从而拓宽细菌素研究的视野，为其在医药领域广泛应用提供支持。

一、抗幽门螺杆菌肽

在过去的几十年中，克拉霉素一直是对抗幽门螺杆菌的有效抗生素，但随着克拉霉素的过度使用，幽门螺杆菌对克拉霉素的耐药率越来越高，日本和意大利分别增加了 30%，在中国增加了 50%，在土耳其增加了 40%，以至于它的效果也来越差。幽门螺杆菌是Ⅰ类致癌物，胃癌的发生率与幽门螺杆菌的高发病率有关。胃癌是世界上第二常见的恶性肿瘤，也是第 14 大死因，被认为是 21 世纪的主要流行病学问题。除了抗生素耐药性，高昂的治疗费用、药物副作用、药物并发症都是目前亟待解决的问题。

近年来，人们对治疗幽门螺杆菌的有效性和机理进行了大量的研究，发现了具有抗幽门螺杆菌作用的微生物肽，它不具有抗生素的耐药性，可以作为抗菌剂替代抗生素。耐抗生素微生物菌株的出现，增加了研究和引进新型抗生素化合物的需要。抗幽门螺杆菌肽可以作为替代克拉霉素快速高效地杀死幽门螺杆菌。

培西加南（Pexiganan）是一个分子质量为 2.4 kDa 的氨基酸多肽，含有 22 个氨基酸。该肽是从非洲爪蟾中分离得到的一种抗菌肽的合成类似物，经过对抗菌肽的研究，科学家们改变了抗菌肽的合成顺序，提高了抗菌肽的稳定性和抗菌性，该肽具有快速清除幽门螺杆菌的作用，20 min 内可以清除幽门螺杆菌的数量大于 10^6 个/mL。

罗非鱼素 4(TP4) 和罗非鱼素 3(TP3) 分别是鱼素类的两个阳离子抗微生物肽，分别含有 25 个和 23 个氨基酸。它们是从罗非鱼的肥大细胞中分离所得，其中以 TP4（MIC＝1.5～3 μg/mL）最为活跃，其次是 TP3（MIC＝8～12 μg/mL）。由于速度的影响，TP4 在 2×MIC 浓度下可以在 60 min 内减少 99.9％的幽门螺杆菌。除此之外，抗生素耐药性并不影响 TPs 的抗幽门螺杆菌作用。体内研究还表明，使用 TP4 治疗感染幽门螺杆菌的小鼠模型（MDR 临床分离株和 ATCC43504 株），感染明显减少。

二、嗜酸乳杆菌 CH1 细菌素

现在用于治疗微孢子虫病的药物有两种。第一类化合物是与微管蛋白结合的苯并咪唑类化合物，其中阿苯达唑是首选药物；第二类化合物包括抗双耳烟曲霉素及其衍生物。美国食品和药物管理局（FDA）尚未批准烟曲霉素用于治疗艾滋病毒感染的患者，目前，烟曲霉素的使用仅限于美国以外其他国家的艾滋病患者，其使用量与低血小板计数有关。几种抗微孢子虫药物的体内和体外研究是无关的，因此目前还没有有效的治疗方法，所以治疗微孢子虫感染需要额外的治疗剂。

有实验证明了嗜酸乳杆菌 CH1 细菌素对蓝氏贾第鞭毛虫的治疗作用。在后来的研究中获得的嗜酸乳杆菌细菌素具有显著的抗凝血活性，反映了它可能替代现有商业药物的治疗作用。鉴于急需一种有效、安全的治疗免疫功能低下个体微孢子虫病的药物，并希望扩大这种细菌素对另一种耐药的硬壁真核细胞的作用范围，与 Au-NPs 结合的嗜酸乳杆菌细菌素对实验性肠道微孢子虫病具有不错的疗效。为了证实在寄生虫病中的重要性，特别是在考虑到纳米技术的利用进行了某些改造之后，需要对这种细菌素与 Au-NPs 组合所产生的精确的潜在免疫保护机制进行验证。

取感染孢子处理的动物粪便进行评估，并测定肠道孢子负荷的活力。结果表明，细菌素具有明显的抗微孢子虫作用。接种细菌素/Au-NPs 小鼠肠道孢子负荷降低率最高（89.7%），其次是接种细菌素组（73.5%）。细菌素/Au-NPs 对孢子产生和侵染的抑制作用最强。同时实验验证了细菌素/Au-NPs 的安全性。因此，嗜酸乳杆菌 CH1 衍生细菌素可作为治疗肠道微孢子虫病的一种安全有效的药物。

三、表皮葡萄球菌Ⅰ类耐热细菌素

过敏性皮肤炎（atopic dermatitis，AD）是一种慢性炎症性皮肤病，表现为皮肤干燥、湿疹性皮炎和明显瘙痒。过敏性皮肤炎的发病机制虽然复杂，但与皮肤微生物菌群密切相关。最近，金黄色葡萄球菌已被充分证实在它活动期间会使过敏性皮肤炎恶化。脂磷壁酸（LTA）是一种金黄色葡萄球菌细胞壁的产物，它通过抑制表皮屏障蛋白丝蛋白和兜甲蛋（loricrin）的表达而引起皮肤屏障损伤。金黄色葡萄球菌分泌的有害物质导致微生物组某些成员分泌的有益物质的丧失进而导致菌群失调，从而促使过敏性皮肤炎发生。金黄色葡萄球菌还会分泌一种造孔剂——酚可溶性调节素（PSMs，δ-toxin），破坏皮肤屏障，促进皮肤炎症。

目前治疗和改善皮肤炎症的药物是外用类抗生素，它具有强大的抗炎症效果。然而，长期使用者停药后，皮肤炎症会复发，甚至导致皮肤变薄。研究表明，局部抗生素治疗不能减少细菌数量，理论上也不能保护正常的皮肤微生物群。此外，经常使用药用抗生素会产生抗生素耐药性。因此，越来越需要重新开发针对病原体的精确治疗方法，只针对感染性病原体，而不损害有益的微生物组。

近年来，在人类的表皮中发现了一种表皮葡萄球菌，它可以产生一种细菌素，对金黄色葡萄球菌有杀菌作用。据报道，移植分泌抗微生物肽的人型葡萄球菌和表皮葡萄球菌菌株可以有效控制金黄色葡萄球菌的过度生长。表皮葡萄球菌也是一种病原体，由于其致病菌株可以产生保护性生物膜基质，通常需要根除。因此，单一的以金黄色葡萄球菌为靶标的细菌素可以成为防止金黄色葡萄球菌定植的有效策略。

表皮葡萄球菌 ATCC12228 是一株无毒、非感染相关、非生物膜形成的菌株。表皮葡萄球菌产生的细菌素为低分子质量（低于 5 kDa）的耐热Ⅰ类羊毛硫细菌素。表皮葡萄球菌 ATCC12228 的无细胞上清液（CFS）中没有观察到低分子质量（100 kDa）的蛋白质。大多数已鉴定的蛋白质（约 80%）被预测存在于该菌株的细胞质。研究表明这些蛋白质是由表皮葡萄球菌 ATCC12228 表达且不是输出的。还观察到活的表皮葡萄球菌 ATCC12228 对金黄色葡萄球菌有明显的生长抑制作用，但热灭活细胞没有显示任何活性。这些结果表明，该菌株本身不能自发地分泌细菌素，但在一定水平上可以直接抑制金黄色葡萄球菌生长。

研究表明，表皮葡萄球菌产生的Ⅰ型、Ⅱ型耐热细菌素和酚可溶性调节素（PSMs，δ-toxin）对金黄色葡萄球菌等致病菌具有选择性杀灭作用。也有学者研究表明，生物膜抑制性表皮葡萄球菌的一个亚群通过分泌 27kDa 丝氨酸蛋白酶（Esp）消除金黄色葡萄球菌，但非抑制性表皮葡萄球菌（Esp-阴性菌株，ATCC12228）没有显示消除效果。目前，细胞质蛋白输出机制表明，部分细胞质蛋白是从死亡细胞中释放出来的，这些死亡细胞依然附着在细菌的细胞壁上，表皮葡萄球菌很可能利用这一机制，允许细胞质蛋白输出，将从表皮葡萄球菌 ATCC12228 菌株中提取的细胞质细菌素化合物组合起来，可以选择性地抑制金黄色葡萄球菌的生长。

在琼脂扩散试验中，活表皮葡萄球菌细菌素对金黄色葡萄球菌生长有明显的抑制作用，而热灭活细胞和无细胞培养上清液对金黄色葡萄球菌的抑制作用不明显。采用三氯乙酸（TCA）/丙酮沉淀法从表皮葡萄球菌中提取了一种新的耐热细胞质细菌素。该细菌素对金黄色葡萄球菌和耐甲氧西林金黄色葡萄球菌具有选择性的抗菌活性，对表皮葡萄球菌、大肠杆菌和鼠伤寒沙门氏菌没有活性作用。通过 SDS-PAGE 电泳分析，发现细胞质细菌素化合物的多个双峰带大约为 40~70 kDa。结果表明表皮葡萄球菌细菌素化合物在对金黄色葡萄球菌生长抑制过敏性皮肤炎的治疗中具有潜在的应用。

在本章中分别描述了革兰氏阳性菌和革兰氏阴性菌产生的一些细菌素的生化特性和抗菌作用。在过去的几十年里，由于食品工业领域化学添加剂的使用、医药领域抗生素的使用造成多耐药菌的出现，人们一直在寻找天然的抗菌剂。不少细菌素抑制许多细菌种类，包括病原体、癌细胞、食源性致病菌等。

不仅是天然细菌素，混合细菌素或人工修饰细菌素都为扩大细菌素的作用范围提供了可能。细菌素与其他化学制剂结合使用，可以避免食品污染或变质，预防或治疗细菌性传染病。在临床环境中，联合使用抗菌药物是很常见的，它可以扩大可作为靶向生物体的范围，防止耐药生物体的出现。随着生物科技的进步，越来越多人工修饰细菌素的方法不断出现。例如在多肽中引入羊毛硫细菌素的稀有氨基酸残基，设计和合成一个新的硫醚环，从而创造出具有独特特性的新颖结构，增强热稳定性、活性等。因此，细菌素以其良好的抗菌作用在食品、医药、预防或治疗细菌传染病方面具有潜在的实际应用价值（Bastos，2009）。未来在积极探索新型细菌素的同时，还可进一步研究其工程化改造，为人类设计更安全、更有活性的生物抗菌剂。

参考文献

谢建华，吴锦瑞，张日俊，2009.细菌素的生物学特性、作用机理和应用.饲料工业，30：1-5.

Ahmad V，Khan M S，Jamal Q M S，et al.，2017. Antimicrobial potential of bacteriocins：in therapy，agriculture and food preservation. Int J Antimicrob Agents，49：1-11.

Babasaki K，Takao T，Shimonishi Y，et al.，1985. Subtilosin A，a new antibiotic peptide produced by *Bacillus subtilis* 168：isolation，structural analysis，and biogenesis. The Journal of Biochemistry，98（3）：585-603.

Bastos M C，Ceotto H，Coelho M L，et al.，2009. *Staphylococcal* antimicrobial peptides：relevant properties and potential biotechnological application. Current Pharmaceutical Biotechnology，10：38-61.

Bennett J W，Chung K T，2001. Alexander fleming and the discovery of penicillin. Advances in Applied Microbiology，49（49）：163-184.

Bierbaum G，Reis M，Szekat C，et al.，1994. Construction of an expression system for engineering of the lantibiotic Pep5. Applied and Environmental Microbiology，60（12）：4332-4338.

Bierbaum G，Szekat C，Josten M，et al.，1996. Engineering of a novel thioether bridge and role of modified residues in the lantibiotic Pep5. Applied and Environmental Microbiology，62（2）：385-392.

Chassaing B，Cascales E，2018. Antibacterial weapons：targeted destruction in the microbiota. Trends in Microbiology，26（4）：329-338.

Draper L A，Cotter P D，Hill C，Ross R P，et al.，2015. Lantibiotic resistance. Microbiology and Molecular Biology Reviews：MMBR，79（2）2：171-91.

DeAraujo，Christiane B，Russo，et al.，2014. A novel intracellular peptide derived from G1/S cyclin D2 induces cell death. The Journal of Biological Chemistry，289（24）：16711-16726.

Fontana M B，de Bastos Mdo C，Brandelli A，2006. Bacteriocins Pep5 and epidermin inhibit *Staphylococcus epidermidis* adhesion to catheters. Current Microbiology，52（5）：350-353.

Gillor O，Kirkup B C，Riley M A，2009. Colicins and Microcins：The Next Generation Antimicrobials. Advances in Applied Microbiology，54：129-146.

Gratia A，1925. Sur un remarquable exemple d'antagonisme entre deux souches de coilbacille. C. R. Seances Soc. Biologie Filiales，93：1040-1041.

Hoffmann A，Schneider T，Pag U，et al.，2004. Localization and functional analysis of PepI，the immunity peptide of Pep5-producing *Staphylococcus epidermidis* strain 5. Applied and Environmental Microbiology，70（6）：3263-3271.

Kellner R，Jung G，Josten M，et al.，1989. Pep5：structure elucidation of a large lantibiotic. Angewandte Chemie-international Edition，28：616-619.

Knerr P J，van der Donk W A，2012. Discovery，biosynthesis，and engineering of lantipeptides. Annual Review of Biochemistry，81（1）：479-505.

Kumariya R，Garsa A K，Rajput Y S，et al.，2019. Bacteriocins：classification，synthesis，mechanism of action and resistance development in food spoilage causing bacteria. Microbial Pathogenesis，128：171-177.

Lohans C T，Vederas J C，2012. Development of Class IIa Bacteriocins as Therapeutic Agents. International Journal of Microbiology，2012：386410.

Marianne K，Hans-Georg S，1986. Susceptibility of bacterial，eukaryotic and artificial membranes to the disruptive action of the cationic peptides Pep 5 and nisin. Federation of European Microbiological Societies，34：139-144.

Massip C，Chagneau C V，Boury M，et al.，2020. The synergistic triad between microcin，colibactin，and salmochelin gene clusters in uropathogenic *Escherichia coli*. Microbes and Infection，22（3）：144-147.

Miceli de Farias F，dos Santos Nascimento J，Cabral da Silva Santos O，et al.，2019. Study of the effectiveness of staphylococcins in biopreservation of Minas fresh (Frescal) cheese with a reduced sodium content. International Journal of Food Microbiology，304：19-31.

Michel-Briand Y，Baysse C，2002. The pyocins of *Pseudomonas aeruginosa*. Biochimie，84（5）：499-510.

Oluyombo O，Penfold C N，Diggle S P，2019. Competition in biofilms between cystic fibrosis isolates of pseudomonas aeruginosa Is Shaped by R-Pyocins. mBio，10

(1)：e01828-18.

Ongey E L，Neubauer P，2016. Lanthipeptides：chemical synthesis versus in vivo biosynthesis as tools for pharmaceutical production. Microbial Cell Factories，15（97）.

Palmer J D，Mortzfeld B M，Piattelli E，et al. ，2020. Microcin H47：a class IIb microcin with potent activity against multidrug resistant enterobacteriaceae. ACS infectious diseases，6（4）：672-679.

Quadri L E，2002. Regulation of antimicrobial peptide production by autoinducer-mediated quorum sensing in lactic acid bacteria. Antonie Van Leeuwenhoek，82（1-4）：133-145.

Riley M A，Wertz J E，2002. Bacteriocins：evolution，ecology，and application. Annual Reviewof Microbiology，56（1）：117-137.

Scholl D，2017. Phage Tail-Like Bacteriocins. Annual Review of Virology，4：453-467.

Smarda J，Smajs D 1998. Colicins-Exocellular lethal proteins of *Escherichia coli*. Folia Microbiologica，43（6）：563-582.

Stein T，2005. Bacillus subtilis antibiotics structures，syntheses and specific functions. Molecular Microbiology，56（4）：845-857.

Sutyak K E，Wirawan R E，Aroutcheva A A，et al. ，2008. Isolation of the *Bacillus subtilis* antimicrobial peptide subtilosin from the dairy product-derived *Bacillus amyloliquefaciens*. Journal of Applied Microbiology，104（1364-5072）：1067-1074.

Uzelac G，Kojic M，Lozo J，et al. ，2013. A Zn-dependent metallopeptidase is responsible for sensitivity to LsbB，a class II leaderless bacteriocin of *Lactococcus lactis subsp. lactis* BGMN1-5. Journal of Bacteriology，195（24）：5614-5621.

Wang T，Liang Y，Wu M，et al. ，2015. Natural products from Bacillus subtilis with antimicrobial properties. Chinese Journal of Chemical Engineering，23（4）：744-754.

Willey J M，van der Donk W A，2007. Lantibiotics：peptides of diverse structure and function. Annual Reviewof Microbiology，61（1）：477-501.

第七章

细菌素在食品工业中的应用

细菌素（bacteriocin）是由微生物通过核糖体合成的具有抑菌活性的蛋白质或多肽物质，其宿主范围有窄的也有宽的。许多细菌素是由食品级乳酸菌产生的，它具有高效、无毒、无残留、耐高温、无耐药性等特点，同时还兼有低成本、生产快等优点（Cotter et al.，2005）。细菌素已经成为了近年来微生物学研究领域的一个热点。

为了保留食品的色、香、味等品质以及为防止其腐败变质，人们会不可避免地在食品加工和贮藏过程中加入防腐剂。目前对食品中微生物的抑制能力较强的化学防腐剂在食品领域应用广泛，但一般化学防腐剂在食品中会对人体造成危害（曾维伟，2017）。随着消费者的安全和健康意识日益增强，食品生产商采用生物替代方案以限制化学防腐剂在食品工业中的使用（Naghmouchi et al.，2019）。在过去十年里，研究者都将注意力集中在食品微生物产的细菌素上，重点研究其对病原微生物和腐败微生物的控制，既能延长食品的保质期，又不会破坏食品的风味与组织状态，这些新型的潜在天然食品添加剂在不断被发现（Michael et al.，2018）。细菌素不仅可以抑制食品中的致病菌和腐败菌，而且大多数的细菌素对热比较稳定，可以在食品加热处理时使用，以减少加热时间，减少食品加工过程中的能耗，降低营养成分破坏的程度。但是细菌素在不同食品介质中因自身特性、提取成本高、耗时长等缺点限制了它们的广泛应用，因此大多数细菌素的应用仍然局限于实验室研究（赵龙玉，2015；王莹，2016）。

如何解决微生物防腐剂替代化学防腐剂是当前的热门问题。随着对细菌素的深入研究，发现半纯化的细菌素同样可以应用于食品工业中起到抑菌作用，而且细菌素与化学防腐剂复合使用时有着更加明显的抑菌作用（张鑫 等，2010），同时也降低了成本。近年来研究表明，在食品中直接加入产细菌素的细菌，不仅能降低成本，还能够调节人体的肠道菌群，促进胃肠道健康（Murphy et al.，2013）。本章主要阐述了目前研究最多的几种细菌素在食品工业中的应用，并从细菌素的生产成本出发，总结了不同存在方式的细菌素在食品领域中的应用研究。

第一节
单一细菌素在食品工业中的应用

近年来新发现的细菌素越来越多，其中研究最为透彻的是乳酸菌产生的细菌素（张隽娴 等，2017）。细菌素可用于各类食品，包括肉制品、乳制品、罐头食品、海鲜制品、面包制品和发酵蔬菜等。其中 Nisin 是被国际普遍认可，1969 年，获得联合国和粮农组织及世界卫生组织食品添加剂联合专家委员会批准，1983 年，获得了欧洲食品添加剂编号 E234（EEC，1983），在过去 50 年里一直被用于食品保鲜。1988 年美国食品和药物管理局（FDA）将 Nisin 列为公认安全级别（GRAS），我国于 1990 年许可 Nisin 作为食品防腐剂，并列入国标 GB 2760-86（徐炳政 等，2015）。除了 Nisin 之外，片球菌素 PA-1、肠球菌素等细菌素也陆续广泛应用于食品的生物防腐。

一、乳酸链球菌素

乳酸链球菌素又称为乳链菌肽，简称 Nisin，是乳酸链球菌在代谢过程中合成的一种小肽（田文利 等，2000）。目前研究发现 Nisin 具有良好的抑菌效果，耐热稳定性好，对革兰氏阳性菌抑菌谱广，且摄入人体后可被体内的蛋白酶降解为各种氨基酸，不会产生抗性和过敏反应，因此被认为是一种天然、高效、安全的生物防腐剂。Nisin 在食品行业中的防腐保鲜效果良好（高蕾蕾 等，2017），抑制食源性致病菌和防止孢子萌发是 Nisin 在食品工业中的两大主要作用（Akbar et al.，2019）。目前 Nisin 在食品工业领域中主要应用于乳制品、罐装食品、鱼肉制品、海鲜制品、啤酒、饮料、日用甜食和沙拉等的防腐保鲜。

肉制品腐败变质会引起许多严重的食品安全问题，污染的肉制食品中微生物分解蛋白质产生色胺和组胺等有害物质，从而造成食物中毒。有研究表明，在鱼糜中添加 Nisin 可以抑制单增李斯特菌的生长，而且煮熟的鱼糜中 Nisin 的抗单增李斯特菌活性略强于生鱼糜（Esmail et al.，2014）。在新鲜香肠中，尽管冷冻可以抑制金黄色葡萄球菌的生长，但在保藏期间添加 Nisin 可以减少金黄色葡萄球菌 2.5 个对数值。

目前细菌素 Nisin 已经被广泛应用在乳制品工业中，且 Nisin 对乳制品的营养、口味、色泽都不产生影响，防腐保鲜效果好，乳制品经过巴氏杀菌和冷藏，可延长其货架期（张艾青 等，2006）。Dean 等人研究发现在冰淇淋加工生产过程中加入 Nisin 可以显著抑制单增李斯特菌的生长，且添加 Nisin 的冰淇淋制品在冷藏 30 天后也未被单增李斯特菌污染（Dean et al.，1995）。Jin 等研究表明，在脱脂牛奶中添加一定量的 Nisin 能明显抑制单增李斯特菌的生长，从而延缓牛奶的腐败变质（Jin et al.，2008）。Sobrino-López 等人用 2.5 mg/L Nisin 处理乳清干酪，可以延长干酪的货架期，与不使用 Nisin 的干酪相比，在 2 个月以上的时间可以抑制食源性病原菌单增李斯特菌的生长（Sobrino-López et al.，2008）。在 Galotyri 奶酪中加入 100 IU/g 和 200 IU/g 的 Nisin A，可以抑制金黄色葡萄球菌的生长，且能使奶酪的保质期延长至 18~19 天，而不含 Nisin 奶酪的保质期是 14~15 天（Kallinteri et al.，2013）。Oshima 等人研究了 Nisin A 对高脂牛奶布丁中芽孢杆菌和拟杆菌的抑制作用，结果表明 Nisin A 有效抑制了高脂牛奶布丁中的腐败菌，延长了其货架期（Oshima et al.，2014）。

Nisin 也可以应用于其他食品中，如海鲜制品、罐藏食品、蔬菜等。已有研究表明，Nisin Z 对虾类产品中革兰氏阳性菌的抑制效果良好，其活菌总数、嗜冷菌、总挥发性盐基氮值的上升得到有效抑制，并且产品的货架期从 10 天延长到了 31 天（Einarsson et al.，1995）。有研究表明，添加 Nisin 可有效控制罐头食品在贮藏期由于高温引起的腐败，延长货架期。在酸性条件下，Nisin 的稳定性、溶解度、活性均提高，因而它可成功地用于高酸食品（pH<4.5）的防腐。对于低酸和非酸性罐头食品添加 Nisin 后，也能起到降低热处理强度的作用。如添加到番茄酱、罐头汤汁、蔬菜和蘑菇产品中，能减弱杀菌条件，保证食品的营养风味（庞瑞霞 等，2011）。孙文婷等人将 Nisin 用于苦瓜的保鲜，结果表明在 9℃ 低温保藏的条件下有效地延长了苦瓜的保鲜期（孙文婷 等，2013）。Oisin 等人研究发现将 Nisin A 应用在莴苣中可以有效地减少和延缓单增李斯特菌的生长，在 4℃ 时，用 5 mg/kg Nisin 处理 7 天，可使单增李斯特菌的生长减少 1/100~1/10，且能延迟 2 天的生长，同时能够在 2~5 天内不影响莴苣的感官品质（Oisin et al.，2019）。

二、片球菌素

片球菌素是一种由片球菌属产生的 Ⅱ a 类细菌素，对某些病原菌具有

杀菌作用 (Cotter et al., 2005)。已有研究表明，Ⅱa 类细菌素活性范围相对狭窄，但是该类细菌素能够比 Nisin 更有效地杀死单增李斯特菌、金黄色葡萄球菌等食源性病原体，在食品的生物保存方面具有较大的应用潜力 (Cintas et al., 1998；Montville et al., 1998)。片球菌素 PA-1 是Ⅱa 类细菌素中最早发现且研究最深的一种广谱细菌素 (Nes et al., 1996)，虽然它还未被公认为国际食品添加剂，但它已经以 ALTA™ 2341 或 Microgard™ 的名义上市了 (Garsa et al., 2014)。目前，片球菌素被广泛应用在食品工业中，如肉制品、乳制品中等。

　　片球菌素作为一种延长食品货架期的生物防腐剂，它早已被用来抑制肉制品中微生物（特别是单增李斯特菌）的生长。将片球菌素喷施在纤维套管上用来保藏肉制品，在 4℃ 的条件下贮藏 12 周可以完全抑制鸡肉、牛肉、和火腿中微生物的生长，尤其是抑制了单增李斯特菌 (Ming et al., 1997)。此外，有一项研究是将抗菌膜与片球菌素结合来保藏火腿切片，并与对照组比较其抗菌效果，结果表明，掺有片球菌素的抗菌膜在体外对单增李斯特菌有较高的抗菌作用，但对沙门氏菌的抗菌作用却很小 (Santiago-Silva et al., 2009)；研究发现片球菌素具有优良的理化性质和高效的活性，不仅可以在猪肉火腿中保留至少 10 天的高抗单增李斯特菌活性，而且减少单增李斯特菌对猪肉火腿的附着 (Ying et al., 2009)；将乳酸杆菌 MCH14 产生的片球菌素 PA-1 细菌素应用于西班牙干发酵香肠的保存，可使致病菌的数量明显下降，在 10℃ 下储存 60 天和在 15℃ 下储存 30 天，产气荚膜梭菌分别减少了 2 个和 0.8 个对数值 (Nieto-Lozano et al., 2010)。

　　片球菌素也已经被用于乳制品中。片球菌素不仅能够抑制乳制品中腐败菌和致病菌的生长，而且对已经污染的酸奶也有一定的防护作用。Verma 等人阐述了用添加了奶酪乳清的培养基生产食品级片球菌素。这种含有发酵奶酪乳清的半纯化的细菌素被证明在减少金黄色葡萄球菌数量和提高牛奶的货架期方面是有效的 (Verma et al., 2017)。一项研究将浓度为 0.01 mg/mL 的片球菌素加到被人工污染 6.305log CFU/mL 单增李斯特菌 CVCC1595 的酸奶中，同时以灭菌生理盐水作对照试验，培养 2 天后，前者未见菌落生长，后者则有明显菌落，培养 30 天后，加入片球菌素组中的单增李斯特菌 CVCC1595 菌落数为 3.176log CFU/mL，比初始菌落数降低了 3.129log CFU/mL，未加入片球菌素组中的单增李斯特菌 CVCC1595 的菌落数为 4.301log CFU/mL，比初始菌落数降低了 2.004log

CFU/mL。这表明片球菌素可以在 30 天的试验周期内对酸奶中的单增李斯特菌保持抑菌作用（檀茜倩 等，2009）。

另外，片球菌素也可以抑制其他食品中的单增李斯特菌的生长。在蔬菜发酵过程中加入片球菌素也可以明显降低单增李斯特菌，并且在 16 天的试验周期内均可抑制其生长（Safia et al.，2004）；将片球菌素 PA-1 加入到含有单增李斯特菌的全蛋液中，可迅速降低其菌落数（吕燕妮，2011）；有研究将片球菌素与二氧化硫一起加入葡萄酒酿造过程中，结果表明片球菌素 PA-1 可作为葡萄酒酿造中的潜在生物防腐剂（Diez et al.，2012）；在新鲜蔬菜（如沙拉、菠菜、芹菜等）中添加片球菌素可以减少并抑制病原菌种群，最近已有研究表明用片球菌素 DT016 清洗蔬菜可显著降低单增李斯特菌的初始菌数，并在 4℃长时间储存可以抑制单增李斯特菌的增殖（Bárbara et al.，2019）。

三、肠球菌素

肠球菌素是由肠球菌产生的一类细菌素，它能够同时抑制革兰氏阳性菌和革兰氏阴性菌，具有广谱的抑菌作用。由于肠球菌素的多样性以及产肠球菌素的菌株来源较为广泛，为了方便对其研究将肠球菌素分为了四类：Ⅰ大类为羊毛硫肠球菌素；Ⅱ大类为耐热的分子质量小于 10 kDa 的线性未修饰肽，其中又分为 3 个小类，即Ⅱa 为类片球菌素的肠球菌素，Ⅱb 为不是由前导肽合成的肠球菌素，Ⅱc 为其他线性类片球菌素的肠球菌素；Ⅲ大类为具有环状结构的肠球菌素；Ⅳ大类为大分子不耐热蛋白质（Franz et al.，2007）。目前发现的大多数肠球菌素都属于Ⅱ大类细菌素，且所有肠球菌素都能够抑制李斯特菌属，可作为新型生物防腐剂用于食品的防腐保鲜中。其中，对肠球菌素 AS-48 在食品中抑制腐败菌和致病菌的应用研究最为广泛（伍先绍 等，2008）。

肠球菌素 A 和肠球菌素 B 在肉类和肉制品中可以抑制单增李斯特菌的活性，有研究表明，4800 AU/g 的肠球菌素 A 和肠球菌素 B 可使熟火腿中的单增李斯特菌数量减少 7.98 个对数值，而在 7℃下储存 37 天，则可使肉中的单增李斯特菌数量减少 9 个对数值；将去骨鸡胸肉在 70℃的条件下保存 7 天，与对照组相比，4800 AU/cm^2 的肠球菌素 A 和肠球菌素 B 可以使其中的单增李斯特菌减少 5.26 个对数值；同样，肠球菌素 A 和肠球菌素 B 也可以使碎猪肉中的单增李斯特菌数显著减少（Aymerich et al.，2000）。有一项研究是在煮熟的被人工污染了单增李斯特菌和金黄色葡萄球菌的火腿肉模型中，单独添加肠球菌素 AS-48 可显著降低单增李斯特菌的活菌数，但不能抑制金黄色葡萄球菌的生长；但若将肠球菌素 AS-48 与三聚磷酸钠等其他化学防腐剂结合使用，结果表明，虽然其对单增李斯特菌的抑制性没有增加，但是可以明显抑制金黄色葡萄球菌的活性（Samir et al.，2010）。Chen 等人发现屎肠球菌产生的肠球菌素 A 和肠球菌素 B 应用于如熟火腿、碎猪肉及发酵香肠等不同类型的肉类产品时，可显著降低单增李斯特菌在冷藏期间的数量（Chen et al.，2012）。Grande 等人将肠球菌素 AS-48，用于制作低酸发酵香肠来抑制致病菌与腐败菌的生长，结果表明，在成熟结束时单增李斯特菌从 5.50 CFU/g 降低到 1.19 CFU/g，同时也显著地抑制了沙门氏菌的生长繁殖（Grande et al.，2014）。

有研究表明，肠球菌素 AS-48 对脱脂乳和新鲜干酪中的金黄色葡萄球菌有抑制作用，采用肠毒素 CCM 4231 可以抑制豆奶中单增李斯特菌和金黄色葡萄球菌的生长，而且其对单增李斯特菌的作用方式是杀菌，对金黄色葡萄球菌的作用方式是抑菌（Laukova et al.，1999）；当肠球菌素 AS-48 与中等热处理结合时，对牛奶中的金黄色葡萄球菌有很强的协同抑制作用（Munoz et al.，2007）。另外，肠球菌素 MR-10A 也被证明可以显著抑制奶油冻中蜡状芽孢杆菌的生长（Hata et al.，2009）。有研究指出将肠球菌素加入牛乳后，无论在 4℃ 还是 25℃ 条件下，肠球菌素均能抑制牛乳中单增李斯特菌的生长，且随着添加量的增加其抑菌效果也增加，且在 4℃ 时，向牛乳中加入浓度为 1280 AU/mL 肠球菌素能完全抑制单增李斯特菌的生长（都立辉 等，2014）。肠球菌素 CRL35 被证明对革兰氏阳性和革兰氏阴性的食源性病原体和腐败菌株具有活性，并且能够控制脱脂牛奶和汉堡包中的大肠杆菌和单增李斯特菌（Acuna et al.，2015）。而且粪肠球菌 RM1 产生的细菌素 Ent-RM1 不仅对接种到牛乳中的蜡状芽孢杆菌 ATCC 11778 具有显著抑菌作用，还对单增李斯特菌 Scott A 有杀菌作用（张雪颖，2019）。

此外，研究发现，低浓度的肠球菌素 AS-48 可以使苹果汁和苹果酒中的大肠杆菌迅速灭活，以防止在大肠杆菌的生长过程中可能导致甘油转化为 3-羟基丙醛（3-HPA）而严重影响产品质量（Martinez-Viedma et al.，2008）。肠球菌素 L50（L50A 和 L50B）可以作为啤酒酿造过程中各个阶段的生物防腐剂，它可以杀死啤酒中的腐败乳酸菌（Basanta et al.，2008）。肠球菌素 MR-10A 也可以用于食品生物的保鲜，已被证明可以使腌黄瓜里的单增李斯特菌数显著降低（Hata et al.，2009）。

四、其他细菌素

食品腐败菌和食源性致病菌的耐多药菌株的出现急需有效的新型生物防腐剂，不少对食源性腐败菌和食源性致病菌有强烈抗菌活性的细菌素陆续被发现，如乳酸菌素3147、phocacin P180（Satish et al.，2009）、garviecin LG34（Gao et al.，2015）、肠球菌素 KT2W2G（Kittikun et al.，2015）、细菌素 XN8（Yi et al.，2016）、细菌素 Helveticin-M（王筱梦，2017）、Geobacillin 26（Manta et al.，2019）、细菌素 PE-ZYB1（Zhang et al.，2020）、植物乳杆菌细菌素 SLG10（Pei et al.，2020）等。这些新型细菌素的基础和应用研究是今后食品生物防腐剂开发的重要保证。

第二节
纯化或半纯化的细菌素在食品工业中的应用

目前许多研究表明细菌素可以抑制食品中腐败微生物和致病菌的生长，从而延长食品的货架期，在食品保存中应用潜力很大。但迄今为止，只有 Nisin 和片球菌素 PA-1 作为食品防腐剂被商业化应用（Garsa et al.，2014）。通常，筛选用于食品的细菌素需要满足一些重要的标准：生产菌株应为食品级、具有较高的活性、具有有益的作用且没有相关的健康风险（Célia et al.，2018）。

纯化或半纯化的细菌素也可以被用于各类食品的生物防腐剂，尤其是在非发酵食品中。研究表明粪肠球菌、肠膜明串珠菌葡聚糖亚种所产细菌素的粗提物能够延缓巴氏杀菌牛乳的酸化进程，抑制牛乳中微生物生长，从而延长巴氏杀菌牛乳的货架期并保持其风味（翟光超 等，2005）。另有实验表明，将半纯化的肠球菌素 AS-48 添加到人工污染了单增李斯特菌和金黄色葡萄球菌的香肠中，在9天的贮存期内，需要约 40 μg/mL 的半纯化的肠球菌素 AS-48 来完全抑制致病菌（Haider et al.，2010）。此外，添加半纯化的植物乳杆菌 JY-22 细菌素可以改善鲢鱼鱼丸感官品质，能有效抑制鲢鱼鱼丸中芽孢杆菌的生长繁殖，对产品具有良好的保鲜效果（崔天琦 等，2019）。

纯化和半纯化的细菌素多被用于乳制品中。研究表明，纯化的肠球菌素CCM4231在干酪生产过程中可以抗单增李斯特菌（Laukova et al.，2001）。Riberio等人将半纯化的乳链球菌素481加到新鲜的奶酪中，在冷藏条件下储存3～7天，发现其单增李斯特菌总数下降了3个对数值，这也是首次将半纯化的乳链球菌素481用于抑制奶酪中的单增李斯特菌（Ribeiro et al.，2016）。在脱脂奶和全脂奶中加入半纯化的乳链球菌素BZ（400～2500 AU/mL），在4℃和20℃条件下25天贮藏期内，可以使奶中的单增李斯特菌的数量保持在不可检出的水平（Yildirim et al.，2016）。Ribeiro等人发现了一种由粪肠杆菌菌株产生的半纯化肠球菌素，可以抑制单增李斯特菌对新鲜奶酪的污染，此外，对于含有最高剂量（2000 AU/g）单增李斯特菌的奶酪，可导致该病原菌数量降低到检测水平以下，且这种效果一直保持到72 h（Ribeiro et al.，2017）。在水牛原乳清中加入半纯化的片球菌素PA-1，可以降低水牛原乳中的金黄色葡萄球菌的数量，进而延长其货架期（Verma et al.，2017）。

第三节
产细菌素的细菌在食品工业中的应用

纯化的细菌素在食品工业中的使用仍然受到限制，这主要是因为美国食品和药物管理局（FDA）和欧洲食品安全局（EFSA）的食品法规严格的标准限制了新型细菌素作为食品防腐剂的批准，而且细菌素分离和纯化需要较高的成本也限制了新型细菌素的商业开发。因此，使用产生细菌素的细菌来抑制食品中的腐败菌和致病菌的生长是替代使用纯化的细菌素作为食品添加剂的有效方法（Célia et al.，2018）。

已经有研究表明产细菌素的细菌在肉类中可以抑制微生物的活性，以延长其货架期。研究表明，将单增李斯特菌、弯曲乳杆菌和片球乳杆菌，单独或混合接种到冷冻的新鲜牛肉中，在4℃的条件下储藏，结果表明，将弯曲乳杆菌或片球乳杆菌单一接种在牛肉上，在一周的储藏期内均能够对单增李斯特菌起到抑制作用；若将二者混合一起接种在牛肉上，在六周的储藏期内，均可抑制其中单增李斯特菌的生长，且没有出现单增李斯特菌再污染的现象（张佩华 等，2011）。类似地，将乳酸片球菌PA003与指示菌单增李斯特菌和大肠杆菌分别混合，接种于新鲜猪肉中，在4℃和

20℃的条件下贮藏一周，检测贮藏期间指示菌数量的变化。结果表明，乳酸片球菌对两种指示菌均有抑制作用，尽管在第 7 天时单增李斯特菌的数量出现轻微反弹，但低于不接种乳酸片球菌的对照样品中单增李斯特菌的数量（董婷，2014）。

乳酸菌在发酵食品的生产中应用很广，如肉制品、乳制品、蔬菜等发酵过程中，将乳酸菌作为发酵剂可以取得很好的抗菌效果。产 Nisin 的乳酸菌株最初被用来作为奶酪的发酵剂使用时，会减少单增李斯特菌的数量（Ramisaran et al.，1998）。此外，在共培养中，产细菌素的双歧杆菌对单增李斯特菌很有效，在很短的时间内可以使该致病菌的数量明显下降（Moon et al.，2005）。在制作泡菜时，如果用能产细菌素的柠檬明串珠菌 G17 作为发酵菌剂，在发酵阶段该细菌占微生物总数的 70%～90%，在贮藏期间酵母不会被检出，可以有效地控制泡菜的过熟。同时，如果在发酵液中接种大肠杆菌、沙门氏菌和金黄色葡萄球菌等致病菌，用柠檬明串珠菌 G17 作为发酵菌剂，在发酵过程中可以有效地抑制致病微生物的生长（Chang et al.，2011）。王辑等人研究表明用植物乳杆菌 K25 作为辅助发酵剂制作益生菌发酵乳，4℃下贮藏 21 天仍具有很强的抑菌活性，并且通过相关动物实验证明 K25 具有降解胆固醇、降血脂、抗氧化能力，适合在奶制品中用于辅助发酵剂（王辑，2012）。Kingcha 等人将产细菌素的戊糖片球菌作为发酵剂来控制发酵香肠中病原微生物的生长，发酵一段时间后，接种戊糖片球菌的实验组与对照组相比，人为添加的单增李斯特菌明显减少（Kingcha et al.，2012）。尚楠等人选择产细菌素双歧杆菌 L-SN 菌株与保加利亚乳杆菌和嗜热链球菌混合发酵剂共同发酵生产酸奶，结果表明在酸奶中添加双歧杆菌 L-SN 能有效抑制酸奶的后酸化进程，并能显著提高酸奶的持水力和黏度，赋予酸奶良好的色泽、口感和组织状态，延长酸奶的货架期（尚楠 等，2013）。此外，将粪肠球菌 NCIM 5423 和植物乳杆菌 Acr2 应用在发酵豆乳中，结果表明这两种乳酸菌不仅可以用于豆乳发酵，且在发酵过程中产生的细菌素对单增李斯特菌具有良好的杀菌作用，进而使豆乳的保质期延长（Devi S M et al.，2014）；将乳酸片球菌 KTU05-7、戊糖片球菌 KTU05-9 和乳杆菌 KTU05-6 菌株及其所产细菌素应用在冷熏猪肉香肠中，结果表明三种乳酸菌及其产生的细菌素不仅对致病菌和腐败菌具有良好抑制性能，冷熏猪肉香肠制品中多环芳烃和生物胺的含量也下降（Bartkiene et al.，2017）。有一项研究是为了防止新鲜奶酪中单增李斯特菌的生长，选择了三个产 Nisin Z 乳酸菌菌株用于新鲜奶酪的生产，结果表明在奶酪贮藏 7 天内能够显著减少（P<0.001）单增李斯特菌数量（Kristina et al.，2018）。在酸奶发酵中添加产细菌素的植物乳杆菌 Q7 可缩短其发酵时间，延长货架期，并且试验表明，植物乳杆菌 Q7 合成的细菌素对保加利亚乳杆菌及嗜热链球菌具有一定抑制作用，有助于延缓酸奶贮藏期后酸化（杨慧 等，2019）。

第四节
细菌素与其他物质协同作用在食品工业中的应用

一些细菌素与其他抗菌剂或螯合剂在加热、改良空气包装和高静水压力等条件下联合使用时，表现出附加或协同作用，所以细菌素与其他物质的协同作用逐渐成为食品工业中重要的发展方向。在食品保存方面，细菌素与其他保存方法结合来储藏食品的技术称为栅栏技术。栅栏技术这一个概念是由德国肉类研究中心专家 Leistner 最先提出的，是一套科学的、系统的将多种技术结合在一起的提高产品货架期的综合保藏方法。

一、细菌素与化学防腐剂的联合使用

化学防腐剂和生物防腐剂的复合使用可以降低单独使用细菌素的成本，而且两者的协同作用可以更有效地抑制病原菌。例如乳酸链球菌素是乳酸链球菌产生的一类细菌素，一般可以作为安全的生物保鲜剂应用在乳制品和肉类产品。但是由于其溶解度低且在高 pH 值下抗菌效果较差。研究设计 Nisin 可以与化学防腐剂联合使用，协同控制食品腐败和某些食品病原菌，如金黄色葡萄球菌或沙门氏菌（Liu et al.，2015；Murdock et al.，2007）；梁艳等人研究了 Nisin 和 CO_2 对巴氏奶的协同保鲜效果，结果表明 4℃条件下充入 42.87 mmol/L 的 CO_2 贮存时间为 9 天，普通巴氏奶贮存 6 天，而共同添加 42.87 mmol/L 的 CO_2 和 400 IU/g 的 Nisin 可分别在 0℃、4℃下贮存 18 天和 15 天，CO_2 与 Nisin 协同保鲜作用效果显著（梁艳 等，2008）；Nisin 与肉桂酸联合使用对食品中的金黄色葡萄球菌有很好的协同抗菌作用，二者结合抑制耐药细菌效果明显（Ce et al.，2017）。其他细菌素也可以与其他物质联合应用于食品保鲜上，如在新鲜的猪肉香肠中分别接种 10^6 CFU/g 的单增李斯特菌和产气芽孢杆菌，并添加 2500 AU/mL 的乳链球菌素 3147 和 2％的柠檬酸钠，在 4℃的条件下贮藏 14 天后，发现单增李斯特菌减少了 2 个对数值，产气芽孢杆菌减少了 3 个对数值。此外，乳链球菌素 3147 也被证明在螯合剂存在的情况下可以抑制沙门氏菌的生长（Scannell et al.，2000）；当肠球菌素 EJ97 与亚硝酸钠、苯甲酸钠、乳酸钠或三聚磷酸钠结合使用时，可以抑制蔬菜（西葫芦）中大型芽孢杆菌的活性（García et al.，2004）；肠球菌素 AS-48 与 Nisin 或酚类物质（如丁香酚）联合使用时，会大大增强其杀菌活性，在 22℃下可以使即食蔬菜汁和果泥中的蜡状芽孢杆菌、大型芽孢杆菌完全失活（Grande et al.，2007）；肠球菌素与其他防腐剂或物理处理（如高温和高压）的协同作用可以使肠球菌素的抗菌性得到增强，其在食品的保鲜过程中有很大的应用潜力（Haider et al.，2010）；二氧化硫是在酿酒过程中用于控制腐败菌生长和葡萄酒腐败的传统抗菌剂，如将片球菌素 PA-1 与二氧化硫混合用于葡萄酒酿造中，结果两者具有协同抑制作用，同时也表明片球菌素 PA-1 可作为葡萄酒酿造中的潜在生物防腐剂（Diez et al.，2012）；有研究表明小根蒜提取物与产细菌素乳酸菌菌液复配对冷鲜肉有抑菌作用，能延长冷鲜肉的保质期限，虽然小根蒜提取物或产细菌素乳酸菌单一处理对冷鲜肉样品都具有保鲜作用，但保鲜效果明显低于小根蒜提取物和产细菌素乳酸菌复配液处理后的冷鲜肉样品（班岭岭，2017）；磷酸盐缓冲液与高压处理联合作用时，肠球菌素 Ent-RM1 对大肠杆菌 K12 抗菌作用明显（张雪颖，2019）；将 Nisin 与葡萄籽提取物联合应用于虾的保鲜，可以显著增强单增李斯特菌的抑制能力（Zhao et al.，2019）。

二、细菌素与抗菌薄膜和涂料的联合使用

在食用涂膜中添加细菌素，可以降低易腐水果中微生物的生长和腐烂率，从而提高产品的货架期和商品外观（Tumbarski et al.，2019）。细菌素可直接并入聚合物，涂覆或吸附在聚合物表面，具有抑制食品中微生物生长、延长食品保质期的作用，因此，将细菌素掺入食品包装中是一种理想的保鲜方式（Appendini et al.，2002）。例如，可生物降解聚乳酸聚合物膜与 Nisin 结合可显著抑制培养基和液体蛋清中的单增李斯特菌，减少橙汁中大肠杆菌 O157：H7 的细胞数量，并降低液体蛋清中的沙门氏菌（Jin et al.，2008）。使用较高浓度的 Nisin 生产纤维素薄膜，应用在香肠的保存中，与普通薄膜相比，这种膜在 4℃冷藏 14 天后香肠中的单增李斯特菌和需氧菌总数均显著下降（Nguyen et al.，2008）。将含有片球菌素

的醋酸纤维薄膜置于火腿片之间，在 12℃ 的条件下贮藏 15 天，发现其中的单增李斯特菌数量减少了 2 个对数值（Santiago-Silva et al.，2009）。与单独使用苹果酸相比，使用苹果酸和 Nisin 制备的可食薄膜能够更好地抑制单增李斯特菌的活性（Pintado et al.，2009）。Woraprayote 等人采用扩散涂布法将片球菌素 PA-1/ AcH（Ped）加入聚乳酸/锯屑颗粒中，来开发具有抗单增李斯特菌活性的新型生物复合膜。该新型生物复合膜在切片猪肉样品冷冻保存期间对单增李斯特菌具有 99% 的抑制作用，说明该复合膜可作为抗单增李斯特菌的新型包装材料在食品包装中使用（Woraprayote et al.，2013）。以食品级明胶为基料，添加屎肠球菌 SM21 合成的肠球菌素 A、肠球菌素 B、肠球菌素 P 和黄酮酯或月桂酸酯制备成的薄膜，应用于不同的食品体系中。该薄膜对单增李斯特菌、金黄色葡萄球菌和蜡状芽孢杆菌具有活性，为食品保存提供了一种新型的替代工具（Carolina et al.，2015）。此外，将 Nisin Z 加入含有月桂酸精氨酸的可生物降解薄膜中，应用于食品保鲜，研究表明该膜对食源性病原菌鼠伤寒沙门氏菌和肠炎沙门氏菌具有抑制作用（Pattanayaiying et al.，2015）。Argyri 等人进一步证实在真空条件下将 Nisin Z 与乙二胺四乙酸（EDTA）组合用于包装膜中作为牛排的包装，与未涂抹膜相比，涂覆 Nisin Z-EDTA 的膜显著降低了腐败细菌和致病菌的数量，并且保持肉原有的品质（Argyri et al.，2015）。Elahe 等人用 1000 $\mu g/mL$ Nisin 制成的纤维素薄膜包装干酪，在 4℃ 保存 14 天后，可以完全灭活超滤干酪表面的单增李斯特菌（Elahe et al.，2018）。用含有 Nisin 的明胶膜包装猪肉，可以延缓脂质氧化和微生物生长，使肉的保质期从 4 天延长到 7 天（Pimonpan et al.，2018）。

细菌素作为安全高效抗菌剂，在食品防腐保鲜领域展现巨大的应用潜力。目前，只有 Nisin 和片球菌素 PA-1 用于食品工业中，对新型细菌素的开发和应用之路任重而道远。此外，细菌素纯化成本较高，因此以产细菌素的食品级微生物在食品中的应用也是今后值得深入研究的课题。另外，产细菌素的食品级微生物可以与食品一起被人们食用，可用于调节肠道菌群，促进胃肠道的健康。总之，细菌素在食品领域中具有良好的应用前景，期待未来可以开发出更有价值的新型细菌素应用于食品工业。

参考文献

班岭岭，2017.产细菌素乳酸菌与小根蒜提取物复配在冷鲜肉保鲜中的应用 [J].科技资讯，12，68-69.

崔天琦，杜宏，吕欣然，等，2019.植物乳杆菌 JY-22 细菌素粗提物在鲢鱼鱼丸保鲜中的应用 [J].食品科学，40（21）：229-235.

董婷，2014.乳酸片球菌培养基优化、益生特性及在猪肉防腐中的应用 [D].天津大学.

都立辉，施荣华，张虹，等，2014.肠球菌素的分离提取及其在牛乳杀菌中的应用 [J].食品科学，35（15）：1-4.

高蕾蕾，李迎秋，2017.乳酸链球菌素及其在食品中的应用研究进展 [J].中国调味品，42（3）：157-165.

梁艳，李晓东，何述栋，2008.Nisin 协同 CO_2 在巴氏杀菌乳保鲜中的应用 [J].中国乳品工业，36（9）：27-30.

吕燕妮，2011.广谱抗菌肽——片球菌素 pediocin PA-1 [J].食品科技，36（09）：41-44，49.

庞瑞霞，宗楠，2011.Nisin 及其在食品工业中的应用 [J].食品研究与开发，32（09）：218-220.

尚楠，刘丽莎，任发政，2013.产细菌素双歧杆菌 L-SN 对酸奶后酸化及品质的影响 [J].中国农业大学学报，18（4）：178-182.

孙文婷，王大平，2013.天然生物保鲜剂 Nisin 对苦瓜保鲜效果的研究 [J].食品工业，35（4）：102-104.

檀茜倩，韩烨，周志江，等，2009.片球菌素对酸奶中单核细胞增多症李氏杆菌的抑菌作用 [J].湖南农业科学，（09）：107-110.

田文利，吴琼，吕红线，2000.乳酸链球菌素（Nisin）的研究进展 [J].食品工业，（3）：28-30.

王筱梦，2017.细菌素 Helveticin-M 对熟制羊肉腐败菌的抑菌作用及其机理研究 [D].南京师范大学.

王辑，2012.植物乳杆菌 K25 在发酵乳中的应用研究 [D].吉林农业大学.

王莹，2016.嗜酸乳杆菌细菌素纯化及在牛乳保鲜中的应用 [D].河南科技大学.

伍先绍，贺稚非，陈卫良，2008.肠球菌素及其产生菌株在食品工业中的研究和应用现状 [J].食品与发酵工业，34（11）：111-116.

徐炳政，王颖，梁小月，等，2015.乳酸菌细菌素应用研究进展 [J].黑龙江八一农垦大学学报，27（01）：60-63.

杨慧，步雨珊，刘奥，等，2019.产细菌素植物乳杆菌 Q7 对酸奶后酸化及品质的影响研究 [J].食品与发酵工业，1-7.

袁秋萍，1998.乳酸链球菌素在肉制品中的应用［J］.食品工业科技，4，27-28.

曾维伟，2017.乳酸菌细菌素的发酵生产及其在鱼片保鲜上的应用［D］.南京农业大学.

翟光超，贺银凤，2005.酸马奶酒中两株产抑菌物质乳酸菌培养基的优化［J］.食品工业科技，26（9）：96-98.

张艾青，刘书亮，2006.天然食品防腐剂 Nisin 及其在乳品工业中的应用［J］.乳品加工，11（25）：57-60.

张隽娴，李静，樊铭勇，2017.细菌素的研究与应用进展［J］.绿色科技，（18）：74-78.

张佩华，谷贵章，张进杰，2011.产抗菌素乳酸菌的组合应用对牛肉中李斯特菌污染的抑制作用研究［J］.食品工业科技，32（6）：118-120.

张鑫，黄乐平，陈卫平，2010.微生物防腐剂细菌素在食品上的应用［J］.食品研究与开发，31（12）：266-269.

张雪颖，2019.食物分离株细菌素 RM1 的特性及应用研究［J］.中国食物与营养，25（11）：41-46.

赵龙玉，2015.益生乳酸菌的筛选及其在食品加工上的应用研究［D］. 山东农业大学.

Acuña L，Corbalan N S，Fernández-No I C，et al.，2015. Inhibitory effect of the hybrid bacteriocin Ent35-MccV on the growth of *Escherichia coli* and *Listeria monocytogenes* in model and food systems. Food and Bioprocess Technology，8，1063-1075.

Akbar B，Rana D，Seid M J，et al.，2019. Nanoencapsulated nisin：An engineered natural antimicrobial system for the food industry. Trends in Food Science & Technology，11，20-31.

Appendini P，Hotchkiss J H，2002. Review of antimicrobial food packaging. Innovative Food Science & Emerging Technologies，3，113-126.

Argyri A A，Mallouchos A，Panagou E Z，2015. The dynamics of the HS/SPME-GC/MS as a tool to assess the spoilage of minced beef stored under different packaging and temperature conditions. International Journal of Food Microbiology，193，51.

Aymerich T，Garriga M，Ylla J，et al.，2006. Application of enterocins as biopreservatives against *Listeria innocua* in meat products. Journal of Food Protection，63，721-726.

Bárbara R，Teresa R S B，Paula T，et al.，2019. Biopreservation approaches to reduce *Listeria monocytogenes* in fresh vegetables. Food Microbiology，7，1-8.

Bartkiene E，Bartkevics V，Mozuriene E，2017. The impact of lactic acid bacteria with antimicrobial properties on biodegradation of polycyclic aromatic hydrocarbons and biogenic amines in cold smoked pork sausages. Food Control，71，285-292.

Basanta A，Sánchez J，Gómez-Sala B，et al.，2008. Antimicrobial activity of *Enterococcus faecium* L50，a strain producing enterocins L50 (L50A and L50B)，P and Q，against beer-spoilage lactic acid bacteria in broth，wort (hopped and unhopped)，and alcoholic and non-alcoholic lager beers. International Journal of Food Microbiology，125，293-307.

Carolina I，Gustavo C，Antonela S D，et al.，2015. Gelatine based films added with bacteriocins and a flavonoid ester active against food-borne pathogens. Innovative Food Science & Emerging Technologies，3，66-72.

Célia C G，Sofia P M S，Susana C R，2018. Application of bacteriocins and protective cultures in dairy food preservation. Frontiers in Microbiology，4，1-6.

Ce S，Xiaowei Z，Xingchen Z，et al.，2017. Synergistic interactions of nisin in combination with cinnamaldehyde against *Staphylococcus* aureus in pasteurized milk. Food Control，2，71，10-16.

Chang J Y，Chang H C，2011. Growth Inhibition of food borne pathogens by kimchi prepared with bacteriocin-producing starter culture. Food Science，76，72-78.

Chen J H，Ren Y，Seow J，2012. Intervention technologies for ensuring microbiological safety of meat: current and future trends. Comprehensive Reviews in Food Science & Food Safety，11，119-132.

Cintas L M，Casaus P，Fernandez M F，et al.，1998. Comparative antimicrobial activity of enterocin L50，pediocin PA-1，nisin A and lactocin S against spoilage and food borne pathogenic bacteria. Food Microbiology，15，289-298.

Cotter P D，Colin H，2005. Bacteriocins: developing innate immunity for food. Nature Reviews Microbiology，3，777-788.

Dean J P，Zottola E A，1995. Use of Nisin in ice cream and effect on the survival of*Listeria monocy* to genes. Journal of Food Protection，59，476-480.

Devi S M，Ramaswamy A M，Halami P M，2014. In situ production of pediocin PA-1 like bacteriocin by different genera of lactic acid bacteria in soymilk fermentation and evaluation of sensory properties of the fermented soy curd. Journal of Food Science and Technology-Mysore，51，3325-3332.

Díez L，Rojo-Bezares B，Zarazaga M，2012. Antimicrobial activity of pediocin PA-1 against *Oenococcus oeni* and other wine bacteria. Food Microbiology，31，167-172.

EEC. EEC Commission Directive 93/463/EEC. 1983

Einarsson H，Lauzon H L，1995. Biopreservation of brined shrimp (*Pandalus borealis*) by bacteriocins from lactic acid bacteri. Environmental Microbiology，61，669-676.

Elahe D，Hossein T，Mehran M，et al.，2018. Characterization of cellulosic paper coated with chitosan-zinc oxide nanocomposite containing nisin and its application in packaging of UF cheese. International Journal of Biological Macromolecules，109，1311-1318.

Esmail A，Masoud R，Hedayat H，2014. Antibacterial activity of plant essential oils and extracts：The role of thyme essential oil，nisin，and their combination to control *Listeria monocytogenes* inoculated in minced fish meat. Food Control，2，35，177-183.

Franz C M A P，van Belkum M J，Holzapfel W H，et al. ，2007. Diversity of enterococcal bacteriocins and their grouping in a new classification schem. FEMS Microbiology Reviews，31，293-310.

Gao Y，Li D，Liu S，et al. ，2015. Garviecin LG34，a novel bacteriocin produced by *Lactococcus garvieae* isolated from traditional Chinese fermented cucumber. Food Control，50，896-900.

García M T，Lucas R，Abriouel H，et al. ，2004. Antimicrobial activity of enterocin EJ97 against *Bacillus macroides/Bacillus maroccanus* isolated from zucchini puree. Journal of Applied Microbiology，97，731-737.

Garsa A K，Kumariya R，Kumar A，et al. ，2014. Industrial cheese whey utilization for enhanced production of purified pediocin PA-1. LWT-Food Science and Technology，59，656-665.

Grande M J，Abriouel H，López R L，et al. ，2007. Efficacy of enterocin AS-48 against bacilli in ready-to-eat vegetable soups and purees. Journal of Food Protection，70，2339-2345.

Grande Burgos M J，Pulido R P，Del C L A M，2014. The cyclic antibacterial peptide enterocin AS-48：Isolation，mode of action，and possible food applications. International Journal of Molecular Sciences，15，12，22706-22727.

Haider K，Steve F，Pak-Lam Y，2010. Enterocins in food preservation. International Journal of Food Microbiology，6，1-10.

Hata T，Alemu M，Kobayashi M，et al. ，2009. Characterization of a bacteriocin produced by *Enterococcus faecalis* N1-33 and its application as a food preservative. Journal of Food Protection，72，524-530.

Jin T，Zhang H，2008. Biodegradable polylactic acid polymer with nisin for use in antimicrobial food packaging. Food Science，73，127-134.

Jin T，2010. Inactivation of *Listeria monocytogenes* in skim milk and liquid egg white by antimicrobial bottle coating with polylactic acid and nisin. Journal of Food Science，75，83-88.

Jinjin P，Wengang J，Abd E A，et al. ，2020. Isolation，purification，and struc-

tural identification of a new bacteriocin made by *Lactobacillus plantarum* found in conven-
tional kombucha. Food Control, 110, 1-8.

Kallinteri L, Kostoula O, Savvaidis I, 2013. Efficacy of nisin and/or natamycin to
improve the shelf-life of Galotyri cheese. Food Microbiology, 36 (2), 176-181.

Kingcha Y, Tosukhowong A, Zendo T, 2012. Anti-listeriaactivity of *Pediococcus
pentosaceus* BCC 3772 and application asstarter culture for Nham, a traditional fermented
pork sausage. Food Control, 25, 190-196.

Kittikun A., 2015. Bacteriocin-producing *Enterococcus faecalis* KT2W2G isolated
from mangrove forests in southern Thailand: purification, characterization and safety
evaluation. Food Control, 54, 126-134.

Kristina K, Neringa K, Loreta S, et al., 2018. Characterization and application of
newly isolated nisin producing *Lactococcus lactis* strains for control of *Listeria monocyto-
genes* growth in fresh cheese. LWT-Food Science and Technology, 2, 507-514.

Laukova A, Czikkova S, 1999. The use of enterocin CCM 4231 in soy milk to con-
trol the growth of*Listeria monocytogenes* and *Staphylococcus aureus*. Journal of applied
microbiology, 82, 182-186.

Laukova A, Vlaemynck G, Czikkova S, 2001. Effect of enterocin CCM 4231 on
Listeria monocytogenes in Saint-Paulin cheese. Folia microbiologica, 46, 157-160.

Liu H, Pei H, Han Z, et al., 2015. The antimicrobial effects and synergistic anti-
bacterial mechanism of the combination of ε-Polylysine and nisin against Bacillus subti-
lis. Food Control, 47, 444-450.

Manta V, Marija G, Mindaugas V, et al., 2019. Geobacillin 26 high molecular
weight bacteriocin from a thermophilic bacterium. International Journal of Biological Mac-
romolecules, 141, 333-344.

Martínez V P, Abriouel H, Ben Omar N, et al., 2008. Inactivation of exopolysac-
charide and 3-hydroxypropionalde hyde-producing lactic acid bacteria in apple juice and
apple cider by enterocin AS-48. Food and Chemical Toxicology, 46, 1143-1151.

Michael L C, Richard W, Djamel D, et al., 2018. Functions and emerging appli-
cations of bacteriocins. Current Opinion in Biotechnology, 49, 23-28.

Ming X, Webwe G H, Ayres J W, et al., 1997. Bacteriocins applied to food pack-
aging materials to inhibit *Listeria monocytogenes* on meats. Journal of Food Science, 62,
413-415.

Moon G S, Pyun Y R, Park M S, et al., 2005. Secretion of recombinant pediocin
PA-1 by *Bifidobacterium longum*, using the signal sequence for bifidobacterial alpha-
amylase. Applied and Environmental Microbiology, 71, 5630-5632.

Montville T J, Cben Y, 1998. Mechanistic action of pediocin and nisin: recent progress and unresolved questions. Applied Microbiology and Biotechnology，50，511-519.

Muñoz A，Ananou S，Gálvez A，et al.，2007. Inhibition of *Staphylococcus aureus* in dairy products by enterocin AS-48 produced in situ and ex situ：Bactericidal synergism with heat. International Dairy Journal，7，60-769.

Murdock C A，Cleveland J，Matthews K R，et al.，2007. The synergistic effect of nisin and lactoferrin on the inhibition of *Listeria monocytogenes* and *Escherichia coli* O157：H7. Letters in Applied Microbiology，44，255-261.

Murphy E F，Clarke C F，Marques T M，et al.，2013. Antimicrobials：strategies for targeting obesity and metabolic health? Gut Microbes，4，48-53.

Naghmouchi，Belguesmia Y，Bendali F，et al.，2019. *Lactobacillus* fermentum：a bacterial species with potential for food preservation and biomedical applications. Critical Reviews in Food Science and Nutrition，1-8.

Nes I F，Diep D B，Havarstein L S，et al.，1996. Biosynthesis of bacteriocins in lactic acid bacteria. Antonie van Leeuwenhoek，70，113-128.

Nieto-Lozano J C，Reguera-Useros J I，2010. The effect of the pediocin PA-1 produced by *Pediococcus acidilactici* against *Listeria monocytogenes* and Clostridium perfringens in Spanish dry-fermented sausages and frankfurters. Food Control，21，679-685.

Nguyen V T，Gidley M J，Dykes G A，2008. Potential of a nisin-containing bacterial cellulose film to inhibit *Listeria monocytogenes* on processed meats. Food Microbiology，5（25）：471-478.

Oisin M，Thomas K，Johann Scollard，et al.，2019. Nisin application delays growth of *Listeria monocytogenes* on fresh-cut iceberg lettuce in modified atmosphere packaging，while the bacterial community structure changes within one week of storage. Postharvest Biology and Technology，147，185-195.

Oshima S，Hirano A，Kamikado H，et al.，2014. Nisin A extends the shelf life of high-fat chilled dairy dessert，a milk-based pudding. Journal of Applied Microbiology，116，1218-1228.

Pattanayaiying R，Aran H，Cutter C N，2015. Incorporation of nisin Z and lauric arginate into pullulan films to inhibit food borne pathogens associated with fresh and ready-to-eat muscle foods. International Journal of Food Microbiology，207，77-82.

Pimonpan K，Chedia B A，Nadia Oulahal，et al.，2018. Gelatin films with nisin and catechin for minced pork preservation. Food Packaging and Shelf Life，18，173-183.

Pintado C M，Ferreira M A，Sousa I，2009. Properties of whey protein-based films containing organic acids and nisin to control *Listeria monocytogenes*. Food Protection，72，1891-1896.

Ramisaran H，Chen J，Brunke B，et al.，1998. Survival of bioluminescent *Listeria monocytogenes* and *Escberichia coli* O157：H7 in soft cheeses. Dairy Science，81，1810-1817.

Renye Jr J A，Somkuti G A，Garabal J I，et al.，2011. Heterologous production of pediocin for the control of *Listeria monocytogenes* in dairy foods. Food Control，22，1887-1892.

Ribeiro S C，Paula M，O'Connor R，et al.，2016. An anti-listerial *Lactococcus lactis strain* isolated from Azorean Pico cheese produces lacticin 481. International Dairy Journal，11，18-28.

Ribeiro S C，Ross R P，Stanton C，et al.，2017. Characterizationand application of antilisterial enterocins on model fresh cheese. Food Protection，80，1303-1316.

Safia A，Karine D，Yann H，2004. Involvement of the mpo operon in resistance to class IIa bacteriocins in *Listeria monocytogenes*. *Fems* Microbiology Letters，238，37-41.

Samir A，Alberto B，Mercedes M，et al.，2010. Effect of combined physico-chemical treatments based on enterocin AS-48 on the control of *Listeria monocytogenes* and *Staphylococcus aureus* in a model cooked ham. Food Control，4，478-486.

Santiago-Silva P，Soares N F F，N brega J E，2009. Antimicrobial efficiency of film incorporated with pediocin（ALTA$^{©}$ 2351）on preservation of sliced ham. Food Control，20，85-89.

Satish K R，Arul V，2009. Purification and characterization of phocaecin PI80：an anti-listerial bacteriocin produced by *Streptococcus phocae* PI80 Isolated from the gut of Peneaus indicus（Indian white shrimp）. Applied Microbiology and Biotechnology，19，1393.

Scannell A G，Ross R P，Hill C，et al.，2000. An effective lacticin biopreservative in fresh pork sausage. Food Protection，63，370-375.

Sobrino-Lopez A，Martin-Belloso O，2008. Use of nisin and other bacteriocins for preservation of dairy products. International Dairy Journal，18（4），329-343.

Tumbarski，Yulian，Nikolova，et al.，2019. Biopreservation of fresh strawberries by carboxymethyl cellulose edible coatings enriched with a bacteriocin from *Bacillus methylotrophicus* BM47. Food Technology and Biotechnology，57，230-237.

Verma S K，Sood S K，Saini R K，et al.，2017. Pediocin PA-1 containing fermented cheese whey reduces total viable count of raw buffalo（Bubalis bubalus）milk. LWT-Food Science and Technology，9，193-200.

Woraprayote W，Kingcha Y，Amonphanpokin P，2013. Anti-listeria activity of poly（lactic acid）/sawdust particle biocomposite film impregnated with pediocin PA-1/

AcH and its use in raw sliced pork. International Journal of Food Microbiology，167，229-235.

Yi L，Dang J，Zhang L，et al.，2016. Purification，characterization and bactericidal mechanism of a broad spectrum bacteriocin with antimicrobial activity against multidrug-resistant strains produced by *Lactobacillus coryniformis* XN8. Food Control，67：53-62.

Yildirim Z，Öncül N，Yildirim M，et al.，2016. Application of lactococcin BZ and enterocin KP against *Listeria monocytogenes* in milk as biopreservation agents. Acta Alimentaria，45，486-492.

Ying H，Yunbo L，Zhengyuan Z，et al.，2009. Characterization and application of an anti-Listeria bacteriocin produced by *Pediococcus pentosaceus* 05-10 isolated from Sichuan Pickle，a traditionally fermented vegetable product from China. Food Control，11，1030-1035.

Ying Z，Jingming Y，Ying L，et al.，2000. A novel bacteriocin PE-ZYB1 produced by *Pediococcus pentosaceus* zy-B isolated from intestine of Mimachlamys nobilis：Purification，identification and its anti-listerial action. LWT-Food Science and Technology，118，1-9.

Zhao X，Chen L，Wu J E，et al.，2019. Elucidating antimicrobial mechanism of nisin and grape seed extract against *Listeria monocytogenes* in broth and on shrimp through NMR-based metabolomics approach. International Journal of Food Microbiology，319，108494.

第八章

细菌素在畜禽养殖中的应用

畜牧业是农业的重要组成。在过去的几十年里，畜禽的饲养和消费在世界范围内飞速增长，这种增长正在持续，特别是来满足工业化国家对肉类、牛奶、鸡蛋和鱼类等畜禽水产品的高需求（经合组织/粮农组织，2018 年）。在畜禽产品中，占主导地位的家畜类型为猪（112.33 百万吨）和牛（包括牛肉和水牛肉 67.99 百万吨）、家禽（109.02 百万吨），占世界肉类产量的 91.80%［联合国粮农组织统计数据库（FAOSTAT），2013］。同时，捕捞的鱼类以及水产养殖达 158 百万吨（FAOSTAT，2013）。

在畜禽水产的饲养中，兽药用抗生素被用于治疗临床和亚临床感染病。值得注意的是，在某些国家/地区，它们还被用作畜禽在养殖饲喂中抗微生物生长促进剂（AGPs）。通常，以亚治疗剂量提供抗生素，来提高生长率、降低死亡率和增强动物繁殖性能从而为牲畜提供有益的支持（Marshall and Levy，2011）。主要用于抗微生物生长促进剂的抗生素包括四环素和青霉素（美国肉类研究所，2013）。据估计，全球每年牲畜抗生素消费量约为 63000 吨至 240000 吨以上，而且由于新兴经济体的消费水平快速提高，这些数量正在增加（世界银行，2017）。然而，抗生素的过度使用将导致全球范围内的抗菌素耐药性等严重问题。

抗生素可通过阻止病原体定植、影响免疫系统、减少共轭胆汁盐的水解来增加脂肪吸收、以及增强营养物质的利用来影响肠道菌群和宿主生理（Lee et al.，2011；Niewold，2007）。健康动物的胃肠道（GIT）中有益菌和非有益菌之间的平衡经常随着细菌的比例改变而发生改变，从而导致来自外部的不同病原菌感染（Kers et al.，2018；Pluske et al.，2018）。这对动物的健康和营养以及它们的生长和繁殖性能产生很大的负面影响。当其中一些通过食物链到达人体胃肠道，获得抗生素耐药性并会导致抗生素耐药性的增强（Newell et al.，2010）。抗生素的抗性问题严重威胁着人类的健康。欧盟在 2003 年出台第 1831/2003 号法规："除抗球虫药或组织抑菌剂外，不得将抗生素作为饲料添加剂使用"。墨西哥、新西兰和韩国等一些国家采用了欧盟方法；美国、加拿大和日本等国家也制定了减少动物生产中使用抗微生物生长促进剂的准则和建议（Brown et al.，2017；Laxminarayan et al.，2015）。国际组织通过了旨在确保使用安全有效的药物治疗和预防传染病的全球行动计划的规定（WHO，2015）。2019 年 7 月 10 日，农业农村部发布《中华人民共和国农业农村部公告 第 194 号》，全面禁止促生长类药物饲料添加剂。

畜禽的细菌性疾病是多样的且很难克服，但禁止使用抗生素势必影响畜牧业经济（Laxminarayan et al.，2015）。为了解决因抗生素使用而产生的抗生素耐药性问题，发展畜牧养殖业迫切需要创新的替代方法（Czaplewski et al.，2016；Kogut，2014；Seal et al.，2013）。欧盟最近建议在畜禽饲喂中使用抗生素替代策略来解决耐药性问题（AMR），所采取的策略包括：①国家制定减少抗生素使用目标；②抗菌药物使用的基准测试；③处方控制和特定关键重要抗菌药物的使用限制，以及对畜牧业疾病预防和控制措施的改进（Murphy et al.，2017）。这些措施在某些欧盟国家中取得了令人满意的效果。根据研究，在牲畜领域中替代抗生素的方法包括益生元、抗菌肽（AMPs）、噬菌体、抗体、疫苗、天然化合物（例如多酚）和益生菌。粮农组织/世界卫生组织（2002 年）对益生菌的定义指出，益生菌是"活微生物，适量使用时，可以为宿主提供健康益处。"益生菌等级的微生物必须没有任何不良影响（细胞毒性、抗生素抗性、溶血作用），并具有有益的功效。众所周知，益生菌以菌株依赖性方式起作用，并通过不同的机制抑制致病菌，诸多研究表明了这个特征（Dowarah et al.，2017；Pandiyan et al.，2013）。

畜禽动物肠道菌群在饮食中获取、储存和消耗能量方面起着决定性作用，这些功能直接影响动物的健康和生理调节（Krajmalnik-Brown et al.，2012）。粮农组织的另一份报告（2013）专门指出了益生菌应用在动物营养健康中的可能性。Seal（2018）等人报道了使用乳酸菌可以促进动物的生长繁殖性能以及提高成活率和保持健康状态。

乳酸菌作为益生菌非常适合家畜，因为乳酸菌可以通过产生不同的代谢物来改变微环境，这些代谢物中含有大量的抑菌物质及竞争性排斥物（Gaggìa et al.，2010）。乳酸菌益生菌种类众多，包括乳杆菌属（*Lb.*），球菌属（*Ped.*），乳球菌属（*Lc.*），肠球菌属（*Ent.*），链球菌属（*Str.*）和亮黏菌属（*Leuc.*）等。乳酸菌益生菌抑制病原体的机制包括：①产生抑制性化合物；②预防病原体黏附；③竞争营养；④调节宿主免疫系统；⑤提高营养消化率、饲料转化率；⑥降低毒素生物利用度（图 8-1）（Vieco-Saiz et al.，2019）。细菌素特别是乳酸菌产的细菌素在畜禽养殖中作为抗菌成分发挥了很大的作用。由 *L. salivarius* NRRL B-30514 产生的细菌素 OR-7 喂养肉鸡后，可显著减少肉鸡体内的空肠弯曲菌（*Campylobacter jejuni*）数量（Stern et al.，2006）。乳链球菌素 3147 还被发现在预防奶牛乳腺炎的应用上，比 Nisin 有更好的效果（Garneau et al.，2002）。乳酸菌细菌素应用在畜禽养殖中，不仅与抗生素具有相似的有益作用，且具有无毒、无残留、无抗性、环境友好等优点。

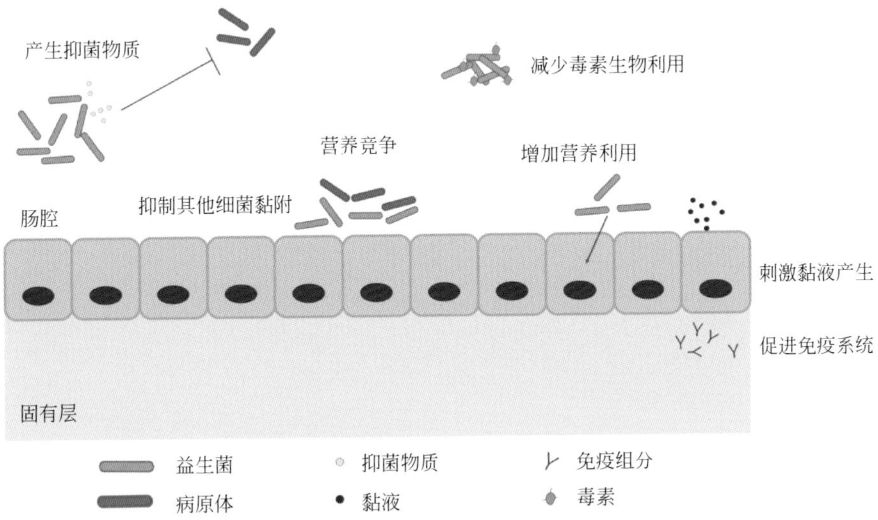

图 8-1　益生菌抑制病原菌的作用机制

第一节
细菌素及细菌素产生菌在畜禽养殖中应用的种类

细菌素是一组由核糖体合成的抗菌肽组成的杂源性群体，具有杀灭近缘菌株（窄谱）或多种多样（广谱）微生物的能力（Galvez et al.，2014）。细菌素通常非常强效，在纳摩尔浓度下具有活性，主要通过膜渗透来发挥杀灭作用。根据 Heng 和 Tagg 提出的分类，它们分为四类（Heng and Tagg，2006）。这四类包括羊毛硫抗生素；非羊毛硫抗生素或未修饰的肽；高分子量肽；环状肽。细菌素是由一般认为是安全的（GRAS）生物体产生，可以用于动物饲料中，以促进生长、改善动物健康并减少感染。

一、羊毛硫细菌素

Ⅰ类为羊毛硫抗生素，它是革兰氏阳性细菌产生的低分子质量肽

（2～5 kDa），其主要特征是存在翻译后经酶促修饰的氨基酸，如羊毛硫氨酸、甲基羊毛硫氨酸、脱氢丙氨酸和脱氢丁氨酸。大多数乳酸菌细菌素通过在细胞膜上形成孔洞并消散质子动力来杀菌。已经对许多不同类型的乳酸菌细菌素进行了研究和表征，最广为人知的是乳酸链球菌素、乳酸菌、肠球菌素和植物乳杆菌素（Ray，1996）。有些细菌素在食品中的应用已被广泛研究，但其中只有少数在畜禽养殖中的应用。

羊毛硫细菌素是由乳酸菌产生的一类细菌素，其分子中含有羊毛硫氨酸环，通常被归类为Ⅰ类细菌素。乳酸链球菌素通常由乳酸乳球菌菌株产生，乳酸菌素可以由乳酸乳球菌、清酒乳杆菌产生（Ray and Bhunia，2014）。乳酸链球菌素是最典型的乳酸菌羊毛硫细菌素，并且是目前唯一获得批准用于食品的细菌素。尽管乳酸链球菌素广泛使用，但其在牲畜中的应用受到限制。当然乳酸链球菌素可以作为奶牛乳头杀菌剂（Sears et al.，1992）。这种杀菌剂能够有效杀灭金黄色葡萄球菌，并且已经成功商业化。

在动物模型的体内试验中，羊毛硫细菌素可以成功地预防或治疗感染。例如，由乳酸乳球菌产生的乳酸链球菌素F在大鼠模型中预防了金黄色葡萄球菌引起的呼吸道感染（Kwaadsteniet et al.，2008），而芽孢杆菌属产生的羊毛硫菌素美杀菌素可以在小鼠鼻炎模型中根除耐甲氧西林金黄色葡萄球菌（MRSA）的定植（Kruszewska et al.，2004）。据研究报道乳酸链球菌素在小鼠模型中成功控制了金黄色葡萄球菌的全身扩散（Piper et al.，2012）。

二、非羊毛硫细菌素

Ⅱ类细菌素（非羊毛硫细菌素）是具有两亲性螺旋结构的热稳定的小肽（<10 kDa），不含修饰的氨基酸残基。该类分为三个亚类（Ⅱa、Ⅱb、Ⅱc）。Ⅱa类细菌素（比如片球菌素）是在N端具有YGNGVXC共有序列并且对食品病原体单增李斯特菌具有强抑制活性的肽。Ⅱb类细菌素由2个具有不同氨基酸序列的肽类寡聚体形成，一般需要2个肽段共同作用才能发挥活性。Ⅱc类细菌素为N末端和C末端以共价键连接的环形细菌素。

唾液乳杆菌UCC118是人源性的益生菌，可产生广谱Ⅱb类细菌素（Corr et al.，2007）。研究发现产生细菌素的唾液乳杆菌可调节肠道菌群的革兰氏阴性细菌种群，从而降低拟杆菌和螺旋杆菌的水平（Ribouletbisson et al.，2012）。片球菌素是由戊糖假单胞菌产生的广谱Ⅱa类细菌素。研究表明片球菌素 A 对猪小肠和大肠微生物代谢起到有效作用，显著降低有害细菌的生长，包括梭菌和大肠杆菌，并增加了纤维素分解细菌的代谢活性（Casadei et al.，2009）。

三、大肠杆菌素

大肠杆菌素是由大肠杆菌产生的抗菌多肽，至少30%的大肠杆菌菌株能够产生大肠杆菌素，它们对其他大肠杆菌或其他肠道细菌具有抗菌活性。这些细菌素通常是在应激条件下产生的，可根据其作用模式进行分类。大肠杆菌素通过孔道形成、DNA 水解、rRNA 裂解、抑制蛋白质或肽聚糖合成等途径杀死靶细胞（Lazdunski et al.，1998）。

大肠杆菌素最早是在二十世纪初发现。在 1959 年提出利用大肠杆菌素抑制不良菌株的想法（Nissle，1959）。1961 年，Tadd 和 Hurst（1961）报告了产细菌素大肠杆菌作为益生菌在仔猪的第一项研究，表明了产细菌素大肠杆菌能够在大肠内定植。近年来，体外试验表明，大肠杆菌素 E1可抑制导致猪断奶后腹泻和水肿疾病的大肠杆菌菌株的生长。此外，Cutler 等研究表明（Cutler et al.，2007），在仔猪日粮中添加大肠杆菌素 E1可以降低大肠杆菌产肠毒素菌株引起的实验性断奶后腹泻的发生率和严重程度，并改善仔猪的生长性能。他们还使用基因表达分析（IL-β、TNF-β）来表明回肠组织中导致腹泻的炎症反应减少。这些结果表明，大肠杆菌素的使用可能对食品安全产生积极影响，可以作为抗生素的一种替代品。

四、微生物素

微生物素是由大肠杆菌菌株产生的比大肠杆菌素小得多的抗菌肽，分子质量通常小于 10 kDa，诱导机制和分泌途径与大肠杆菌素不同。微生物素的生物合成受到培养基中营养缺乏的刺激并且具有抗性，能被链霉蛋白酶、原脂链球菌和肠系膜芽孢杆菌金属蛋白酶降解。研究发现微生物素可以抑制沙门氏菌（Seal et al.，2013）。沙门氏菌经常在家禽的胃肠道中定植，血清型肠炎的蛋鸡通常在其盲肠中发现沙门氏菌。微生物素的使用将减少这种致病菌在畜禽中的流行，被视为畜禽中沙门氏菌控制良策。

在大肠杆菌菌株产生的大约 10 种不同的抗菌肽中，微生物素 24 已被用作在鸡的养殖中控制沙门氏菌。在肉鸡的饮水中投放微生物素 24 可以使肉鸡肠道中的鼠沙门氏菌数目降低（Shin et al.，2008）。使用编码微生物素 24 的质粒转化家禽中分离的大肠杆菌菌株来开发产微生物素 24 的大肠杆菌菌株（AvGOB18）可用于防控沙门氏菌。在使用雉鸡感染沙门氏菌对照的动物试验中，治疗组口服给药单独剂量的 AvGOB18 菌株，与对照组相比，在 4 周后未观察到鼠伤寒沙门氏菌。这些成果已获得对牲畜养殖中干预性控制食源性病原菌的专利。

微生物素 24 还用于转化大肠杆菌 K12 菌株，所得突变体（GOB18）用于治疗猪伤寒沙门氏菌定植（Frana et al.，2004）。

五、其他细菌素

从牛链球菌分离出的两种细菌素被认为是潜在的饲料添加剂，可以抑制瘤胃牛链球菌并防止瘤胃酸中毒（Mantovani et al.，2002；Whitford et al.，2001）。其中，牛链球菌素（bovicin）HC5 能够抑制所测试的大多数革兰氏阳性瘤胃微生物。该细菌素具有新颖的特征，因为它只有 4 个氨基酸残基。当以半纯化的制剂形式加入混合瘤胃培养物中时，牛链球菌 HC5 能够减少约 50% 的甲烷产生（Lee et al.，2002）。该细菌素对单增李斯特菌具有很好的抑制活性，可以作为潜在应用来防止这种病原体在青贮饲料中增殖（Mantovani and Russell，2003）。

在瘤胃厌氧细菌中首次发现了细菌素-丁酸弧菌素 AR10，在溶纤维素丁酸弧菌 JL5 中检测到该细菌素，可有效抑制几种革兰氏阳性瘤胃微生物（Kim et al.，2002）。由于该细菌素能够抑制氨基酸发酵的瘤胃细菌氨基梭菌，因此推测它可能具有防止瘤胃中氨的产生并最终改善饲料效率的作用。但是，该细菌素的潜在利用受到限制，因为研究表明氨基梭菌能够对它产生耐药性（Rychlik and Russell，2002）。

第二节

细菌素在畜禽、水产养殖中的应用

病原菌对抗生素的耐药性越来越受到人们关注，细菌素是一种可以替代传统抗生素或增强其对病原体作用的新型抗菌物质。与抗生素不同的是，大多数细菌素是相对特异性的，因此可以用来针对特定的致病菌或非有益菌，而不影响原著菌群。使用细菌素作为替代品或辅助剂来减轻抗生素的过度使用和耐药性具有现实意义。

一、家禽养殖

产气荚膜梭菌和大肠杆菌是家禽业中两种主要的病原体。细菌感染的高发生率以及耐药性病原体的增加正推动家禽养殖业发展新的抗菌策略。目前，使用细菌素抑制影响家禽业并造成重大经济损失的细菌病原体的潜力巨大。

产气荚膜梭状芽孢杆菌定植在鸡的肠道中，是坏死性肠炎的病原体（Timbermont et al.，2011）。从患有坏死性肠炎的鸡中分离出的产气荚膜梭菌菌株中纯化和鉴定了一种细菌素 perfrin。这个 11.5 kDa 大小的细菌素对产气荚膜梭状芽孢杆菌的其他菌株有效（Timbermont et al.，2014）。Grilli 等（2009）研究报道，在体外试验中，戊糖戊球菌产生的一种细菌素片球菌素 A 具有很高的抗产气荚膜梭菌的活性。单独或与生产菌株一起使用的部分纯化的片球菌素 A 组分可以显著提高受产气荚膜梭菌攻击的肉鸡的生长性能。另一项研究报道，乳酸链球菌素在体外对产气荚膜梭菌具有很强的抗菌活性（Udompijitkul et al.，2012）。

大肠杆菌是革兰氏阴性细菌，是家禽胃肠道菌群的正常成员。但是，某些菌株会引起严重的疾病，通常称为鸡大肠杆菌病（Dziva and Stevens，2008）。Torshizi 等（2008）从鸡肠样本中分离出发酵乳杆菌和鼠李糖乳杆菌，它们具有体外抑制大肠杆菌生长的能力。这些分离物产生的抑制物质的性质表明它们可能是细菌素。研究发现，当用单独的细菌素或产生细菌素的植物乳杆菌饲喂感染了大肠杆菌的肉鸡时，它们的健康状况与未感染的对照鸡相同（Ogunbanwo et al.，2004）。

二、生猪饲养

在过去的 20 年中，养猪业经历了惊人的增长。这种趋势除了与需求增加有关外，还与流程的工业化、大规模饲养和提高屠宰场的效率有关。农场和屠宰场能力的提高使大量动物集中在狭窄的空间内，使控制细菌和病毒病原体变得更加困难。

断奶后腹泻是养猪业的主要问题。肠毒素大肠杆菌感染是仔猪中肠病的主要原因，约占仔猪死亡率的 50%（Fairbrother et al.，2005）。研究表明，饲喂断奶仔猪植物乳杆菌 ZJ316 发酵液后，降低了仔猪的料肉比、腹泻率和死亡率（索成 等，2012）。当以 1×10^7 CFU/g 浓度给断奶仔猪喂饲罗伊氏乳杆菌 LTH5794 发酵的饲料时，可以检测到产肠毒素大肠杆菌数量的减少。断奶仔猪用 2×10^9 CFU/g 的乳酸片球菌 FT28 处理，可减少因饮食和环境变化引起的腹泻（Dowarah et al.，2018）。另有研究表明，大肠菌素与乳酸菌的细菌素（乳酸链球菌素、肠球菌素）联合使用可增强其对大肠杆菌的体外抗菌活性。黏菌素通过作用于脂多糖破坏大肠杆菌的外膜，为细菌素的后续作用开辟了道路（Atya et al.，2016）。

猪链球菌是健康猪扁桃体的常见菌株，是一种主要的猪病原体，与脑膜炎、关节炎、心内膜炎、肺炎和败血症等严重感染有关。此外，这种革兰氏阳性细菌被公认为是新兴人畜共患病原体，并已在亚洲引起重大疫情（Gottschalk et al.，2010）。产生乳酸链球菌素的乳酸乳球菌亚种 ATCC 11404 对猪链球菌具有拮抗作用，这表明该细菌可能是控制猪链球菌感染的益生菌。此外，所有被测的猪链球菌均对纯化的乳酸链球菌素敏感，MIC 值范围为 $1.25 \sim 5$ μg/mL（Lebel et al.，2013）。当乳酸链球菌素与阿莫西林、头孢噻呋等常用的治疗猪链球菌感染的常规抗生素联合使用时，获得了较强的协同作用（Lebel et al.，2013）。

三、反刍动物饲喂

乳酸菌添加饲喂可以调节巨噬乳酸菌、丙酸杆菌等乳酸利用菌的作用，预防瘤胃酸中毒的发生（Chaucheyrasdurand and Durand，2010）。增加嗜酸乳杆菌、唾液乳杆菌和植物乳杆菌浓度为 $10^7 \sim 10^8$ CFU/g 时，可降低幼龄反刍家畜腹泻的发生率（Signorini et al.，2012）。一些乳酸菌包括副干酪乳杆菌和植物乳杆菌以及从蜂蜜中分离出来的 *Lb. kunkeei*、*Lb. apinorum*、*Lb. mellis*、*Lb. mellifer*、*Lb. apis* 在体外对乳腺炎病原体（如金黄色葡萄球菌、表皮葡萄球菌、乳房链球菌或大肠杆菌）具有抑制活性的显著作用（Diepers et al.，2017；Piccart et al.，2016）。乳酸菌还成功用于缓解球虫病等疾病的症状，球虫病是艾美球虫引起的重要反刍家畜的重要寄生虫病。这些乳酸菌可通过降低这种寄生虫的传播风险来最大程度地降低这种疾病的影响（Giannenas et al.，2012）。另外，Cao 等人（2007）报道了乳内注射乳酸链球菌素具有治疗由金黄色葡萄球菌引起的奶牛乳腺炎的功效。

四、水产养殖

细菌疾病是水产养殖中最常见的问题。细菌素在水产品和水产养殖中的应用主要通过两种方式，首先是通过在饲料中添加特定的细菌素来喂养水生动物。它不仅可以抑制饲料中产生的有害微生物，而且可以延长保质期，抑制水生动物体内的病原菌，提高其免疫力并且可以改善水质（Chen et al.，2012；徐鹏 等，2012；谢建华 等，2009）。其次，在水产品的储存和运输中添加细菌素，以抑制致病细菌并延长保质期。细菌素作为生物防腐剂可以有效提高产品安全性并延长保质期，同时抑制水产品中生物胺、氨和三甲胺氧化物的生成（Kuley et al.，2013）。

通过在尼罗罗非鱼的饲料中添加 *P. ehimensis* NPUST1，可以改善尼罗罗非鱼的生长性能、免疫功能和抗病性（Pinto et al.，2009）。从黄金鱼肠中分离的乳酸菌细菌素 FGC-12 可以破坏南美白对虾中副溶血弧菌的细胞壁并抑制其繁殖（Chen et al.，2019）。研究表明，鲻鱼肠道产生的 *Ent. thailandicus* B3-22 可以抑制加维乳杆菌菌株的生长，改善水质并避免病原细菌感染水生动物（Lin et al.，2013）。用 1×10^6 CFU/g 的德氏乳酸菌喂养的鱼对气单胞菌感染产生足够的抵抗力。另有研究表明，乳酸链球菌素 Z 对橄榄比目鱼中由副链球菌引起的感染有保护作用。

在水产品的保鲜中，许多研究表明细菌素可以抑制病原细菌并改善水产品的感官质量和保质期（Alzamora et al.，2012；Calomata et al.，2008；Ghanbari and Jami，2013）。从贝类中分离出 BaAlP7 和 BaCalP57，它们抑制海鲜中单增李斯特菌、金黄色葡萄球菌、蜡状芽孢杆菌和其他乳酸菌菌株的生长，可用作生物防腐剂来控制海鲜产品中单增李斯特菌（Maky et al.，2015）。从灰鱼的肠道中分离出一种细菌素生产菌株粪肠球菌 MC13。能抑制许多在海鲜中传播的病原体，例如单增李斯特菌、副溶血性弧菌和创伤弧菌，可以用作鱼类抵抗病原菌的潜在益生菌（Pinto et al.，2009）。从埃及盐腌鱼中分离的粪肠球菌 F4-9 产生了一种新型细菌素，称为肠霉素 F4-9。肠霉素 F4-9 对大肠杆菌有很好的抑菌活性，对蛋白酶敏感，在宽 pH 范围内有活性，并且对热有中等抵抗力，可以用作发酵海产品的发酵菌株（Srionnual et al.，2007）。从泰国传统发酵虾中分离出的乳酸乳球菌 KTH0-1S 能够产生热稳定的细菌素，并抑制食物腐败细菌和食源性病原体（Saelao et al.，2017）。这些应用研究展示了细菌素及其产生菌在水产养殖及感染性疾病控制方面的应用潜力。

第三节
细菌素的商业应用

几种产生细菌素的细菌已获得专利，它们的应用正尝试进入商业化。某些乳酸杆菌菌株减少牛粪中大肠杆菌 O157：H7 感染显示出令人鼓舞的应用前景，也作为一种名为 Bovamine 的益生菌推向市场（Brashears et al，2003）。用于家畜养殖的细菌素的最新专利是将山梨酸与细菌素或产生细菌素的细菌的混合物添加于饲料中（Raczek，2004）。该专利列出了 50 多种细菌和 30 多种不同的细菌素作为该混合物的可能成分。另外一种基于乳酸链球菌素的配方（Wipe Out® Dairy Wipes；美国 Immucell）也已显示出在泌乳奶牛中可有效治疗由金黄色葡萄球菌、乳房链球菌和乳链球菌痢疾引起的乳腺炎（Halasa et al.，2007）。

在畜牧业中使用细菌素或产生细菌素的细菌是一个重要领域，其研究和商业化都具有巨大的价值。近年来，随着越来越多的国家限制抗生素的使用，对替代抗生素的需求将成为持续的筛选鉴定新型细菌素并测试细菌素功能的主要驱动力。由于细菌素与抗生素相比具有相对特殊性和优势，因此可以预期，广谱细菌素的鉴定将是一项积极的研究工作。同样，可以预见的是，研究人员可能会利用细菌素的组合来获得更有效的应用。

将细菌素应用于畜牧业主要有 2 个领域可以进一步拓展研究和开发。一是对食源性病原体的有效控制；二是促生长和营养健康，这是一个尚未开发的新领域。这些工作的深化和积累，将是开发细菌素巨大商用潜力的前提和基础。

参考文献

索成，尹业师，王小娜，等，2012.植物乳杆菌对断奶仔猪生长性能及猪肉品质的影响.中国食品学报，012（7）：155-161.

谢建华，吴锦瑞，张日俊，2009.细菌素的生物学特性、作用机理和应用.饲料工业，16：1-5.

徐鹏，董晓芳，佟建明，2012.微生物饲料添加剂的主要功能及其研究进展.动物营养学报，24（8）：1397-1403.

Alzamora S M，Weltichanes J，Guerrero S，et al.，2012. Rational use of novel technologies：a comparative analysis of the performance of several new food preservation technologies for microbial inactivation.

Atya A K A，Abriouel H，Kempf I，et al.，2016. Effects of colistin and bacteriocins combinations on the in vitro growth of *Escherichia coli* strains from swine origin. Probiotics and Antimicrobial Proteins，8（4）：183-190.

Brown K，Uwiera R R E，Kalmokoff M L，et al.，2017. Antimicrobial growth promoter use in livestock：a requirement to understand their modes of action to develop effective alternatives. International Journal of Antimicrobial Agents，49（1）：12-24.

Calomata P，Arlindo S，Boehme K，et al.，2008. Current applications and future trends of lactic acid bacteria and their bacteriocins for the biopreservation of aquatic food products. Food and Bioprocess Technology，1（1）：43-63.

Casadei G，Grilli E，Piva A，2009. Pediocin A modulates intestinal microflora metabolism in swine in vitro intestinal fermentations. Journal of Animal Science，87（6）：2020-2028.

Chaucheyrasdurand F，Durand H，2010. Probiotics in animal nutrition and health. Probiotics in animal nutrition and health，1（1）：3-9.

Chen C Y，Yu C，Chen S W，et al.，2012. Effect of yeast with bacteriocin from rumen bacteria on growth performance，caecal flora，caecal fermentation and immunity function of broiler chicks. The Journal of Agricultural Science，151（2）：287-297.

Chen S W，Liu C H，Hu S Y，2019. Dietary administration of probiotic *Paenibacillus ehimensis* NPUST1 with bacteriocin-like activity improves growth performance and immunity against *Aeromonas hydrophila* and *Streptococcus iniae* in Nile tilapia（*Oreochromis niloticus*）. Fish & Shellfish Immunology，84：695-703.

Corr S C，Li Y，Riedel C U，2007. Bacteriocin production as a mechanism for the antiinfective activity of *Lactobacillus salivarius* UCC118. Proceedings of the National Academy of ences of the United States of America，104（18）：7617-7621.

Cutler S A，Lonergan S M，Cornick N A，et al.，2007. Dietary inclusion of colicin E1 is effective in preventing postweaning diarrhea caused by F18-positive *Escherichia coli* in pigs. Antimicrobial Agents and Chemotherapy，51（11）：3830-3835.

Czaplewski L，Bax R，Clokie M，et al.，2016. Alternatives to antibiotics-a pipeline portfolio review. Lancet Infectious Diseases.

Diepers A C，Krmker V，Zinke C，et al.，2017. In vitro ability of lactic acid bacteria to inhibit mastitis-causing pathogens. Sustainable Chemistry & Pharmacy，S2352554116300109.

Dowarah R，Verma A K，Agarwal N，2017. The use of Lactobacillus as an alternative of antibiotic growth promoters in pigs: A review. Animal Nutrition, 3 (01): 5-10.

Dziva F, Stevens M P, 2008. Colibacillosis in poultry: unravelling the molecular basis of virulence of avian pathogenic *Escherichia coli* in their natural hosts. Avian Pathology, 37 (4): 355-366.

Fairbrother J M, Nadeau E, Gyles C L, 2005. *Escherichia coli* in postweaning diarrhea in pigs: an update on bacterial types, pathogenesis, and prevention strategies. Animal Health Research Reviews, 6 (1): 17-39.

Frana T S, Carlson S A, Rauser D C, et al., 2004. Effects of microcin 24-producing *Escherichia coli* on shedding and multiple-antimicrobial resistance of *Salmonella enterica* serotype Typhimurium in pigs. American Journal of Veterinary Research, 65 (12): 1616-1620.

Gaggia F, Mattarelli P, Biavati B, 2010. Probiotics and prebiotics in animal feeding for safe food production. International Journal of Food Microbiology, 141.

Galvez A, Lopez R L, Pulido R P, et al., 2014. Natural antimicrobials for food biopreservation.

Garneau S, Martin N I, Vederas J C, 2002. Two-peptide bacteriocins produced by lactic acid bacteria. Biochimie, 84 (5): 577-592.

Ghanbari M, Jami M, 2013. Lactic Acid Bacteria and Their Bacteriocins: A Promising Approach to Seafood Biopreservation.

Giannenas I, Papadopoulos E, Tsalie E, et al., 2012. Assessment of dietary supplementation with probiotics on performance, intestinal morphology and microflora of chickens infected with Eimeria tenella. Veterinary Parasitology, 188 (12).

Gottschalk M, Xu J, Calzas C, et al., 2010. Antimicrobial activity of nisin against the swine pathogen *Streptococcus suis* and its synergistic interaction with antibiotics. Future Microbiology, 5 (3): 371-391.

Grilli E, Messina M R, Catelli E, et al., 2009. Pediocin A improves growth performance of broilers challenged with *Clostridium perfringens*. Poult Sci, 88 (10): 2152-2158.

Halasa T H B, Huijps K, Osteras O, et al., 2007. Economic effects of bovine mastitis and mastitis management: A review. Veterinary Quarterly, 29 (1): 18-31.

Heng N C K, Tagg J R, 2006. What's in a name? Class distinction for bacteriocins. Nature Reviews Microbiology, 4 (2): 160-160.

Kers J G, Velkers F C, Fischer E A, et al., 2018. Host and environmental factors affecting the intestinal microbiota in chickens. Frontiers in Microbiology, 9: 235-238.

Kim Y, Liu R, Rychlik J, et al., 2002. The enrichment of a ruminal bacterium (*Megasphaera elsdenii* YJ-4) that produces the trans-10, cis-12 isomer of conjugated linoleic acid. Journal of Applied Microbiology，92（5）：976-982.

　　Kogut M H，2014. Perspectives and research challenges in veterinary infectious diseases. Frontiers in Veterinary Science，1-21.

　　Krajmalnik-Brown R，Ilhan Z E，Kang D W，et al.，2012. Effects of gut microbes on nutrient absorption and energy regulation. Nutrition in Clinical Practice Official Publication of the American Society for Parenteral & Enteral Nutrition，27（2）：201-214.

　　Kruszewska D，Sahl H，Bierbaum G，et al.，2004. Mersacidin eradicates methicillin-resistant *Staphylococcus aureus*（MRSA）in a mouse rhinitis model. Journal of Antimicrobial Chemotherapy，54（3）：648-653.

　　Kuley E，Ozogul F，Balikci E，et al.，2013. The influences of fish infusion broth on the biogenic amines formation by lactic acid bacteria. Brazilian Journal of Microbiology，44（2）：407-415.

　　Kwaadsteniet M D，Doeschate K T T，Dicks L M T，2008. Nisin F in the treatment of respiratory tract infections caused by *Staphylococcus aureus*. Letters in Applied Microbiology，48（1）：65-70.

　　Laxminarayan R，Van Boeckel T P，Teillant A，2015. The economic costs of withdrawing antimicrobial growth promoters from the livestock sector. Paris：OECD Publishing.

　　Lazdunski C，Bouveret E，Rigal A，et al.，1998. Colicin import into *Escherichia coli* cells. Journal of Bacteriology，180（19）：4993-5002.

　　Lebel G，Piché F，Frenette M，et al.，2013. Antimicrobial activity of nisin against the swine pathogen *Streptococcus suis* and its synergistic interaction with antibiotics. Peptides，50（Complete）：19-23.

　　Lee D N，Lyu S R，Wang R C，et al.，2011. Exhibit differential functions of various antibiotic growth promoters in broiler growth，immune response and gastrointestinal hysiology. International Journal of Poultry Science，10（3）：216-220.

　　Lee S S，Hsu J，Mantovani H C，et al.，2002. The effect of bovicin HC5，a bacteriocin from *Streptococcus bovis* HC5，on ruminal methane production in vitro. Fems Microbiology Letters，217（1）：51-55.

　　Lin Y H，Chen Y S，Wu H C，et al.，2013. Screening and characterization of LAB-produced bacteriocin-like substances from the intestine of grey mullet（*Mugil cephalus L.*）as potential biocontrol agents in aquaculture. Journal of Applied Microbiology，114（2）：299-307.

　　Maky M A，Ishibashi N，Zendo T，et al.，2015. Enterocin F4-9，a novel olinked glycosylated bacteriocin. Applied and Environmental Microbiology，81（14）：4819-4826.

Mantovani H C, Hu H, Worobo R W, et al., 2002. Bovicin HC5, a bacteriocin from *Streptococcus bovis* HC5. Microbiology, 148 (11): 3347-3352.

Mantovani H C, Russell J B, 2003. Inhibition of *Listeria monocytogenes* by bovicin HC5, a bacteriocin produced by *Streptococcus bovis* HC5. International Journal of Food Microbiology, 89 (1): 77-83.

Marshall B M, Levy S B, 2011. Food animals and antimicrobials: Impacts on human health. Clinical Microbiology Reviews, 24 (4): 718-733.

Murphy D, Ricci A, Auce Z, et al., 2017. EMA and EFSA Joint Scientific Opinion on measures to reduce the need to use antimicrobial agents in animal husbandry in the European Union, and the resulting impacts on food safety (RONAFA). EFSA Journal, 15 (1): e04666.

Newell D G, Koopmans M, Verhoef L, et al., 2010. Food-borne diseases-the challenges of 20 years ago still persist while new ones continue to emerge. International Journal of Food Microbiology, 139: S3-S15.

Niewold T A, 2007. The nonantibiotic anti-inflammatory effect of antimicrobial growth promoters, the real mode of action? A hypothesis. Poult Sci, 86 (4): 605-609.

Nissle A, 1959. Explanations of the significance of colonic dysbacteria & the mechanism of action of *E. coli* therapy (mutaflor). Die Mediz-inische, 4 (21): 1017.

Ogunbanwo S T, Sanni A I, Onilude A A, 2004. Influence of bacteriocin in the control of *Escherichia coli* infection of broiler chickens in Nigeria. World Journal of Microbiology & Biotechnology, 20 (1): 51-56.

Pandiyan P, Balaraman D, Thirunavukkarasu R, et al., 2013. Probiotics in aquaculture. Drug Invention Today, 5 (1): 55-59.

Piccart K, Vásquez A, Piepers S, et al., 2016. Short communication: Lactic acid bacteria from the honeybee inhibit the in vitro growth of mastitis pathogens. Journal of Dairy Science, 99: 2940-2944.

Pinto A L, Fernandes M, Pinto C, et al., 2009. Characterization of anti-Listeria bacteriocins isolated from shellfish: Potential antimicrobials to control non-fermented seafood. International Journal of Food Microbiology, 129 (1): 50-58.

Piper C, Casey P G, Hill C, et al., 2012. The lantibiotic lacticin 3147 prevents systemic spread of *Staphylococcus aureus* in a murine infection model. International Journal of Microbiology, 2012: 806230~806230.

Pluske J R, Turpin D L, Kim J C, 2018. Gastrointestinal tract (gut) health in the young pig. Animal Nutrition, 4 (2): 187-196.

Ray B, 1996. Fundamental Food Microbiology.

Ray B, Bhunia A K, 2014. Fundamental food microbiology.

Ribouletbisson E，Sturme M H J，Jeffery I B，et al.，2012. Effect of *Lactobacil lus salivarius* bacteriocin abp118 on the mouse and pig intestinal microbiota. PLOS ONE，7（2）.

Rychlik J L，Russell J B，2002. Bacteriocin-like activity of *Butyrivibrio fibrisolvens* JL5 and its effect on other ruminal bacteria and ammonia production. Appl. Environ. Microbiol.，68（3）：1040-1046.

Saelao S，Maneerat S，Kaewsuwan S，et al.，2017. Inhibition of *Staphylococcus aureus* in vitro by bacteriocinogenic *Lactococcus lactis* KTH0-1S isolated from Thai fermented shrimp（Kung-som）and safety evaluation. Archives of Microbiology，199（4）：551-562.

Seal B S，Lillehoj H S，Donovan D M，et al.，2013. Alternatives to antibiotics：a symposium on the challenges and solutions for animal production. Animal Health Research Reviews，14（01）：78-87.

Sears P，Smith B，Stewart W，et al.，1992. Evaluation of a nisin-based germicidal formulation on teat skin of live cows. Journal of Dairy Science，75（11）：3185-3190.

Shin M S，Han S K，Ji A R，et al.，2008. Isolation and characterization of bacteriocin-producing bacteria from the gastrointestinal tract of broiler chickens for probiotic use. Journal of Applied Microbiology，105（6）：2203-2212.

Signorini M L，Soto L P，Zbrun M V，et al.，2012. Impact of probiotic administration on the health and fecal microbiota of young calves：A meta-analysis of randomized controlled trials of lactic acid bacteria. Research in Veterinary Science，93（1）.

Srionnual S，Yanagida F，Lin L，et al.，2007. Weissellicin 110，a newly discovered bacteriocin from weissella cibaria 110，isolated from plaa-som，a fermented fish product from Thailand. Applied and Environmental Microbiology，73（7）：2247-2250.

Stern N J，Svetoch E A，Eruslanov B V，et al.，2006. Isolation of a *Lactobacillus salivarius* strain and purification of its bacteriocin，which is inhibitory to campylobacter jejuni in the chicken gastrointestinal system. antimicrobial Agents and Chemotherapy，50（9）：3111-3116.

Timbermont L，De Smet L，Van Nieuwerburgh F，et al.，2014. Perfrin，a novel bacteriocin associated with netB positive *Clostridium perfringens* strains from broilers with necrotic enteritis. Vet Res，45（1）：40.

Timbermont L，Haesebrouck F，Ducatelle R，et al.，2011. Necrotic enteritis in broilers：an updated review on the pathogenesis. Avian Pathology，40（4）：341-347.

Torshizi M A K，Rahimi S，Mojgani N，2008. Screening of indigenous strains of lactic acid bacteria for development of a probiotic for poultry. Asian Australasian Journal of Animal Sciences，21（10）.

Udompijitkul P，Paredes-Sabja D，Sarker M R，2012. Inhibitory effects of nisin against *Clostridium perfringens* food poisoning and nonfood-borne isolates. Journal of food science，77 (1).

Vieco-Saiz N，Belguesmia Y，Raspoet R，et al.，2019. Benefits and inputs from lactic acid bacteria and their bacteriocins as alternatives to antibiotic growth promoters during food-animal production. Front Microbiol，10：57-59.

Whitford M F，Mcpherson M A，Forster R J，et al.，2001. Identification of bacteriocin-like inhibitors from rumen *Streptococcus spp.* and isolation and characterization of bovicin 255. Applied and Environmental Microbiology，67 (2)：569-574.

第九章

与植物相关细菌的细菌素及
植物病原菌的生防控制

陆生植物许多不同的组织器官（如根、茎、叶、种子等）有不同的微环境，易使特定类型的细菌定植，除附生定植的生存方式外，许多与植物相关的细菌产生了与真核宿主相互作用更为特殊的方式。植物病原菌能够感染植物并引起疾病，内生菌（endophytes）可定植在植物维管结构但并不伤害宿主，还有一些细菌能够进入植物组织并诱导新器官的形成，以适应相互共生。细菌素的产生可能会提高该特殊组织器官中具有特异性的植物细菌的竞争力，细菌素活性的验证表明，这种竞争特异性在植物相关细菌中是广泛存在的。

许多研究表明，某些与植物相关细菌具有产细菌素的潜力，细菌素在植物相关细菌的竞争定植中起着重要作用，基因组学和宏基因组学为这些细菌素的研究提供了新的途径。在一些实例中，不少产细菌素的细菌利用细菌素防控特定细菌性植物病害，但细菌素制剂尚未广泛应用于植物病害的防控。在这一领域，产细菌素菌株和细菌素的特征以及在植物生防的应用引起了人们极大的关注。本章对与植物相关的细菌所产细菌素的特征、细菌素与植物病害的生物防控功能以及今后的应用途径进行阐述。

第一节
植物细菌产生细菌素的潜力

从细菌素的分型研究和筛选产细菌素植物菌株的过程证明，有些植物相关细菌具有产细菌素的能力。在体外筛选中确定的细菌素，通常是基于实验室培养基上的生长抑制，产细菌素的最优条件可能无法充分模拟，并且细菌素抑菌性的检测高度依赖于所使用的指示菌株，它们通常是数量有限的相关菌株、致病型、生物物种，这会使我们低估细菌产细菌素的潜力。

在其中一项研究中，利用株间抑制活性对导致甘薯土壤腐烂的革兰氏阳性菌（放线菌）甘薯链霉菌分离株进行筛选（Guan et al.，2012），在放线菌属棍状杆菌属和短小杆菌属中（以前分类为棒状杆菌）检测到了细菌素活性（Maringoni and Kurozawa，2002）。然而，到目前为止，大多数关于细菌素活性的报道都是通过筛选变形杆菌属（包括伯克霍尔德氏菌属、罗尔斯顿氏菌、欧文氏菌属、假单胞菌属和黄单胞菌属）几个谱系的植物病原革兰氏阴性菌而得到的（Frey et al.，1996；Gorb and Tovkach，1997；Tudor-Nelson et al.，2003；Grinter et al.，2012；Shiraishi et al.，2010；Ghequire et al.，2015a，2015b，2018a；Yao et al.，2017）。

　　从作物根际分离的荧光假单胞菌的细菌素筛选这一研究中，可以发现非致病性植物相关菌株具有产细菌素的潜力，同时发现相关产细菌素菌株也会产生毒素（Parret and De Mot，2000；Validov et al.，2005；Jaaffar et al.，2017），从共生寄主植物根瘤中分离出的根瘤菌（Wilson et al.，1998；Hafeez et al.，2005；Ghequire et al.，2015b）和从甘蔗、甘薯、咖啡等不同作物中分离出的固氮内生细菌重氮营养葡糖酸醋杆菌也有类似发现（Munoz-Rojas et al.，2005；Saravanan et al.，2008；Reis and Teixeira，2015）。在上述大多数研究中，只有少数活性分子在生化和遗传学上得到了进一步的表征，因此将待鉴定的活性化合物称作细菌素样抑制物质（bacteriocin-like inhibitory substances，BLIS）更为合适。

第二节
植物细菌素的特征

　　根据生化和遗传特征，已鉴定出与植物相关细菌产生的不同类型的细菌素（表9-1）。它们结构复杂，如从豆科根瘤菌三叶草生物型中分离出的三叶草素（trifolitoxin）和苏云金芽孢杆菌分离出的苏云金素17（thuricin 17），到丁香假单胞杆菌和植物致病菌欧文氏菌属产生的颗粒状杀菌物质，它们以与自体菌株密切相关的细菌为目标（Lee et al.，2009；Ghequire et al.，2014，2018a），有助于消除微生物竞争。本节讨论了一些具有代表性的植物细菌素，以说明由细菌素引起的植物相关细菌之间的拮抗作用。

表 9-1　几种植物相关细菌产生的典型的细菌素

种属①	菌株	细菌素	抗菌谱①	主要特征	参考文献
B¹.cenocepacia B².pumilus	AU1054 ZED17	LlpA AU1054	B.ambifaria Rh.solani	植物凝集素样细菌素 约 5 kDa 多肽	Ghequire et al. (2013a) Dehghanifar et al. (2019)
E.carotovora sub-sp. carotovora②	Er	Carotovoricin Er	E.carotovora subsp. carotovora②	噬菌体尾状细菌素	Nguyen et al. (2001) Tovkach et al. (2003)
G.diazotrophicus	PAl5	BLIS-Gd③	G.azotocaptans G.diazotrophicus G.johannae	约 3.4 kDa 多肽	Muñoz-Rojas et al. (2005) Saravanan et al. (2008)
P.aeruginosa	PAO1 C1433 62 BWHPSA007	Pyocins R2.F2 Pyocin S2.S4.S5. Pyocin S8 PyoL1 PyoL2 PyoL3	P.aeruginosa P.aeruginosa P.aeruginosa P.aeruginosa P.aeruginosa	噬菌体尾状细菌素 植物凝集素样细菌素 大肠杆菌素样细菌素	Nakayama et al. (2000) Brazas et al. (2005) Rasouliha et al. (2013) McCaughey et al. (2014) Elfarash et al. (2014) Turano et al. (2017)
P.fluorescens	Pf-5 SF4c	LlpA1.LlpA2 SF4c tailocins	P.fluorescens P.tolaasii④ X.vesicatoria	30 kDa 植物凝集素样细菌素 噬菌体尾状细菌素	Estrada et al. (2005) Ghequire et al. (2012a) Principe et al. (2018)
P.putida	BW11M1	LlpA (putidacin)	P.mendocina P.marginalis② P.viridi flava② P.syringae (pathovars glycinea· syringae· tabaci)② P.putida	植物凝集素样细菌素	Parret et al. (2003) Ghequire et al. (2012a) Ghequire et al. (2014) Estrada et al. (2005)

续表

种属①	菌株	细菌素	抗菌谱①	主要特征	参考文献
P. syringae pv. Ciccaronei②	NCPBB2355		P. savastanoi② P. syringae (pathovars persicae・apii)②	76.63 和 45 kDa 三个亚基组成	Lavermicocca et al. (1999)
P. syringae pv. syringae	642	LlpA$_{Pss642}$	P. aeruginosa P. fluorescens P. putida	植物凝集素样集束细菌素	Ghequire et al. (2012a)
Rh. Leguminosarum bv. trifolii	T24 Rt2472 Rt24.2	Trifolitoxin rosR rosR	A. rhizogenes②・ A. vitis②・ B. melitensis M. dimorpha O. anthropi Ph. rubiacearum Rb. sphaeroides Rh. leguminosarum (biovars trifolii・viciae・phaseoli) Rp. Marina Rs. Rubrum Si. fredii	翻译后修饰多肽 RTX 蛋白	Breil et al. (1993). Triplett et al. (1994) Rachwal et al. (2016)
Rh. leguminosarum bv. viciae	306 LC-31	Rhizobiocin 306c Bacteriocin LC-31	Rh. leguminosarum bv. viciae	RTX 蛋白 约 50 kDa 蛋白	Venter et al. (2001) Hafeez et al. (2005) Butt et al. (2011)
S. plymuthicum	J7	Serracin P	E. amylovora② K. pneumoniae S. liquefaciens・ S. marcescens P. fluorescens	噬菌体尾状细菌素	Jabrane et al. (2002)

续表

种属①	菌株	细菌素	抗菌谱①	主要特征	参考文献
St. ipomoeae②	91-03	Ipomicin	St. ipomoeae②	10 kDa 阳离子蛋白	Zhang et al. (2003) Guan et al. (2012)
X. campestris pv. glycines②	8ra	Glycinecin A	X. axonopodis② X. Campestris（pathovars campestris、citri、pruni、vesicatoria）② X. oryzae pv. oryzae②	39 和 14 kDa 亚基的异源二聚体	Woo et al. (1998)． Heu et al. (2001) Kim et al. (2004) Pham et al. (2004)

① 属名的缩写：A. =Agrobacterium；B¹. =Burkholderia；B². =Bacillus E. =Erwinia；G. =Gluconacetobacter；K. =Klebsiella；M. =Mycoplana；O. =Ochrobactrum；P. =Pseudomonas；Ph. =Phyllobacterium；R. =Raistonia；Rb. =Rhodobacter；Rh. =Rhizobium；Rp. =Rhodopseudomonas；Rs. =Rhodospirillum；S. =Serratia；Si. =Sinorhizobium；St. =Streptomyces；X. =Xanthomonas。

② 植物病原菌。

③ 蕈类病原菌。

④ 细菌素样抑制物质。

一、噬菌体尾状细菌素

由铜绿假单胞菌产生的 R 型绿脓素和 F 型绿脓素是两类主要的噬菌体尾状细菌素（phage tail-like bacteriocins），R 型绿脓素有 R1～R5 五个亚型，与 T 型噬菌体尾部非常相似，呈刚性、非弯曲颗粒，在电子显微镜下可观察到长约 120 nm，外径宽约 15 nm 的双空心圆柱结构，由一个坚硬的内核和一个可收缩的外鞘组成，延伸鞘为环状六亚基螺旋结构，基板连接到鞘上，作为六根尾部纤维的对接点，起到锚定作用，目标细菌一旦被锚定，鞘层收缩，绿脓素的内核插入目的菌细胞膜，在内膜上形成孔洞，导致膜去极化，并影响蛋白质和核酸合成，最终导致细胞死亡（Nakayama et al.，2000；Michel-Briand and Baysse，2002；Hockett et al.，2015）。F 型绿脓素没有典型的鞘核结构，它们的产生通常伴随着一个共同表达的 R 型绿脓素或噬菌体，通过电镜可观察到 F 型绿脓素呈弯曲、不可收缩的杆状，长约 106 nm，宽约 10 nm，一端是方形，而另一端逐渐变细到纤维复合物的起始点，与受体细胞结合。一些由丁香假单胞菌产生的细菌素，如丁香假单胞菌素 4-A 和丁香假单胞菌素 W-1，被称为噬菌体尾状细菌素。同时，铜绿假单胞菌也是一种重要的机会致病病原菌，对一些植物也有毒性（Dorosky et al.，2017；Oluyombo et al.，2019）。

噬菌体尾状细菌素在与植物软腐病相关的菌株中产率较高（Tovkach and Mukvich，2003；Fischer et al.，2012；Scholl，2017），软腐欧文氏菌胡萝卜软腐菌产生的果胶裂解酶会破坏植物细胞壁，损伤植物组织（Pérombelon，2002）。软腐菌产生的噬菌体尾状细菌素可影响果胶酶的产生（Gorb and Tovkach，1997；Nguyen et al.，2002），该类细菌素在植物病原生态系统中起着重要作用。在植物根际的豆科共生细菌和荧光假单胞菌（Raaijmakers and Weller，2001；Validov et al.，2005）中也发现了噬菌体尾状细菌素，后者的次级代谢产物 2,4-二乙酰间苯三酚可影响其他细菌和真菌的生长（Gleeson et al.，2010；Troppens et al.，2013；Godino et al.，2015），对抑制植物病原菌起关键作用。荧光假单胞菌 SF4c 产生的 Tailocins 是一种噬菌体尾状细菌素，不含头部结构，不含 DNA，因此这些多蛋白复合物不会在靶细胞内复制（Ghequire and De Mot，2014；Príncipe et al.，2018）。

二、 S 型绿脓素

假单胞菌产生的 S 型绿脓素（S-type pyocin）是一种由染色体编码的细菌素，对蛋白酶和热敏感。有研究认为，S 型绿脓素作用模式与分泌噬菌体尾样细菌素的溶解系统相似（Nakayama et al.，2000），然而，一些产 S 型绿脓素的假单胞菌菌株缺乏噬菌体尾状细菌素簇及释放框。S 型绿脓素以二元蛋白复合物的形式分泌，该复合物由一个具有杀伤功能的大蛋白和一个与细胞毒性结构域紧密结合的小免疫蛋白组成（Sano et al.，1993b；Duport et al.，1995），S 型绿脓素免疫蛋白大小从 77～153 个氨基酸不等，远远小于同源的杀伤蛋白，但它们与杀伤蛋白的共同表达至关重要，因为它们暂时抑制了绿脓素的杀伤功能（Rasouliha et al.，2013）。常见的 S 型绿脓素有绿脓素 S1、绿脓素 S2、绿脓素 AP41、绿脓素 S3、绿脓素 S4、绿脓素 S5 等，其大小不一。为了杀死靶细胞，S 型绿脓素首先与细菌细胞外膜上的特定受体结合，再转移到细胞内以发挥其抑制作用，大多数 S 型绿脓素中，大蛋白的氨基端有受体结合功能，羧基端有致死作用（Sano et al.，1993b；Parret and De Mot，2002a）。

S 型绿脓素可以通过连接不同绿脓素的结构域来构建，如绿脓素 S1 和绿脓素 AP41 构成的组合域（Sano et al.，1993a）、绿脓素 S5/S2 组成的嵌合体（Elfarash et al.，2014），此外，人们还构建出了具有活性的绿脓素和大肠杆菌素杂合结构域，例如绿脓素 S3 和大肠杆菌素 E3 杂合结构域（Gupta et al.，2013）、绿脓素 S1/S2 和大肠杆菌素 E2/E3 杂合结构域（Kageyama et al.，1996）。绿脓素 S5 不需进入细胞质中发挥作用，它们有着不同的结构域，其易位结构域在受体结合结构域之前（Barreteau et al.，2009；Elfarash et al.，2014）。

三、植物凝集素样细菌素

从香蕉根际分离的假单胞菌 BW11M1 中鉴定出一种对热及蛋白酶敏感的染色体编码的抗菌蛋白，这种蛋白质在氨基酸序列和预测结构域结构上与单子叶植物甘露糖结合凝集素具有同源性，因此被称为植物凝集素样细菌素（lectin-like putidacin，LlpA），能够杀死与其相关的植物假单胞菌（Parret et al.，2003；Ghequire et al.，2012，2013b，2016，2018b）。类似的细菌素在铜绿假单胞菌（Ghequire et al.，2012）、丁香假单胞菌（McCaughey et al.，2014）中也有发现。生物防治株荧光假单胞菌 Pf-5 含有两种 LlpA 基因，分别为 LlpA1（*Pf-5*）和 LlpA2（*Pf-5*），具有窄谱抗菌活性。值得注意的是，从培养基上清液中分离到抑制瘤胃球菌 FD-1 生长的约 32 kDa 蛋白［白蛋白(albusin) B］与 LlpA 有相似的结构域，白蛋白 B 是由奶牛、山羊等动物体内的瘤胃菌产生的，该瘤胃菌是与植物系统不相关的细菌，生长在完全不同的微生物生态系统中（Chen et al.，2004；Azevedo et al.，2015）。

细菌对各种环境的应激反应也会影响 LlpA 的表达（Ghequire et al.2013a），依赖 Rec-A 的 SOS 反应参与调节 γ-变形杆菌植物凝集素样细菌素的产生（de Los Santons et al.，2005）；由氟喹诺酮类药物引起的抗生素介导的应激反应通过干扰 DNA 复制，诱导大肠杆菌合成大肠杆菌素（Jerman et al.，2005）和绿脓杆菌素的合成（Nakajima et al.，1998；Brazas and Hancock，2005）；氧化应激也可诱导铜绿假单胞菌凝集素样细菌素基因的表达（Chang et al.，2005）。

四、三叶草素和根瘤菌素

除了类似于缺陷噬菌体的"大型"细菌素外，根瘤菌还产生最初划分为"中型"和"小型"的细菌素。豆科根瘤菌中"中型"细菌素遗传因素研究（Oresnik et al.，1999；Venter et al.，2001；Ibrahim et al.，2015），揭示了根瘤菌素（rhizobiocins）与 RTX 蛋白的相似性，RTX 蛋白是一类细胞水解蛋白，包含革兰氏阴性菌的重要毒力因子（Lally et al.，1999）；另一种从鹰嘴豆植物根瘤菌中纯化获得的"中型"根瘤菌素的 N 末端序列与高 GC 革兰氏阳性菌短杆菌产生的抗李斯特菌素有显著相似性（Sami，et al.，2016）。

豆科根瘤菌产生的拮抗化合物（最初分类为"小"细菌素）实际上属于参与群体感应的 N-酰基-L-高丝氨酸内酯（Schripsema et al.，1996）。相反，由豌豆根瘤菌三叶草生物变种 T24 所产的"小型"三叶草素是真正的细菌素，三叶草素是一种翻译后修饰的 11 肽，由 *tfxA* 编码的 42 个氨基酸前体合成，是 tfxABCDEFG 操纵子（Breil et al.，1993）的第一个基因，该操纵子也含有免疫基因 *tfxE*（Scupham et al.，2002）。有研究发现了豌豆根瘤菌三叶草生物变种 T24 的非连接基因（Breil et al.，1996），但不会影响表达 *tfxABCDEFG* 操纵子的外源宿主产生三叶草素（Triplett et al.，1994），当这些基因与 *tfx* 基因发生接合转移后，使不同种类的根瘤菌和发根土壤杆菌的 α-变形杆菌种属产生三叶草素。

五、 Glycinecin

Fett 等人首次阐述了由野油菜黄单胞菌大豆病原变种 8ra 产的细菌素，并将此类细菌素命名为 Glycinecin。Glycinecin A 对大多数植物病原性黄单胞菌有抗菌活性。它是一种由 glyA 和 glyB 基因分别编码的 39 kDa 和 14 kDa 亚组成的异二聚体蛋白，这两个亚基在同一宿主中的共表达对细菌素的活性至关重要，可改变靶细胞膜通透性（Heu et al.，2001；Pham et al.，2004），具有控制植物病原黄单胞菌的潜力。同时，39 kDa（GlyA）和 14 kDa（GlyB）亚基组成的异二聚体蛋白增加了细菌素 Glycinecin A 的热稳定性（Heu et al.，2001）。有研究表明，在外源宿主中，与 glyAB 操纵子相连的 glyC 基因是分泌重组 Glycinecin A 的必需基因（Kim et al.，2004）。

第三节
细菌素与植物病害的生物防控

随着环境污染不断加重以及细菌产生耐药性而导致药效下降等一系列问题的出现，人们对农业生产中抗生素的使用越来越关注，这促使我们在植物农业生产中寻找可替代化学药品的杀菌剂，作为化学药品的替代品，生物源性防控剂天然安全，潜力巨大。因此，如何利用产细菌素菌株来控制某些相关植物病原菌这一领域引起了人们的密切关注。细菌素能作为生物防治剂与细菌性植物病原菌的相互作用，引发了关于植物病原菌的筛选及细菌素敏感性的研究热点（Hynes and Boyetchko，2006；Jamalizadeh et al.，2008；Ramalingam et al.，2017）。目前，大多数细菌素是窄谱抑菌性，抗同种或同系密切相关的菌属，通过交叉测试植物病原菌株很可能找到潜在的有价值的产细菌素菌株。鉴于细菌素作为一种竞争剂，具有潜在的生物防控作用，一般在相似植物组织器官如根际（rhizosphere）、叶际（phyllosphere）优先选择非植物病原菌作为生物防控细菌素的来源（Pimenta et al.，2010；Syed Ab Rahman et al.，2018）。

一、产细菌素细菌在植物组织器官的定植

尽管与植物相关的细菌中存在着巨大的产细菌素潜力，但这种对细菌素产量评估源于细菌在常规生长培养基上的拮抗作用。有研究表明，产细菌素菌株（植物源性病原菌、共生菌、根际相关菌和内生菌等）对植物组织器官中微生物的定植及生物多样性起着重要的作用。

豌豆根瘤菌三叶草生物变种产的细菌素——三叶草素，是一种植物细菌素在农业环境中发挥竞争优势的且有据可查的案例。有研究表明，豆科植物根瘤菌结瘤率与三叶草素有关，三叶草素基因在各种根瘤菌中存在，在自然界土壤或人为控制的生长条件下，该细菌素赋予相关根际菌株竞争优势，是植物在土壤中有效结瘤的主要决定因素（Venter et al.，2001；Singh et al.，2013）。

Vidaver 等人报道了产细菌素丁香假单胞菌 PsW-1 菌株接种在红芸豆茎后，可抑制另一种引起细菌性褐斑病（bacterial brown spot）的丁香假单胞杆菌的生长，通过非产细菌素菌株和非敏感突变菌株的竞争感染研究表明，这一特性与丁香假单胞菌 PsW-1 菌株产的抗菌素有关。另外，从受感染的植物组织中分离到了丁香假单胞菌 PsW-1 噬菌体尾状细菌素颗粒。

细菌素介导的拮抗作用在感染番茄和辣椒的野油菜黄单胞菌引起的细菌性斑点病（bacterial spot disease）的种群动态中发挥了重要作用。研究发现，番茄 1 号生理小种（T1）菌株，现分类为 *Xanthomonas euvesicatoria*，已归到以番茄 3 号生理小种（T3）菌株，其现分类为 *Xanthomonas perforans* 为主的群体中（Jones et al.，2004），在同时含有 T1、T3 菌株的田间试验中，发现 T3 菌株至少产生 3 种不同的细菌素样化合物 BCN-A、BCN-B 和 BCN-C 对 T1 菌株发生拮抗作用（Tudor-Nelson et al.，2003），通过构建野生型 T3 菌株的突变体 Mut-A（BCN-A⁻）、Mut-B（BCN-B⁻）、Mut-C（BCN-C⁻）、Mut-AB、Mut-BC 和 Mut-ABC，研究其产生的细菌素样化合物对野生型 T1 菌株的影响，试验结果表明，尽管所有突变株和野生型 T3 菌株在植物试验中都减少了野生型 T1 种群的数量，但 Mut-B 和野生型 T3 菌株有最大竞争优势，表达 BCN-B 和 BCN-A/BCN-C 的突变体减少 T1 种群的数量少于只表达 BCN-A 或 BCN-C 的突变体减少 T1 种群的数量，三重敲除突变体 Mut-ABC 也有显著的竞争优势。在单个突变体或野生型 T3 菌株和 T1 菌株共接种的成对接种田间试验中，70%以上的植物损伤组织中可重新分离出突变株和野生型 T3 菌株，在植

物共接种 Mut-A、Mut-B、Mut-C、Mut-ABC、野生型 T3 菌株和 T1 菌株时，Mut-B 种群均占竞争优势，同时表达 BCN-A 和 BCN-C 的突变体比其他突变菌株和野生型 T3 菌株都具有竞争优势。可以推测竞争优势与两种细菌素样化合物 BCN-A 和 BCN-C 的产生有关，而 BCN-B 细菌素样化合物则在某种程度上起着消极作用，缺乏 BCN-B 的突变株 T3 在该领域更有竞争优势（Hert et al.，2005）。

有研究发现，无论在细菌基因型还是甘蔗品种方面，重氮营养菌种群数量均随植物年龄的增加而显著减少，且细菌素敏感菌株种群数量下降幅度明显大于产细菌素菌株。产细菌素重氮营养菌株 PAl5^T- ET-3，不管是在甘蔗植物体内还是在以甘蔗为寄主的植物中，都能抑制同种细菌素敏感菌株［UAP-5541(pRGS561)-ET-1］(Pinon et al.，2002)，这一结果说明细菌素不仅能影响宿主自身微生物种群的多样性，还可能影响其附生植物相关菌株的拮抗竞争作用。

Validov 等人（2005）观察到，产 2,4-二乙酰间苯三酚的荧光假单胞菌在小麦根际竞争性定植的温室试验中，由于细菌素的存在，小麦根际土壤中敏感菌株的数量迅速减少。虽然这项研究没有涉及突变体对照，但这些试验结果表明，细菌素的产生促进了小麦根际土壤中紧密相关的假单胞菌间的拮抗竞争，进而影响生物防控菌在植物组织器官的定植和维持有效种群密度的能力。

植物促生长根细菌（plant growth-promoting rhizobacterium，PGPR）是指存在于植物根际并通过促进植物生长而使其受益的土壤细菌（Gupta et al.，2015）。PGPR 通过在根际环境中产生和分泌大量的调节性化学物质，直接或间接刺激植物生长，与微生物和土壤之间存在拮抗和协同作用，是植物与微生物共同进化的产物（Parray et al.，2016）。有研究证明了荧光假单胞菌产生的细菌素对黄单胞菌属和假单胞菌属的几种植物病原菌具有抗菌活性（Fernandez et al.，2017；Fischer et al.，2012；Godino et al.，2016）。其中一种细菌素是 SF4c 噬菌体尾样细菌素，它的颗粒黏附在植物病原菌泡囊黄单胞菌 Xcv Bv5-4a 的细胞膜上，从而通过产生细胞内物质的快速泄漏并导致细菌死亡而造成损害（Fernandez et al.，2017）。

二、产细菌素菌株与细菌素的生物防控

虽然有许多方法（化学杀菌剂、抗生素、植物活化剂、生物防治

剂）可用于防治植物真菌性病害，但对于控制细菌性疾病，很少有化学药品（如碱式碳酸铜）和抗生素（如链霉素、土霉素）是有效的（Ware，2000），人们逐渐考虑用细菌素作为生物防控剂来控制植物细菌性疾病。

　　已有利用细菌素作为生物防控剂的成功案例，实现了对植物病原农杆菌引起的细菌性疾病——冠瘿病（crown gall）的有效控制。将一株非致病性产细菌素农杆菌放菌株 84 与致病性农杆菌菌株共同接种后，非致病性农杆菌（菌株 K84）产生的 agrocin 84（一种腺苷核苷类似物）可通过靶向 tRNA 合成酶杀死导致冠瘿病的相关植物致病菌（Reader et al.，2005）。

　　苹果和梨的火疫病（fire blight disease）是一种软腐欧文氏菌引起的非常严重的坏死性疾病，坏死使组织呈现烧焦、变黑的外观，因此得名火疫病。感染的严重程度因气候条件和宿主易感性而异，一般来说，梨树比苹果树更易患病，在严重的疾病暴发期间，细菌通过宿主组织的快速传播可导致整棵树死亡（Eastgate，2000），链霉素的广泛预防性使用已导致耐药菌株的出现，所以急需其他生物防治手段（McManus et al.，2002；Ait Bahadou et al.，2018），如使用细菌素来防控火疫病（Bonaterra et al.，2014）。有研究发现，产细菌素的荧光假单胞菌 A506 或成团泛菌，可起到竞争软腐欧文氏菌生长限制性营养物质的作用，从而防控火疫病（Johnson and Stockwell，1998）。Jabrane 等人基于 *Serratia plymuthicum* J7 菌株培养上清液对包括火疫病菌在内的几种 γ-变形杆菌的拮抗作用，提出利用 *Serratia plymuthicum* J7 菌株释放的被称作 "Serracin P" 的噬菌体尾状细菌素防控火疫病的策略（Jabrane et al.，2002）。

　　由白纹黄单胞菌引起的细菌性白叶枯病（bacterial leaf blight）、细菌性条斑病（bacterial leaf streak）等植物病害可损害水稻、番茄、柑橘等多种农作物，利用细菌素防控此类病害，可减少经过化学诱变产生的白纹黄单胞菌的数量，降低农作物感染细菌性白叶枯病和条斑病的风险（Singh et al.，2015；Príncipe et al.，2018）。Hert 等人在研究中提到，产细菌素 *X. perforans* 可通过灭活超敏反应和致病性（hypersensitive reaction and pathogenic，HRP）系统，使细菌性斑点病的 *X. perforans* 病原菌变为非致病菌（Bonas et al.，2000），从而减少番茄细菌性斑点病的发生。有报道称，甘蔗重氮营养菌细菌素对白纹黄单胞菌具有拮抗作用（Blanco et al.，2005），白纹黄单胞菌是木质部侵入细菌，可导致甘蔗白条病（Birch，2001）。

无论在温室或田间条件下，与氢氧化铜化学处理相比，产大豆素 A 的黄单胞菌能有效地控制辣椒的细菌性叶斑病和水稻的细菌性白叶枯病（Jeon et al.，2001）。还有研究表明，从一种病原菌分离的细菌素制剂可用于相关病原菌的生物防治，丁香假单胞菌长角豆致病变种是一种角豆叶病原菌，具有产多亚基细菌素的能力，该细菌素不仅可杀死一些引起桃和芹菜发生植物病害的相关致病菌，还对丁香假单胞菌萨氏致病菌引起橄榄树和夹竹桃发生肿瘤生长的病害具有广泛的防控作用（Young，2004），天然细菌素制剂的应用可阻止丁香假单胞菌萨氏致病菌感染植物创面组织并抑制致病菌生长繁殖，也是预防橄榄植苗后的根结线虫病有效生物防控剂。

大多数研究表明，枯草芽孢杆菌对病原真菌特别是对镰刀菌属病原真菌有明显抑制作用（Dorosky et al.，2017）。枯草芽孢杆菌 JA 和枯草芽孢杆菌 D1/2 菌株产生的抗菌物质枯草菌素有效地降低了由镰刀菌引起的小麦、大麦的赤霉病和玉米穗腐病的发病率；枯草芽孢杆菌 SR146 和枯草芽孢杆菌 B-FS01 菌株产生的枯草菌素分别抑制由镰刀菌和串珠镰孢菌引起的油菜根腐病（root rot）；枯草芽孢杆菌 EA-CB0015 菌株产的新枯草菌素 C 是一种非常有效的抗香蕉黑条病菌的生物防控剂。

苏云金芽孢杆菌产生的苏云金素 17 是一种用于促进植物生长的细菌素（Gray et al.，2006；Jung et al.，2008；Subramanian et al.，2016），用苏云金素 17 处理拟南芥 24 h 后，植物激素 IAA 和植物激素 SA 明显增加，在蛋白质水平上，处理 3 周的拟南芥的碳和能量代谢比处理 24 h 的高 2 倍以上。在 250 mmol/L NaCl 条件下，对照组植物因渗透压的改变减弱了大部分碳代谢、能量能代谢及抗氧化功能，同等条件下，经苏云金素 17 处理的拟南芥保留了光系统 I 和光系统 II 的功能、能量代谢及抗氧化功能，帮助拟南芥更好地抵御盐胁迫。

PGPR 荧光假单胞菌 SF39a 是从小麦根际分离的一种促进植物生长的细菌，研究发现这种天然菌株分泌的细菌素抑制了假单胞菌和黄单胞菌属植物致病菌株的生长（Godino et al.，2015）。据报道 PGPR 能刺激黄瓜、黑莓、番茄等植物的生长（Garcia-Seco et al.，2015；Islam et al.，2015；Kalam et al.，2017）。有研究表明，在印度大吉岭七个不同的茶园中，通过田间试验条件下的植株生长促进试验，探索 PGPR 的功能和遗传多样性，强调了与茶树相关的 PGPR 种群的重要性（Dutta et al.，2017）。

　　丝核菌（*Rhizoctonia*）是一种寄主范围广泛的植物病原真菌，寄主包括水稻、小麦、紫花苜蓿、大豆、玉米、马铃薯和番茄等具有经济价值的单子叶植物和双子叶植物，探究对其的抑制作用十分重要。短小芽孢杆菌 ZED17 和短小芽孢杆菌 DFAR8 菌株产生的细菌素具有抗立枯丝核菌的活性，此外，该细菌素对某些草本植物种子萌发有抑制作用，对植物病原菌索拉尼菌（*R. solani*）诱导的中草药真菌病有重要的抑制作用。这种细菌素也能防止种子发芽。因此，可以适当抑制杂草生长（Dehghanifar et al.，2019）。

第四节
新型细菌素工程

　　对于具有特征性结构基因的细菌素，可以根据序列相似性筛选待测基因组中是否存在相关的细菌素基因。杀伤蛋白和免疫蛋白的结构基因序列以及参与多肽前体加工或修饰的辅助基因序列可以用作查询序列，仔细研究基因结构可以为初步鉴定新的细菌素操纵子提供信息，找到具有受体识别、易位和杀伤活性的特殊功能。

一、产细菌素细菌基因组及细菌素基因

　　细菌基因组测序还未揭示黄单胞菌属甘菌素结构基因与三叶草素和链霉菌-伊托霉素前体的同源性。基于同源性的特定物种或病理变种基因组探索只能揭示属于已知家族的细菌素基因的一小部分。如果预测的细菌素基因能够在异源宿主（通常是来自同一物种/属或系统发育相关属的细菌素阴性菌株）中表达，那么其功能特性就很容易被描述（Parret et al.，2005），在没有宿主先验信息的情况下，这意味着通过筛选（重组）细菌素敏感性的推定靶菌株集合可以鉴定至少一个指示菌株。

　　具有不同结构域序列的相似性搜索有助于识别具有这些结构域新组合的假定细菌素。这种方法可以识别在一定的胁迫条件下诱导的铜绿假单胞菌中两个新的细菌素基因（Parret et al.，2000；Brazas et al.，2005；Chang et al.，2005；Hickman et al.，2005）。研究还发现 S 型细菌素基因的出现并不局限于该物种，而是更广泛地分布于假单胞菌物种中，包括根

际分离物和植物病原菌，在一个特殊的菌株 *P. fluorescens* Pf 0-1 中，初步鉴定了 7 个新的 S 型细菌素的基因，通过与多重免疫相关联的基因鉴定进一步说明了基因组搜索的价值。

在多种植物细菌产生细菌素的研究中，噬菌体尾样细菌素经常被分离鉴定出来，其中一些如 Serracin P，在生物防治制剂的配方中具有有趣的特性，但是这些细菌素很少具有遗传特性，例如胡萝卜软腐欧氏菌素（Nguyen et al.，2001）和 R/F 型细菌素（Nakayama et al.，2002）。在许多（植物）细菌基因组中，噬菌体样基因簇占据基因组的重要部分，其中一些原噬菌体样细菌素可能具有细菌素活性（Gaudriault et al.，2004）。

二、细菌素的表达

无法追踪编码与已知基因缺乏序列相似性的全新细菌素的基因，是基因序列到功能研究方法的一个主要限制。寻找新的细菌素基因的另一种方法，它不依赖于对大量细菌集合的详细筛选来对抗目标植物病原菌的活性，而是基于宏基因组学中克隆环境中分离的 DNA 和筛选特定性状表达的特定宿主转化子的技术（Handelsman et al.，2004）。这种对宏基因组的功能性探索显示了许多研究领域的前景，包括寻找新的抗生素。尽管技术上的特殊性具有挑战，但宏基因组学可以应用于植物（Daniel，2005）。功能性亚基因组学筛选依赖于感兴趣性状的异源宿主表达。在细菌素的特殊情况下，可能涉及免疫基因（通常是连锁的）的共表达、参与前体加工的基因以及输出到生长培养基中。对于大的 DNA 片段的克隆，例如那些编码噬菌体样细菌素的片段，可以使用合适的载体来表达。

丁香假单胞菌（*Pseudomonas syringae*，Ps）是一种革兰氏阴性植物病原菌。Ps 物种复合体由 50 多种已知的致病因子（pv.）组成，这些致病因子导致了猕猴桃、番茄、豆类和烟草在内的多种重要农业作物的各种不同疾病（如溃疡病、斑点病、枯萎病和细菌斑点病）（Lamichane et al.，2014；Lamichane et al.，2015；Vanneste et al.，2017）。研究报道一种细菌素 putidacin L1（PL1）可以在拟南芥和烟草中以活性形式在植物体内高水平表达，以提供对 Ps 各种病理变化的有效抵抗，并且更具针对性地针对窄谱的特定细菌病理变化，由此可知植物中表达细菌素是一种增强植物病原菌抗性的良好策略。

三、重组 DNA 技术应用

重组 DNA 技术在细菌素研究中的应用，不仅有利于细菌素的分子鉴定，而且为实际应用开辟了新的路径。已经证明，通过交换一个物种的受体和杀伤性结构域，可以构建人工细菌素，但即使是嵌合的细菌素也可以保留活性被工程化（Sano et al.，1993a；Kageyama et al.，1996；Masaki and Ogawa 2002），修饰后的细菌素对铜绿假单胞菌和大肠杆菌都有活性（Kageyama et al.，1996）。这些研究表明，可以构建具有修饰作用模式和改变靶特异性的细菌素。原则上，假单胞菌环境菌株中存在的 S 型绿脓素可以用来开发新的具有抗假单胞菌和相关 γ-蛋白细菌属的特异性植物病原的细菌素。

变形假单胞菌 BNJ-SS-45 是一株从小麦根际分离的细菌。该菌株以前曾因其促进植物生长的特性和次级代谢产物（如抗真菌剂、生物表面活性剂和铁载体）的预测而被鉴定，并被归类为促进植物生长的根细菌。变形假单胞菌 BNJ-SS-45 的基因组由 32 个阅读框组成、7116445 bp、GC 含量 63.34%。该基因组可用于预测次级代谢物——细菌素（Bajpai et al. 2018）。

四、工程合成细菌素

细菌素通常是通过微生物发酵生产，但细菌素产量很低，分离纯化困难，严重限制了其大规模应用。已提出化学合成用于多肽合成方法的最新发展及细菌素制备。显著降低成本使得细菌素的化学合成更具吸引力和竞争力。近年来在多肽合成方面取得了长足的进展，以前难以获得的细菌素如 S-糖肽和环状细菌素现在可以通过化学合成制备。化学方法具有许多优点，例如可以快速进行氨基酸替代，可使用非天然或修饰的残基，并进行主链和侧链修饰以提高效价、修饰活性谱或增加靶向细菌素的稳定性。由于Ⅲ类细菌素是复杂的大蛋白，目前无法通过化学方法获得。

在杂合细菌素的设计过程中，通过在铰链区切割和重新连接两种野生细菌素的 N 末端和 C 末端从而进行修饰。对细菌素 Nisin 和片球菌素 PA-1 研究最多并已将其用作食品生物防腐剂。为评价杂化细菌素的有效性，以肠霉素 E50-52 的 N 末端和片球菌素 PA-1 的 C 末端为结合点，以片球菌素 PA-1 的 C 末端和肠霉素 E50-52 的 N 末端为结合点，设计了两种杂交细菌素：肠霉素 E50-52/片球菌素 PA-1（EP）和片球菌素 PA-1 肠霉素

E50-52（PE）。两种杂交细菌素的 MIC 均比天然细菌素低。杂交 PE 和 EP 的 MIC 分别是片球菌素 PA-1 的 1/64 和 1/32，是肠毒素 E50-52 的 1/8 和 1/4（Tiwari et al. 2015）。野生型片球菌素 PA-1 和野生型肠毒素 E50-52 均能抑制黄体葡萄球菌的生长，但片球菌素 PA-1 不能抑制肠炎链球菌和大肠杆菌，而这些菌株均被肠毒素 E50-52 所抑制。杂交 PE 能抑制所有被检测的目标菌株，这表明，肽修饰方法可能有助于提高细菌素的抗菌效率和范围。

五、细菌和细菌素介导的转基因植物

通过使用全细胞生物防治剂的方法，研究了在不同寄主中表达三氟叶黄素的植物病害其生物防治的可能性。当产三氟叶黄素菌株被引入根瘤菌 EtLi 株 CE3 时，该菌株在无菌和非无菌土壤（Robleto et al.，1997）和农业条件下对根际定植和大豆结瘤的竞争更加激烈（Robleto et al.，1998b）。结果表明，该菌株产生的三叶紫草毒素强烈地影响了三叶霉素敏感 α-变形杆菌种群的多样性（Robleto et al.，1998a），该目标群体包括农杆菌，结果表明，在一个无毒的根癌农杆菌菌株中表达的三萜毒素的产生和抗性基因赋予了控制光烟草（nicotiana glauca）上冠瘿病的能力（Her-laHe et al.，2002），为重组细菌介导的细菌植物病原菌的生物控制提供了原理证明。

转基因介导表达细菌素在作物中可以提供有效的抗病性细菌病原体。因此，在作物中表达细菌素可能为防治细菌性疾病提供一种有效的策略可增强作物对细菌感染的抵抗力。最关键的是，几乎所有的细菌属，包括许多植物病原种类，都产生细菌素，为这些抗菌剂提供了广泛的来源。具有抗大肠杆菌、沙门氏菌和铜绿假单胞菌活性的细菌素已在植物中表达（Schulz et al.，2015；Paškevičius et al.，2017），转基因表达的 Bombinin 和 LfChimera 赋予了作物对细菌病原体的广谱抗性（Zakharchenko et al.，2018；Chahardoli et al.，2018）。

使用非植物来源的抗菌肽的类似策略已经被证明对一些细菌性植物疾病有效，例如马铃薯的欧文氏菌腐烂病（Osusky et al.，2000；Osusky et al.，2004；Osusky et al.，2005）和由农杆菌或黄单胞菌引起的极地疾病。与大多数窄谱细菌素相比，这些合成或改性的天然肽具有更广泛的抗菌活性，这禁止了后者用于一般疾病控制。另一方面，高选择性意味着有益细菌对植物群落的负面影响较小。从大肠杆菌中纯化了重组 PL1-his6 细菌素的转基因表达可以对植物病原菌丁香假单胞菌（*Pseudomonas syringae*，Ps）与相关的 Ps 物种产生强的抗病性。

R-噬菌体尾样细菌素是类似噬菌体尾部的高分子量细菌素。绿假单胞菌（*Pseudomonas chloropraphis* 30-84）是一株能产生两种不同杀菌谱 R-噬菌体尾样细菌素颗粒的植物促生长根细菌（PGPR）。对 R-噬菌体尾样细菌素基因簇的基因组分析发现噬菌体尾样细菌素基因模块中存在三个尾纤维基因，可能导致噬菌体尾样细菌素粒子具有不同的尾纤维，从而产生更宽的杀菌谱。PGPR 假单胞菌产生的 R-噬菌体尾样细菌素增强了其在小麦根际微生物群中的持久性，证实了 R-噬菌体尾样细菌素的产生有助于根际细菌群落的种群动态（Baltrus et al. 2019）。

细菌素在植物病原菌生物防控中具有潜在的应用价值。与植物相关的细菌素具有多样化的作用机制和分子结构，包括小的翻译后修饰肽、多域多态性毒素和噬菌体尾状复合物，特异性显著。它们的可生物降解性、效力、选择性抗菌作用避免了对微生物群的附带损害，以及不可复制性（与噬菌体相比），使细菌素成为一种极有吸引力的策略来对抗植物病原菌感染。

细菌素介导的植物抗病性是一种可以用来控制重要农作物病原菌的技术。目前植物细菌素的结构、功能、效率等均不断阐明，有些可进一步扩大应用。我们知道，植物细菌生态系统是动态的和复杂的，因此，我们期望利用它们巨大的基因组多样性，促进新的细菌素发现，为今后的应用提供一个非常大的、可开发的资源。

组合使用也成为细菌素应用的一个重要策略，无论是天然的还是工程的嵌合体。随着研究的发展，证明了一系列可供利用的受体靶向结构域，人们可以根据基因组数据的大规模分析和体内验证，理论化地设计覆盖一个完整属的细菌素混合物（Riley et al. 2013）。

早期对植物伴生细菌的细菌素研究主要集中在植物病原菌上，认为这些蛋白类化合物可以作为一种新型的细菌病害生物防治剂，特别是针对亲缘关系，对噬菌体的设想也类似（Vidaver et al.，1976）。由于抗生素在农业上的使用和化学杀菌剂对环境的负影响不断出现，使人们重新对植物相关细菌的噬菌体和细菌素产生了兴趣。

在农业中使用新的多肽来抵御病原体，在文献中有超过 900 种合成和天然的抗菌肽具有广泛的效果，包括抵御病原体，例如，在烟草和番茄中引入抗性基因，如 EFR，已经成功地提供了对 Ps 的抗性（Lacombe et al.，2010)，Hao 报告 AMP D2A21 的表达赋予了抗 Ps-pv 的能力。并且有研究关于转基因细菌素的过表达作为增强植物病原菌感染抵抗力的策略（De Souza Cândido et al.，2014；Holaskova et al.，2014；Ageitos et al.，2017)。诸多研究表明，使用窄谱蛋白质抗生素（即细菌素），将是一种有前景的策略。

分子生物学技术也极大地促进了植物相关细菌素的基础和应用研究。基因组学和代谢组学等组学技术将为高效发现植物防治的新的有前途的细菌素提供了可能。另外，细菌素的抗菌效率、分子特征、作用机制，产细菌素的微生物与植物的互作，细胞-细胞通讯，以及生物防治方式和途径等将是今后研究的重点。

参考文献

Ageitos J M，Sánchez-Pérez A，Calo-Mata P，et al.，2017. Antimicrobial peptides (AMPs): Ancient compounds that represent novel weapons in the fight against bacteria. Biochemical Pharmacology，133: 117-138.

Ait Bahadou S，Ouijja A，Karfach A，et al.，2018. New potential bacterial antagonists for the biocontrol of fire blight disease (Erwinia amylovora) in Morocco. Microbial Pathogenesis，117: 7-15.

Azevedo A C，Bento C B P，Ruiz J C，et al.，2015. Distribution and genetic diversity of bacteriocin gene clusters in rumen microbial genomes. Applied and Environmental Microbiology，81 (20): 7290-7304.

Bajpai A，Shende K K，Meena N，et al.，2018. Draft genome sequence of the plant growth-promoting rhizobacterium *Pseudomonas protegens* strain BNJ-SS-45，isolated from rhizosphere soil of wheat (*Triticum aestivum*). Microbiology Resource Announcements，7 (8).

Baltrus D A，Clark M，Smith C，et al.，2019. Localized recombination drives diversification of killing spectra for phage-derived syringacins. The ISME Journal，13 (2): 237-249.

Barreteau H，Bouhss A，Fourgeaud M，et al.，2009. Human- and plant-pathogenic pseudomonas species produce bacteriocins exhibiting colicin M-like hydrolase activity towards peptidoglycan precursors. Journal of Bacteriology，191 (11): 3657-3664.

Birch R G，2001. *Xanthomonas albilineans* and the antipathogenesis approach to disease control. Molecular Plant Pathology，2 (1): 1-11.

Blanco Y，Blanch M，Piñón D，et al.，2005. Antagonism of *Gluconacetobacter di-*

azotrophicus（a sugarcane endosymbiont）against *Xanthomonas albilineans*（pathogen）studied in alginate-immobilized sugarcane stalk tissues. Journal of Bioscience and Bioengineering，99（4）：366-371.

Bonas U，Van den Ackerveken G，Büttner D，et al.，2000. How the bacterial plant pathogen *Xanthomonas campestris* pv. vesicatoria conquers the host. Molecular Plant Pathology，1（1）：73-76.

Bonaterra A，Cabrefiga J，Mora I，et al.，2014. Gram-positive bacteria producing antimicrobial peptides as efficient biocontrol agents of fire blight. Acta Horticulturae，1056（1056）：117-122.

Brazas M D，Hancock R E W，2005. Ciprofloxacin induction of a susceptibility determinant in *Pseudomonas aeruginosa*. Antimicrobial Agents and Chemotherapy，49（8）：3222-3227.

Breil B T，Ludden P W，Triplett E W，1993. DNA sequence and mutational analysis of genes involved in the production and resistance of the antibiotic peptide trifolitoxin. J Bacteriol，175（12）：3693-3702.

Breil B，Borneman J，Triplett E W，1996. A newly discovered gene，tfuA，involved in the production of the ribosomally synthesized peptide antibiotic trifolitoxin. J Bacteriol，178（14）：4150-4156.

Chahardoli M，Fazeli A，Niazi A，et al.，2018. Recombinant expression of LFchimera antimicrobial peptide in a plant-based expression system and its antimicrobial activity against clinical and phytopathogenic bacteria. Biotechnology and Biotechnological Equipment，32（3）：714-723.

Chan Y，Wu J，Wu H，et al.，2011. Cloning，purification，and functional characterization of Carocin S2，a ribonuclease bacteriocin produced by *Pectobacterium carotovorum*. BMC Microbiology，11（1）：99.

Chang W，Small D A，Toghrol F，et al.，2005. Microarray analysis of *Pseudomonas aeruginosa* reveals induction of pyocin genes in response to hydrogen peroxide. BMC Genomics，6（1）：115.

Chen J，Stevenson D M，Weimer P J，Albusin B，2004. Bacteriocin from the ruminal bacterium *Ruminococcus albus* 7 that inhibits growth of *Ruminococcus flavefaciens*. Applied and Environmental Microbiology，70（5）：3167-3170.

Cheng L，Connor T R，Aanensen D M，et al.，2011. Bayesian semisupervised classification of bacterial samples using MLST databases. BMC Bioinformatics，12（1）：302.

Claudia G，2005. Isolation and characterization of phages Stsc1 and Stsc3 infecting *Streptomyces scabiei* and their potential as biocontrol agents. Canadian Journal of Plant

Pathology，2（27）：210-216.

Daniel R，2005. The metagenomics of soil. Nature Reviews Microbiology，3（6）：470-478.

de Los Santos P E，Parret A H A，De Mot R，2005. Stress-related Pseudomonas genes involved in production of bacteriocin LlpA. FEMS Microbiology Letters，244（2）：243-250.

de P. Araujo J S，Rodrigues R，de L D Ribeiro R，et al.，2005. Bacteriocin production by brazilian isolates of *Ralstonia solanacearum* in vitro. Acta Horticulturae，695（695）：313-320.

de Souza Cândido E，E Silva Cardoso M H，Sousa D A，et al.，2014. The use of versatile plant antimicrobial peptides in agribusiness and human health. Peptides，55：65-78.

Dehghanifar S，Keyhanfar M，Emtiazi G，2019. Production and partial purification of thermostable bacteriocins from *Bacillus pumilus* ZED17 and DFAR8 strains with antifungal activity. Molecular Biology Research Communications，8（1）：41-49.

Dorosky R J，Yu J M，Pierson L S，et al.，2017. *Pseudomonas chlororaphis* produces two distinct R-tailocins that contribute to bacterial competition in biofilms and on roots. Applied and Environmental Microbiology，83（15）.

Duport C，Baysse C，Michel-Briand Y，1995. Molecular characterization of pyocin S3，a novel S-type pyocin from *Pseudomonas aeruginosa*. The Journal of Biological Chemistry，270（15）：8920-8927.

Dutta J，Thakur D，2017. Evaluation of multifarious plant growth promoting traits，antagonistic potential and phylogenetic affiliation of rhizobacteria associated with commercial tea plants grown in Darjeeling，India. PLoS One，12（8）：e182302.

Eastgate J A，2000. Erwinia amylovora：the molecular basis of fireblight disease. Molecular Plant Pathology，1（6）：325-329.

Elfarash A，Dingemans J，Ye L，et al.，2014. Pore-forming pyocin S5 utilizes the FptA ferripyochelin receptor to kill *Pseudomonas aeruginosa*. Microbiology，160（2）：261-269.

Fernandez M，Godino A，Principe A，et al.，2017. Effect of a Pseudomonas fluorescens tailocin against phytopathogenic Xanthomonas observed by atomic force microscopy. Journal of Biotechnology，256：13-20.

Fischer S，Godino A，Quesada J M，et al.，2012. Characterization of a phage-like pyocin from the plant growth-promoting rhizobacterium *Pseudomonas fluorescens* SF4c. Microbiology，158（6）：1493-1503.

Frey P，Smith J J，Albar L，et al.，1996. Bacteriocin typing of burkholderia

(Pseudomonas) solanacearum race 1 of the french west indies and correlation with geno-mic variation of the pathogen. Applied and Environmental Microbiology，62（2）：473-479.

Garcia-Seco D，Zhang Y，Gutierrez-Mañero F J，et al.，2015. Application of pseudomonas fluorescens to blackberry under field conditions improves fruit quality by modifying flavonoid metabolism. PLoS One，10（11）：e142639.

Gaudriault S，Thaler J，Duchaud E，et al.，2004. Identification of a P2-related prophage remnant locus of *Photorhabdus luminescens* encoding an R-type phage tail-like particle. FEMS Microbiology Letters，233（2）：223-231.

Ghequire M G K，De Canck E，Wattiau P，et al.，2013a. Antibacterial activity of a lec-tin-like Burkholderia cenocepacia protein. MicrobiologyOpen，2（4）：566-575.

Ghequire M G K，De Mot R，2014. Ribosomally encoded antibacterial proteins and peptides from Pseudomonas. FEMS Microbiology Reviews，38（4）：523-568.

Ghequire M G K，De Mot R，2015a. Distinct colicin M-like bacteriocin-immunity pairs in Burkholderia. Scientific Reports，5（1）：17368.

Ghequire M G K，De Mot R，2018a. Turning over a new leaf：Bacteriocins going green. Trends in Microbiology，26（1）：1-2.

Ghequire M G K，Dillen Y，Lambrichts I，et al.，2015b. Different ancestries of R tailocins in rhizospheric pseudomonas isolates. Genome Biology and Evolution，7（10）：2810-2828.

Ghequire M G K，Garcia-Pino A，Lebbe E K M，et al.，2013b. Structural Deter-minants for Activity and Specificity of the Bacterial Toxin LlpA. PLoS Pathogens，9（2）：e1003199.

Ghequire M G K，Li W，Proost P，et al.，2012. Plant lectin-like antibacterial pro-teins from phytopathogens *Pseudomonas syringae* and *Xanthomonas citri*. Environmental Microbiology Reports，4（4）：373-380.

Ghequire M G K，Öztürk B，De Mot R，2018b. Lectin-Like Bacteriocins. Frontiers in Microbiology，9：2706.

Ghequire M G K，Swings T，Michiels J，et al.，2016. Draft Genome Sequence of Pseudomonas putida BW11M1，a Banana Rhizosphere Isolate with a Diversified Antimi-crobial Armamentarium. Genome Announcements，4（2）.

Gleeson O，O Gara F，Morrissey J P，2010. The Pseudomonas fluorescens second-ary metabolite 2，4 diacetylphloroglucinol impairs mitochondrial function in *Saccharomy-ces cerevisiae*. Antonie Van Leeuwenhoek，97（3）：261-273.

Godino A，Principe A，Fischer S，2016. A ptsP deficiency in PGPR *Pseudomonas fluorescens* SF39a affects bacteriocin production and bacterial fitness in the wheat rhizosphere. Research in Microbiology, 167 (3): 178-189.

Gorb T E, Tovkach F I, 1997. Typing *Erwinia carotovora* phytopathogenic strains on the basis of pectinolytic activity and sensitivity to bacteriocins (carotovoricins). Mikrobiologiya, (66): 690-695.

Gray E J, Di Falco M, Souleimanov A, et al., 2006. Proteomic analysis of the bacteriocin thuricin 17 produced by *Bacillus thuringiensis* NEB17. FEMS Microbiology Letters, 255 (1): 27-32.

Gray E J, Lee K D, Souleimanov A M, et al., 2006. A novel bacteriocin, thuricin 17, produced by plant growth promoting rhizobacteria strain *Bacillus thuringiensis* NEB17: isolation and classification. J Appl Microbiol, 100 (3): 545-554.

Grinter R, Milner J, Walker D, 2012. Bacteriocins active against plant pathogenic bacteria. Biochemical Society Transactions, 40 (6): 1498-1502.

Guan D, Grau B L, Clark C A, et al., 2012. Evidence that thaxtomin C is a pathogenicity determinant of streptomyces ipomoeae, the causative agent of streptomyces soil rot disease of sweet potato. Molecular Plant-Microbe Interactions, 25 (3): 393-401.

Gupta G, Singh S, 2015. Plant growth promoting rhizobacteria (PGPR): Current and future prospects for development of sustainable agriculture. Journal of Microbial & Biochemical Technology, 07 (02).

Gupta S, Bram E E, Weiss R, 2013. Genetically Programmable Pathogen Sense and Destroy. ACS Synthetic Biology, 2 (12): 715-723.

Gven K, 2000. Bacteriocin typing of some Turkish isolates of *Pseudomonas syringae* pv. Phaseolicola. Turkish Journal of Biology, (24): 795-801.

Hafeez F Y, Naeem F I, Naeem R, et al., 2005. Symbiotic effectiveness and bacteriocin production by *Rhizobium leguminosarum* bv. viciae isolated from agriculture soils in Faisalabad. Environmental and Experimental Botany, 54 (2): 142-147.

Handelsman J, 2004. Metagenomics: Application of genomics to uncultured microorganisms. Microbiology and Molecular Biology Reviews, 68 (4): 669-685.

Hao G, Zhang S, Stover E, 2017. Transgenic expression of antimicrobial peptide D2A21 confers resistance to diseases incited by *Pseudomonas syringae* pv. tabaci and Xanthomonas citri, but not candidatus *Liberibacter asiaticus*. PLoS One, 12 (10): e186810.

Herlache T C, Triplett E W, 2002. Expression of a crown gall biological control phenotype in an avirulent strain of Agrobacterium vitis by addition of the trifolitoxin production and resistance genes. BMC Biotechnology, 2: 2.

Hert A P, Roberts P D, Momol M T, et al., 2005. Relative importance of bacteriocin-like genes in antagonism of *Xanthomonas perforans* tomato race 3 to *Xanthomonas euvesicatoria* tomato race 1 strains. Applied and Environmental Microbiology，71（7）：3581-3588.

Heu S，Oh J，Kang Y，et al.，2001. Gly gene cloning and expression and purification of glycinecin A，a bacteriocin produced by *Xanthomonas campestris* pv. glycines 8ra. Applied and Environmental Microbiology，67（9）：4105-4110.

Hickman J W，Tifrea D F，Harwood C S，2005. A chemosensory system that regulates biofilm formation through modulation of cyclic diguanylate levels. Proceedings of the National Academy of Sciences of the United States of America，102（40）：14422-14427.

Hockett K L，Renner T，Baltrus D A，2015. Independent Co-option of a tailed bacteriophage into a killing complex in pseudomonas. MBio，6（4）：e452.

Holaskova E，Galuszka P，Frebort I，et al.，2015. Antimicrobial peptide production and plant-based expression systems for medical and agricultural biotechnology. Biotechnology Advances，33（6）：1005-1023.

Hynes R K，Boyetchko S M，2006. Research initiatives in the art and science of biopesticide formulations. Soil Biology and Biochemistry，38（4）：845-849.

Islam S，Akanda A M，Prova A，et al.，2016. Isolation and identification of plant growth promoting *Rhizobacteria* from cucumber rhizosphere and their effect on plant growth promotion and disease suppression. Frontiers in Microbiology，6：1360.

Jaaffar A K M，Parejko J A，Paulitz T C，et al.，2017. Sensitivity of rhizoctonia isolates to phenazine-1-carboxylic acid and biological control by phenazine-producing *Pseudomonas* spp. Phytopathology，107（6）：692-703.

Jabrane A，Sabri A，Compère P，et al.，2002. Characterization of serracin P，a phage-tail-like bacteriocin，and its activity against *Erwinia amylovora*，the fire blight pathogen. Applied and Environmental Microbiology，68（11）：5704-5710.

Jamalizadeh M，Etebarian H R，Alizadeh A，et al.，2008. Biological control of gray mold on apple fruits by *Bacillus licheniformis*（EN74-1）. Phytoparasitica，36（1）：23-29.

Jeon Y H，Cho M J，Cho Y S，2001. Effect of glycinecin a on the control of bacterial leaf spot of red pepper and bacterial leaf blight of rice. Plant Pathology Journal，17（5）：249-256.

Jerman B，Butala M，Žgur-Bertok D，2005. Sublethal Concentrations of Ciprofloxacin Induce Bacteriocin Synthesis in *Escherichia coli*. Antimicrobial Agents and Chemotherapy，49（7）：3087-3090.

Johnson K B，Stockwell V O，1998. Management of fire blight：a case study in microbial ecology. Annual Review of Phytopathology，36（1）：227-248.

Jones J B，Lacy G H，Bouzar H，et al.，2004. Reclassification of the xanthomonads associated with bacterial spot disease of tomato and pepper. Systematic and Applied Microbiology，27（6）：755-762.

Jung W，Mabood F，Souleimanov A，et al.，2008. Stability and antibacterial activity of bacteriocins produced by *Bacillus thuringiensis* and *Bacillus thuringiensis spp.* kurstaki. Journal of Microbiology and Biotechnology，18（11）：1836.

Robleto E A，Kmiecik K，Oplinger E S，et al.，1998. Trifolitoxin production increases nodulation competitiveness of rhizobium etli CE3 under agricultural conditions. Applied and Environmental Microbiology，64（7）：2630-2633.

Rojas-Rojas F U，Salazar-Gómez A，Vargas-Díaz M E，et al.，2018. Broad-spectrum antimicrobial activity by *Burkholderia cenocepacia* TAtl-371，a strain isolated from the tomato rhizosphere. Microbiology，164（9）：1072-1086.

Kageyama M，Kobayashi M，Sano Y，et al.，1996. Construction and characterization of pyocin-colicin chimeric proteins. Journal of Bacteriology，178（1）：103-110.

Kalam S，Das S N，Basu A，et al.，2017. Population densities of indigenous Acidobacteria change in the presence of plant growth promoting rhizobacteria（PGPR）in rhizosphere. Journal of Basic Microbiology，57（5）：376-385.

Kim Y M，Lim H K，Cho S K，2004. Cloning of the *Xanthomoas campestris* pv. glycinecin A secretion. World Journal Microbiol Biotechnol，20：99-103.

Lacombe S，Rougon-Cardoso A，Sherwood E，et al.，2010. Interfamily transfer of a plant pattern-recognition receptor confers broad-spectrum bacterial resistance. Nature Biotechnology，28（4）：365-369.

Lally E T，Hill R B，Kieba I R，et al.，1999. The interaction between RTX toxins and target cells. Trends in Microbiology，7（9）：356-361.

Lamichhane J R，Messéan A，Morris C E，2015. Insights into epidemiology and control of diseases of annual plants caused by the *Pseudomonas syringae* species complex. Journal of General Plant Pathology，81（5）：331-350.

Lamichhane J R，Varvaro L，Parisi L，et al.，2014. Chapter four-disease and frost damage of woody plants caused by *Pseudomonas syringae*：Seeing the forest for the trees. Advances in Agronomy. D. L. Sparks，Academic Press. 126：235-295.

Lee K D，Gray E J，Mabood F，et al.，2009. The class IId bacteriocin thuricin-17 increases plant growth. Planta，229（4）：747-755.

Maringoni A C，Kurozawa C，2002. *Curtobacterium flaccumfaciens* pv. flaccumfaciens typification by bacteriocin. Pesquisa Agropecuária Brasileira，37（9）：1339-1346.

Masaki H，Ogawa T，2002. The modes of action of colicins E5 and D，and related cytotoxic tRNases. Biochimie，84（5-6）：433-438.

McCaughey L C，Grinter R，Josts I，et al.，2014. Lectin-like bacteriocins from Pseudomonas spp. utilise D-rhamnose containing lipopolysaccharide as a cellular receptor. PLoS Pathogens，10（2）：e1003898.

McManus P S，Stockwell V O，Sundin G W，et al.，2002. Antibiotic use in plant agriculture. Annual Review of Phytopathology，40：443-465.

Mentag R，Luckevich M，Morency M，et al.，2003. Bacterial disease resistance of transgenic hybrid poplar expressing the synthetic antimicrobial peptide D4E1. Tree Physiology，23（6）：405-411.

Michel-Briand Y，Baysse C，2002. The pyocins of *Pseudomonas aeruginosa*．Biochimie，84（5-6）：499-510.

Motyka A，Zoledowska S，Sledz W，et al.，2017. Molecular methods as tools to control plant diseases caused by Dickeya and Pectobacterium spp：A minireview. New Biotechnology，39（Pt B）：181-189.

Munoz-Rojas J，Caballero-Mellado J，2017. Population dynamics of *Gluconacetobacter diazotrophicus* in sugarcane cultivars and its effect on plant growth. Microbial Ecology，46（4）：454-464.

Munoz-Rojas J，Fuentes-Ramírez L E，Caballero-Mellado J，2005. Antagonism among *Gluconacetobacter diazotrophicus* strains in culture media and in endophytic association. FEMS Microbiology Ecology，54（1）：57-66.

Nakayama K，Takashima K，Ishihara H，et al.，2000. The R-type pyocin of *Pseudomonas aeruginosa* is related to P2 phage，and the F-type is related to lambda phage. Molecular Microbiology，38（2）：213-231.

Nguyen H A，Kaneko J，Kamio Y，2002. Temperature-dependent production of carotovoricin Er and pectin lyase in phytopathogenic *Erwinia carotovora subsp*. carotovora Er. Bioscience，Biotechnology，and Biochemistry，66（2）：444-447.

Oluyombo O，Penfold C N，Diggle S P，2019. Competition in Biofilms between Cystic Fibrosis Isolates of *Pseudomonas aeruginosa* Is Shaped by R-Pyocins. MBio，10（1）

Oresnik I J，Twelker S，Hynes M F，1999. Cloning and characterization of a *Rhizobium leguminosarum* gene encoding a bacteriocin with similarities to RTX toxins. Applied and Environmental Microbiology，65（7）：2833-2840.

Osusky M，Osuska L，Hancock R E，et al.，2004. Transgenic potatoes expressing a novel cationic peptide are resistant to late blight and pink rot. Transgenic Research，13（2）：181-190.

Osusky M，Osuska L，Kay W，et al.，2005. Genetic modification of potato against microbial diseases: in vitro and in planta activity of a dermaseptin B1 derivative, MsrA2. Theoretical and Applied Genetics, 111 (4): 711-722.

Osusky M, Zhou G, Osuska L, et al., 2000. Transgenic plants expressing cationic peptide chimeras exhibit broad-spectrum resistance to phytopathogens. Nature Biotechnology, 18 (11): 1162-1166.

Paradis-Bas M, Tulla-Puche J, Albericio F, 2016. The road to the synthesis of "difficult peptides". Chemical Society Reviews, 45 (3): 631-654.

Parray J A, Sumira J, Kamili A N, 2016. Current perspectives on plant growth-promoting rhizobacteria. Plant Growth Regul, 35: 877-902.

Parret A H A, Temmerman K, De Mot R, 2005. Novel lectin-like bacteriocins of biocontrol strain *Pseudomonas fluorescens* Pf-5. Applied and Environmental Microbiology, 71 (9): 5197-5207.

Parret A, De Mot R, 2000. Novel bacteriocins with predicted tRNase and pore-forming activities in *Pseudomonas aeruginosa* PAO1. Molecular Microbiology, 35 (2): 472-473.

Paškevičius Š, Starkevič U, Misiūnas A, et al., 2017. Plant-expressed pyocins for control of *Pseudomonas aeruginosa*. PloS One, 12 (10): e185782.

Pérombelon M C, 2002. Potato diseases caused by soft rot erwinias: an overview of pathogenesis. Plant Pathol, 51: 1-12.

Pham H T, Riu K Z, Jang K M, et al., 2004. Bactericidal activity of glycinecin A, a bacteriocin derived from *Xanthomonas campestris* pv. glycines, on phytopathogenic *Xanthomonas campestris* pv. vesicatoria cells. Applied and Environmental Microbiology, 70 (8): 4486-4490.

Pimenta R S, Silva J F M, Coelho C M, et al., 2010. Integrated control of *Penicillium digitatum* by the predacious yeast *Saccharomycopsis crataegensis* and sodium bicarbonate on oranges. Brazilian Journal of Microbiology: [Publication of the Brazilian Society for Microbiology], 41 (2): 404-410.

Pinón D, Casas M, Blanch M, et al., 2002. *Gluconacetobacter diazotrophicus*, a sugar cane endosymbiont, produces a bacteriocin against *Xanthomonas albilineans*, a sugar cane pathogen. Research in Microbiology, 153 (6): 345-351.

Principe A, Fernandez M, Torasso M, et al., 2018. Effectiveness of tailocins produced by *Pseudomonas fluorescens* SF4c in controlling the bacterial-spot disease in tomatoes caused by *Xanthomonas vesicatoria*. Microbiological Research, 212-213: 94-102.

Raaijmakers J M, Weller D M, 2001. Exploiting genotypic diversity of 2, 4-diacetylphloroglucinol-producing *Pseudomonas* spp: characterization of superior root-colonizing P. fluorescens strain Q8r1-96. Applied and Environmental Microbiology，67（6）：2545-2554.

Rachwał K，Boguszewska A，Kopcińska J，et al.，2016. The regulatory protein rosR affects *Rhizobium leguminosarum* bv. trifolii protein profiles，cell surface properties，and symbiosis with clover. Frontiers in Microbiology，7：1302.

Ramalingam J，Savitha P，Alagarasan G，et al.，2017. Functional marker assisted improvement of stable cytoplasmic male sterile lines of rice for bacterial blight resistance. Frontiers in Plant Science，8：1131.

Rasouliha B H，Ling H，Ho C L，et al.，2013. A predicted immunity protein confers resistance to pyocin S5 in a sensitive strain of *Pseudomonas aeruginosa*. Chembiochem：A European Journal of Chemical Biology，14（18）：2444-2446.

Reader J S，Ordoukhanian P T，Kim J，et al.，2005. Major biocontrol of plant tumors targets tRNA synthetase. Science（New York，N. Y.），309（5740）：1533.

Reis V M，Teixeira K R D S，2015. Nitrogen fixing bacteria in the family Acetobacteraceae and their role in agriculture. Journal of Basic Microbiology，55（8）：931-949.

Riley M A，Wertz J E，2002. Bacteriocins：evolution，ecology，and application. Annual Review of Microbiology，56：117-137.

Sami D，Mokhtar R，Peter M，et al.，2016. *Rhizobium leguminosarum* symbiovar trifolii，Ensifer numidicus and Mesorhizobium amorphae symbiovar ciceri（or Mesorhizobium loti）are new endosymbiotic bacteria of Lens culinaris Medik. FEMS Microbiology Ecology，92（8）.

Sano Y，Kobayashi M，Kageyama M，1993a. Functional domains of S-type pyocins deduced from chimeric molecules. J Bacteriol，175（19）：6179-6185.

Sano Y，Matsui H，Kobayashi M，et al.，1993b. Molecular structures and functions of pyocins S1 and S2 in *Pseudomonas aeruginosa*. Journal of Bacteriology，175（10）：2907-2916.

Saravanan V S，Madhaiyan M，Osborne J，et al.，2008. Ecological occurrence of *Gluconacetobacter diazotrophicus* and nitrogen-fixing Acetobacteraceae members：their possible role in plant growth promotion. Microbial Ecology，55（1）：130-140.

Scholl D，2017. Phage Tail-Like Bacteriocins. Annual Review of Virology，4（1）：453-467.

Schripsema J，de Rudder K E，van Vliet T B，et al.，1996. Bacteriocin small of *Rhizobium leguminosarum* belongs to the class of N-acyl-L-homoserine lactone molecules，known as autoinducers and as quorum sensing co-transcription factors. Journal of Bacteriology，178（2）：366-371.

Schulz S，Stephan A，Hahn S，et al.，2015. Broad and efficient control of major foodborne pathogenic strains of Escherichia coli by mixtures of plant-produced colicins. Proceedings of the National Academy of Sciences of the United States of America，112（40）：E5454-E5460.

Scupham A J，Dong Y，Triplett E W，2002. Role of tfxE，but not tfxG，in trifolitoxin resistance. Applied and Environmental Microbiology，68（9）：4334-4340.

Shiraishi A，Matsushita N，Hougetsu T，2010. Nodulation in black locust by the Gammaproteobacteria *Pseudomonas* sp. and the *Betaproteobacteria Burkholderia* sp. Systematic and Applied Microbiology，33（5）：269-274.

Singh N，Siddiqui Z A，2015. Effects ofbacillus subtilis，pseudomonas fluorescens and aspergillus awamorion the wilt-leaf spot disease complex of tomato. Phytoparasitica，43（1）：61-75.

Subramanian S，Ricci E，Souleimanov A，et al.，2016. A proteomic approach to lipo-chitooligosaccharide and thuricin 17 effects on soybean germination unstressed and salt stress. PloS One，11（8）：e160660.

Subramanian S，Smith D L，2015. Bacteriocins from the rhizosphere microbiome-from an agriculture perspective. Frontiers in Plant Science，6：909.

Syed Ab Rahman S F，Singh E，Pieterse C M J，et al.，2018. Emerging microbial biocontrol strategies for plant pathogens. Plant Science：An International Journal of Experimental Plant Biology，267：102-111.

Tabor A B，2011. The challenge of the lantibiotics：synthetic approaches to thioether-bridged peptides. Organic & Biomolecular Chemistry，9（22）：7606-7628.

Tovkach F I，Mukvich N S，2003. The study of Erwinia carotovora bacteriocins with the aid of nalidixic acid-resistant bacterial indicator cells. Mikeobiologiya，72：167-172.

Triplett E W，Breil B T，Splitter G A，1994. Expression of tfx and sensitivity to the rhizobial peptide antibiotic trifolitoxin in a taxonomically distinct group of alpha-proteobacteria including the animal pathogen *Brucella abortus*. Applied and Environmental Microbiology，60（11）：4163-4166.

Troppens D M，Chu M，Holcombe L J，et al.，2013. The bacterial secondary metabolite 2，4-diacetylphloroglucinol impairs mitochondrial function and affects calcium homeostasis in *Neurospora crassa*. Fungal Genetics and Biology：FG & B，56：135-146.

Tudor-Nelson S M，Minsavage G V，Stall R E，et al.，2003. Bacteriocin-Like Substances from Tomato Race 3 Strains of *Xanthomonas campestris* pv. vesicatoria. Phytopathology，93（11）：1415-1421.

Turano H，Gomes F，Barros-Carvalho G A，et al.，2017. Tn6350，a novel transposon carrying pyocin S8 genes encoding a bacteriocin with activity against carbapenemase-producing *Pseudomonas aeruginosa*. Antimicrobial Agents and Chemotherapy，61（5）.

Tiwari S K，Sutyak N K，Cavera V L，et al.，2015. Improved antimicrobial activities of synthetic-hybrid bacteriocins designed from enterocin E50-52 and pediocin PA-1. Applied and Environmental Microbiology，81（5）：1661-1667.

Validov S，Mavrodi O，De La Fuente L，et al.，2005. Antagonistic activity among 2，4-diacetylphloroglucinol-producing fluorescent *Pseudomonas* spp. FEMS Microbiology Letters，242（2）：249-256.

Vanneste J L，2017. The scientific，economic，and social impacts of the New Zealand outbreak of bacterial canker of kiwifruit（*Pseudomonas syringae* pv. actinidiae）. Annual Review of Phytopathology，55：377-399.

Venter A P，Twelker S，Oresnik I J，et al.，2001. Analysis of the genetic region encoding a novel rhizobiocin from *Rhizobium leguminosarum* bv. viciae strain 306. Canadian Journal of Microbiology，47（6）：495-502.

Venter A P，Twelker S，Oresnik I J，et al.，2001. Analysis of the genetic region encoding a novel rhizobiocin from *Rhizobium leguminosarum* bv. viciae strain 306. Canadian Journal of Microbiology，47（6）：495-502.

Vidaver A K，1976. Prospects for control of phytopathogenic bacteria by bacteriophages and bacteriocins. Annu. Rev. Phytopathol，14：451-465.

Ware G W，2000. The pesticide book. 5th Edition（Fresno：Thompson Publications）.

Wilson R A，Handley B A，Beringer J E，1998. Bacteriocin production and resistance in a field population of *Rhizobium leguminosarum* biovar viciae. Soil Biol. Biochem，30：413-417.

Woo J，Heu S，Cho Y S，1998. Influence of growth conditions on the production of a bacteriocin，glycinecin，produced by *Xanthomonas campestris* pv. Glycines 8ra. Korean J. Pathol，14：376-381.

Yao G W，Duarte I，Le T T，et al.，2017. A broad-host-range tailocin from *Burkholderia cenocepacia*. Applied and Environmental Microbiology，83（10）.

Young J M，2004. Oive kont and its pathogens. Australasian Plant Pathol，33：33-39.

Zakharchenko N S，Pigoleva S V，Furs O V，et al.，2018. Gene expression of the antimicrobial peptide bombinin increases the resistance of transgenic tobacco plants to phytopathogens. Appl. Biochem. Microbiol，54：730-735.

Zhang X，Clark C A，Pettis G S，2003. Interstrain inhibition in the sweet potato pathogen *Streptomyces ipomoeae*：purification and characterization of a highly specific bacteriocin and cloning of its structural gene. Applied and Environmental Microbiology，69（4）：2201-2208.

第十章

细菌素对真核细胞的细胞毒性

细菌素是由某些细菌和古细菌产生的核糖体合成的抗菌肽，有抑制病原体和防止人类及动物感染的潜力。在将细菌素作为食品添加剂或在医学应用中作为抗生素的替代品之前，对细菌素安全性和毒性的评估具有重要意义。然而关于细菌素的细胞毒性，目前只有很少的研究报道。本章通过对几种不同类型的细菌素对真核细胞细胞毒性影响的分析，将其归纳为细胞溶血、细胞凋亡和细胞坏死三种类型，总结了八个细胞毒性指标的测定方法，并根据不同的细胞毒性类型深入探讨细菌素对真核细胞的细胞毒性，介绍细菌感染在肿瘤治疗中的应用以及提供毒素（细菌素）的手段，为细菌素作为选择性细胞毒性剂对恶性细胞的潜在用途及其在癌症和肿瘤中的应用提供科学依据。

细菌素对真核细胞的细胞毒性主要有三种类型：细胞溶血、细胞凋亡、细胞坏死。细胞溶血是由一种称为细胞溶菌素的毒素引起的，表现为一些粪肠球菌菌株在血琼脂平板上产生溶血带，它能溶解范围很广的靶细胞，包括革兰氏阳性细菌和真核细胞（Coburn et al.，2003）。细胞凋亡的特征是细胞结构发生一系列特征性的形态学改变，以及一系列与酶相关的生化过程。其结果是清除了体内的细胞，而对周围组织的损伤最小（Mark et al.，2019）。细胞坏死是细胞死亡的另一种形式，它是非特异性的，通常是物理损伤的结果，不涉及细胞的主动参与。其表型是随着细胞体积的增加和不可逆损伤前细胞表面出现气泡。它通常是原生质（细胞质）膜物理损伤的结果，这个过程伴随局部炎症反应并损伤周围细胞。

细菌素对真核细胞的毒性作用机制涉及孔的形成，它作为一种抗肿瘤药物的潜在用途将取决于能否开发一种只对恶性细胞有作用的药物。对特定细胞系具有细胞毒性活性的药物尤其有吸引力，细菌素的特异性是由其与特定受体的相互作用而确定的，从而导致对靶细胞的识别。细胞识别的特异性是选择特定细菌素以清除特定种类细胞的关键因素；另一个重要的因素是细胞死亡的机制，其中诱导细胞凋亡是最理想的治疗方法。已经证实，一种对恶性肿瘤有效的治疗方法是诱导癌细胞凋亡，因为与其中诱导细胞坏死相比，不会发生炎症反应。有几种方法将毒素输送到肿瘤细胞，其中一种重要的途径是细菌感染。据观察，感染后细菌细胞优先定位于肿瘤细胞（Jain et al.，2001）。因此，通过减毒细菌递送特定的细胞毒性剂，这一策略具有很好的应用价值。

细菌素广泛的作用范围对研究其特异性分子特征具有重要意义，细菌素对恶性细胞的作用拓展了新的抗肿瘤药物的应用领域。其特异性作用于肿瘤细胞的特点使其有望成为具有良好应用前景的药物（分子靶向药物）。

第一节
细菌素对真核细胞的毒性作用

一、细菌素 BacSp222

细菌素 BacSp222 是由犬皮肤病变分离得到的一种条件致病菌——假丝酵母菌 222 产生并分泌的一种非典型细菌素。BacSp222 可以杀死革兰氏阳性菌（剂量在 $0.1 \sim 1.0$ μL），但在浓度稍高的情况下对真核细胞也有明显的细胞毒性（Wladyka et al.，2015）。不同的细胞毒性可能与靶细胞的胞质膜组分和代谢活性、暴露时间、毒性测定等因素有关。其中细菌最为敏感，较低等的真核生物（包括真菌）具有中等敏感性，而较高等的生物大多具有抗性。体外研究表明，细菌素 BacSp222 能有效溶解人皮肤成纤维细胞（HSF）、角质形成细胞、小鼠单核细胞和巨噬细胞系，LD_{50}（半数致死剂量）为 $3.0 \sim 24.8$ μmol/L。此外，在纳摩尔浓度下，BacSp222 可以有效地增强巨噬细胞样细胞系中干扰素诱导的一氧化氮（NO）的释放。NO 不仅本身具有杀菌作用，还可作为一般的免疫抑制剂，抑制白细胞浸润、淋巴细胞增殖、环氧合酶活性和细胞因子的表达（Maiken et al.，2012）。因此，BacSp222 可能是一个由假丝酵母菌分泌的多功能因子：细菌素、毒素和免疫调节毒力因子。

低剂量下，BacSp222 细胞毒性显著，对 HSF 和角质形成细胞的 LD_{50} 分别为 3.1 μmol/L 和 3.0 μmol/L。对小鼠单核/巨噬细胞系以及 HeLa 细胞和脂肪干细胞的杀伤则需要稍高的浓度。可能与大多数细菌素的杀菌作用类似，肽的细胞毒性机制是由细胞膜完整性的破坏所驱动的，因为乳酸脱氢酶（LDH）从细胞中泄漏是 LDH 检测阳性的先决条件。此外，在用 BacSp222 处理细胞后，可以观察到碘化丙二钠迅速流入细胞核。

角质形成细胞和成纤维细胞是在假丝酵母菌定植过程中最先接触到的细胞，因此，BacSp222 对这些细胞的高活性可能具有生物学意义。这种假丝酵母菌可能首先通过产生浓度高达几微摩尔的 BacSp222 来成功地战胜皮肤和黏膜表面的共生细菌。然后，通过进一步产生细菌素而转向新的宿主细胞，细菌素对抵御病原体第一防线的表皮细胞产生毒性。然而，作为一种条件致病菌，假丝酵母菌必须精确地与宿主相互作用，以避免被免疫系统过早清除。因此，多功能的 BacSp222 也可以调节这些相互作用。

用 BacSp222 处理的重组菌释放绿色荧光蛋白的实验表明，该细菌素在细菌细胞膜上形成大的孔，推测是一种普遍的溶解因子。类似地，使用计时比色法、偏振调制红外反射吸收光谱法（mp-irras）、衰减全反射红外光谱法（ATR-IR）和金属电极支撑的人工磷脂双层分析表明，BacSp222 主要是螺旋结构，在相互作用过程中，分子的螺旋部分穿透脂质双分子层（Nowakowski et al.，2018）。吸附到膜上后，BacSp222 仍然是螺旋状的，而进入膜中时观察到明显的变化：磷脂的构象从主要的反式转变为部分熔融状态，酰基链变得不那么倾斜。这些结果表明，BacSp222 是通过桶壁孔隙形成机制与生物膜相互作用的（Pieta et al.，2016）。

因此，细菌素 BacSp222 是一种作用于细菌膜的抗菌肽。进一步的研究表明，在该明确的细菌素结构中，肽的 N 端很可能负责识别和与带负电荷（由于存在磷酸基）的细菌细胞膜的相互作用。此外，肽表面这一侧暴露的疏水区域可能有利于与非极性配体的相互作用。至少有几个保守的疏水残基可能是与细菌膜相互作用和孔形成的假设机制所必需的。另一方面，在结构相似的细菌素中，带电氨基酸的位置是不同的。这一现象亦解释了这些细菌素可能对特定微生物有不同的杀灭方式。

二、大肠杆菌素 E3

大肠杆菌素（colicin）不仅对敏感细菌细胞有抑制作用，而且对表面只有质膜的原生质体 L 型细胞也有抑制作用，这表明大肠杆菌素也能抑制真核细胞。大肠杆菌素对真核细胞的抑制作用具有细胞选择性、特异性和细胞毒性。

大肠杆菌素 E3 抑制小鼠成纤维细胞和人上皮细胞。革兰氏阴性菌产生的几种细菌素（包括大肠杆菌素、弧菌素和脓菌素）对细菌和各种真核细胞都具有毒性作用。标准细胞对大肠杆菌素的敏感性低于肿瘤转化细胞，动物恶性肿瘤细胞对大肠杆菌素的敏感性高于人恶性肿瘤细胞。

一些人类肿瘤细胞被不同种类的大肠杆菌素选择性抑制，其中包括形成通道的大肠杆菌素 A 和大肠杆菌素 E1。这两种大肠杆菌素分子组成三个功能域，分别对应于 C 端、中心和 N 端区域，它们分别编码易位、受体结合和通道形成。大肠杆菌素 A 和大肠杆菌素 E1 是基于其受体和转运系统的 A 类大肠杆菌素。这两种大肠杆菌素都与维生素 B_{12} 受体 BtuB 结合，大肠杆菌素 A 也利用 OmpF 孔蛋白进行转运，并且它们分别依赖于 TolABQR 和 TolCAQ 蛋白（Lazdunski et al.，1998）。

　　大肠杆菌素 E1 可抑制多种人类细胞-细胞系的生长，其中 HS913T 纤维肉瘤细胞是最敏感的，而标准 MRC5 纤维肉瘤细胞的敏感性较低。另一方面，大肠杆菌素 A 对该标准细胞系有很强的抑制作用，该细菌素对平滑肌肉瘤细胞 SKUT-1 也有抑制作用。

　　迄今为止，人们已经认识到四种不同的大肠杆菌素致死抗菌机制：细胞质膜去极化（造孔大肠杆菌素）、非特异性 DNase 活性、高特异性 RNase 活性和抑制胞壁质的生物合成（Mora et al.，2014）。与抗生素作用相比，大肠杆菌素的细胞毒性作用还不清楚。然而，众所周知，成孔大肠杆菌素和那些表现出特异性核糖核酸酶活性的大肠杆菌素对肿瘤细胞的毒性最大（Lancaster et al.，2007）。

　　大肠杆菌素 E1 属于造孔菌素，是大肠杆菌的一种潜在的重要毒力因子（Micenková et al.，2014）。研究证明，大肠杆菌素 E1（与另一个形成孔的大肠杆菌素Ⅰa）是已发现的最常见的大肠杆菌素，其产生量在大肠癌阶段显著增加。大肠杆菌素 E1 和大肠杆菌素 E3（特异性 RNase 活性）对白血病细胞有抑瘤作用（Smarda et al.，2001）。大肠杆菌素的作用不是细胞周期特异性的，因此，大肠杆菌素导致细胞坏死，而不是激活细胞凋亡途径。

三、牛链球菌素 HC5

　　由牛链球菌素 bovicin HC5 产生的牛链球菌素 HC5 是一种与已知的细菌素 Nisin 在结构和功能上有相似之处的细菌素。牛链球菌素 HC5 具有广泛的抑菌活性，以往的研究表明，它对牛胃中的腐败菌有抑制作用（Mantovani et al.，2002）。正如 Nisin 已经证明的，牛链球菌素 HC5 的作用模式是基于它与脂质Ⅱ的相互作用，脂质Ⅱ是肽聚糖合成中的一个重要分子，存在于细菌细胞膜中，但在真核生物中不存在。但是，在高浓度下，即使没有脂质Ⅱ，牛链球菌素 HC5 和 Nisin 也能在体外直接与脂质双分子层相互作用，破坏由 16 个碳的脂肪酸组成的模型膜的完整性。这是牛链球菌素 HC5 和 Nisin 作用模式的一个重要特征，因为细胞膜磷脂和糖脂脂质的脂肪酸链通常含有偶数个碳原子，其中，16-碳酰基链和18-碳酰基链是最为常见（Paiva et al.，2011）。

只有高浓度的牛链球菌素 HC5 才能对哺乳动物细胞产生毒性作用、对绵羊红细胞（RBCs）产生溶血活性。在微摩尔范围内，牛链球菌素 HC5 能够以一种非特异性的方式（独立于脂质Ⅱ）破坏敏感细胞的膜双分子层完整性，通过直接与膜磷脂相互作用导致细胞内化合物的泄漏（Paiva et al.，2011）。

四、绿脓菌素 S2

绿脓菌素（pyocin）S2 是铜绿假单胞菌产生的一种蛋白酶敏感的细菌素，它可以抑制脂质合成并导致敏感细菌细胞的 DNA 降解。纯化的绿脓菌素 S2 对人肝癌细胞系（HepG2）和人 B 淋巴母细胞系（Im9）也有细胞毒性作用，而在正常的人细胞系人胎儿包皮成纤维细胞（HFFF）中则没有这种作用（Abdi-Ali et al.，2004）。Im9 比 HepG2 具有更高的敏感性，在细胞培养 5 天后，以最大浓度的绿脓菌素（50 U/mL）测定生长抑制率最高（80%）。

对于绿脓菌素 S2 对恶性细胞的细胞毒性作用而言，这种细菌素不仅抑制肿瘤细胞（XC、TSV-5、mKS-A-TU-7、HeLa-s3、AS-Ⅱ）的生长，也抑制正常细胞（BALB/3T3 和 BHK 21 细胞）的生长（Karpinski et al.，2013）。部分肿瘤细胞（155-4 T2 和 HCG-27）和正常细胞（人胚肺细胞和大鼠肾细胞）对绿脓菌素 S2 具有特异性。绿脓菌素 S2 产生的抑制作用是剂量依赖性的，可以通过添加哺乳动物细胞中对绿脓菌素敏感的细胞膜制剂来中和。胃癌转移淋巴结（HCG-27）细胞以及大鼠肾脏和人肺正常细胞均无细胞毒作用（Tomasz et al.，2018）。

五、植物乳杆菌素

植物乳杆菌素是植物乳杆菌产生的一类细菌素，对特定细菌具有抑制作用，在食品安全方面有潜在的应用价值。某些植物乳杆菌素还可以抑制真核细胞，如 50 μg/mL 的植物乳杆菌素 ST202Ch 和植物乳杆菌素 ST216Ch 对人肝细胞的抑制率分别为 44% 和 34%（Carneiro et al.，2014）。植物芽孢杆菌 ST71KS 产生的细菌素 CC_{50} 将细胞活力降低 50% 所需的细菌素浓度在 1200 μg/mL 以上。MTT 法测定肽 p34 和 Nisin 的 CC_{50} 值分别为 0.60 μg/mL 和 0.50 μg/mL。从植物乳杆菌 MTCC 9496 中纯化细菌素对真核细胞的毒性比其对食物腐败细菌和真菌的 MIC 值高。作为商业细菌素，据报道较高浓度的 Nisin 对人体细胞有轻度毒性。

第二节
细菌素对真核细胞毒性作用的症状类型

不同类型的细菌素对真核细胞毒性作用的症状不同：细胞溶菌素类细菌素对真核细胞产生细胞溶血作用；细胞膜成孔型的细菌素对真核细胞具有细胞凋亡作用；而细胞坏死是非特异性的，当真核细胞受到物理损伤，细菌素引起细胞坏死。

一、细胞溶血

第一个已知的对真核细胞和原核细胞有活性的细菌毒素是由粪肠球菌产生的细胞溶菌素。当最初的实验观察到一些粪肠球菌菌株在血琼脂平板上产生溶血带，从而对溶菌素分子进行了深入全面的研究。研究显示，溶血是由一种独特的毒素引起的，现在称为细胞溶菌素，它溶解从细菌到真核细胞范围广泛的靶细胞。由于细胞溶菌素含有不常见的氨基羊毛硫氨酸，它也被归类为Ⅰ类细菌素。由于它对其他细胞具有广泛的溶解活性，故被命名为细胞溶菌素而不是溶血素（Coburn et al.，2003）。

一般来说，细菌素引起的细胞溶血，人、马、狗、兔、小鼠红细胞易感，羊、鹅红细胞耐裂解，红细胞敏感性随来源的不同呈梯度变化。粪肠菌溶菌素经紫外线照射后，其双重溶血活性和杀菌活性均消失，其中一种活性的恢复将重建另一种活性。细胞溶菌素阳性变异体可溶解小鼠红细胞、巨噬细胞和多形核中性粒细胞。

肠球菌可产生多种细菌素，但细胞溶菌素是唯一由粪肠杆菌产生的具有良好特性的细菌素，兼外毒素和细菌素为一体。细胞溶菌素是羊毛硫细菌素中独一无二的一种，它可以溶解多种细胞，包括细菌、各种哺乳动物红细胞和其他真核细胞。Nisin 和许多其他羊毛硫细菌素使用脂质Ⅱ作为对接分子。这可能也是细胞溶菌素定位细菌的一个靶点，但使原核和真核细胞裂解是不同的机制。在最易被细胞溶菌素裂解的红细胞中发现膜磷脂酰胆碱含量较高，而鞘磷脂和磷脂酰胆碱均可抑制细胞溶菌素裂解马红细胞。细胞溶菌活性可能是由于一般的膜特性，易感部分归因于靶细胞表面缺乏抑制剂，如卵磷脂（Daria et al.，2013）。

细胞溶菌素活性对粪肠球菌的毒性是显著的。它的作用机制可能对真核生物不同（Coburn et al.，2003）。细胞溶菌素诱变实验的结果表明，溶菌素和细菌素的活性涉及两种不同的，但有重叠的分子表面结构。细胞溶菌素的作用机制涉及细胞膜孔的形成。细胞溶菌素对真核细胞的杀伤作用是通过坏死还是凋亡，目前尚无报道。由于这种细胞溶菌素确实是一种毒素，也就是说，它对机体具有强大的毒性作用，因此，它作为一种抗肿瘤药物的潜在用途将取决于开发一种只对恶性肿瘤细胞有作用的药物。

从进化的角度来看，a 类链球菌产生的毒素链球菌溶血素 S（SLS）的例子非常有趣。这种毒素的溶细胞谱很广，但其遗传结构与已知的细菌蛋白操纵子非常相似（Nizet et al.，2000）。其相似之处在于与毒素结构基因相对应的基因与微生物素 B17 结构基因同源，具有 ABC 运输基因，并具有毒素活性所需的翻译后修饰基因。尽管与细菌素系统有相似之处，但尚未发现其具有杀菌活性。该操纵子在非溶血性菌株如乳球菌中的异型表达赋予了溶血性表型。SLS 基因的突变会影响翻译后修饰发生的假定位点（形成一种噻唑或噁唑环），从而丧失细胞溶血素的活性。另外，还发现了具有免疫功能的基因产物。进一步的研究阐明，如翻译后的修饰如何对真核细胞产生毒性活动有助于了解这一机制。活细胞成像表明 SLS 激活了主要的红细胞阴离子交换蛋白带，并有利于 Cl$^-$ 进入红细胞，导致细胞破裂（Higashi et al.，2016）。在 HEK-293 细胞，SLS 导致乳酸脱氢酶（LDH）释放到培养基中，大量细胞骨架解体，失去局部接触，并从组织培养板上脱落。SLS 在全血杀伤试验中促进了对吞噬性杀伤的抵抗，并激活了巨噬细胞中的炎症程序性细胞死亡途径（Juan et al.，2017）。

其他一些具有显著杀菌活性的细菌素也表现出较高的溶血活性，如最近的 EPrAMP1 和 EeCentrocins 病例（Elvis et al.，2018）。

二、细胞凋亡

细胞凋亡典型表现是生理生化变化，如染色质凝结、细胞收缩、上皮形态丢失、DNA 断裂、磷脂酰亚胺的胞外暴露、细胞质收缩和空泡化、细胞核收缩和侧移、细胞膜分离等（Aline et al.，2012）。在这种情况下，单个动物细胞在没有诱导炎症反应的情况下被清除。细菌素浓度升高时可观察到哺乳动物细胞的细胞毒性，这可能是通过细胞凋亡机制实现的（Bacalum et al.，2015）。

　　细菌病原体影响疾病发展的途径之一是诱导细胞凋亡。这种效应的一个重要影响因素是细菌毒素的产生，这一事实引起了人们对产毒病原体在促进细胞凋亡中作用的大量研究。如上所述，细胞凋亡可以消除细胞而不引起炎症反应，即以免疫沉默的方式来实现。细胞凋亡是一种由基因决定的细胞死亡形式，在多细胞生物的发育和稳态过程中起着核心作用（Vaux et al.，1999）。凋亡不同于坏死的区别主要体现在一些形态和生物化学参数上，如细胞核收缩，细胞体积损失（萎缩）和 DNA 片段化。凋亡的一个关键阶段是磷脂酰丝氨酸暴露于质膜外表面，导致吞噬细胞识别和吸收这些死亡细胞。这种细胞死亡避免了细胞内物质的泄漏，凋亡的关键是一组半胱氨酸蛋白酶，它们是一个大型蛋白家族半胱氨酸-天冬氨酸蛋白酶（caspases）的一部分（Hengartner et al.，2000）。根据结构相似性和底物偏好，半胱氨酸-天冬氨酸蛋白酶被分为许多亚科。抑制半胱氨酸-天冬氨酸蛋白酶的活性能够预防凋亡。

　　病原体诱导细胞凋亡可能是破坏宿主正常防御反应的一种途径。在引起细胞凋亡的成孔毒素中，最主要的是来自于金黄色葡萄球菌的溶细胞素，即 α-溶血素（Dinges et al.，2000）。α-溶血素在 T 淋巴细胞中形成孔洞，诱导不受控制的 Na^+ 流入，进而刺激细胞内 Ca^{2+} 的释放。气单胞菌溶素（aerolysin）是嗜水气单胞菌产生的另一种通道形成型毒素，它可能通过增加细胞内 Ca^{2+} 引起 T 淋巴瘤细胞凋亡。淋病奈氏菌通过将孔蛋白（PorB）从胞外膜转移到靶细胞来诱导上皮细胞和吞噬细胞系的凋亡。这导致 Ca^{2+} 迅速流入，随后激活属于半胱氨酸-天冬氨酸蛋白酶家族和 Ca^{2+} 依赖的钙蛋白酶（calpain）家族的蛋白酶。PorB 被运输到线粒体，在那里它通过促进细胞色素 C 的释放来发挥作用。

　　导致细胞凋亡的主要途径有两种：外源性（或胞质）途径，它是由细胞膜上的死亡受体介导的信号转导引起的；内源性（或线粒体）途径，当受到刺激时，会导致细胞色素 C 的释放。这两条途径会聚于激活的启动子半胱氨酸-天冬氨酸蛋白酶，进而产生下游效应子或执行子半胱氨酸-天冬氨酸蛋白酶的激活。一些类型的癌症由于肿瘤细胞的改变而产生细胞凋亡缺陷，因此一些研究提出了通过选择性诱导细胞凋亡来消除肿瘤细胞（Kaufmann et al.，2000）。该方法涉及新靶点的识别，这些靶点允许疾病组织中特定的细胞被移除，这就涉及那些内在或外在途径的靶点。这种新疗法的一个重要目标是对凋亡机制的阐明。

三、细胞坏死

细胞坏死是细胞死亡的另一种形式，它是非特异性的，通常是物理损伤的结果，不涉及细胞的主动参与。其表现是随着细胞体积的增加和不可逆损伤前细胞表面出现气泡。它通常是原生质（细胞质）膜物理损伤的结果，这个过程伴随局部炎症反应并损伤周围细胞。坏死细胞死亡的典型特征是细胞和细胞器肿胀和细胞膜破坏，从而导致炎症反应；通常在严重的损伤之后，细胞不受控制的死亡，导致细胞内的物质溢出到周围的组织中，并造成损伤（Mark et al.，2019）。

细胞坏死是一类高度调控的细胞死亡（Li et al.，2012）。坏死的过程在细胞凋亡缺失的环境中由受体相互作用蛋白 1（RIP1）和受体相互作用蛋白 3（RIP3）控制。坏死作用激活的最常见途径是由死亡受体介导（Oliveira et al.，2018），例如，肿瘤坏死因子受体 1（TNFR1），肿瘤坏死因子相关的诱导凋亡的配体（TRAIL）和 Fas 受体也可诱导坏死作用。当一个配体与 TNFR1 结合时，它结合复合体 I，其中包括 TNFR-相关死亡域（TRADD）和 RIP1 以及几个泛素 E3 连接酶。在复合体 I 中，RIP1 多泛素化；RIP1 随后的去泛素化可导致复合物 IIa 或 IIb 的形成。复合物 IIa 激活半胱氨酸-天冬氨酸蛋白酶 8 并导致细胞凋亡，而当半胱氨酸-天冬氨酸蛋白酶 8 被抑制时，复合物 IIb 形成并激活坏死作用。

为了通过复合物 IIb 启动坏死作用，RIP1 结合 RIP3 并诱导其自身和反式磷酸化，从而使磷酸化的 RIP3 发生聚合。这导致坏死体（一种类似淀粉样蛋白的多蛋白复合物）的聚集。RIP3 结合 MLKL 并将其磷酸化为苏氨酸 357/丝氨酸 358。在磷酸化后，MLKL 寡聚，然后从细胞的细胞质迁移到细胞膜上。这可能通过 MLKL 与磷脂酰肌醇脂质和心磷脂结合而使膜渗透导致细胞坏死（Li et al.，2012）。

第三节
细胞毒性指标的测定

细胞毒性测定对定义基础细胞毒性是有用的，它可以明确一种化合物的内在功能，这种内在功能会导致细胞死亡或由于多种细胞功能受损而丧失生存能力。细菌素对真核细胞毒性的检测指标有以下几种。

一、体外细胞毒性检测

（1）细胞毒性试验。细胞以 2×10^5 细胞/孔的密度转移到 96 孔板中。24 h 后，用含 5%（体积分数）FBS（HSF、ASC、HeLa 和原始细胞）或 KBM 金培养基（角化细胞）替换为 50 μL 的新鲜培养基，所有培养基均含不同浓度的细菌素。试验前，用 E-TOXATE 试剂盒（Sigma）检测肽溶液中污染的脂多糖（LPS）。细胞暴露于细菌素 4 h，然后进行乳酸脱氢酶（LDH）和四唑盐还原（MTT）测定。

（2）乳酸脱氢酶释放试验。细胞内乳酸脱氢酶（LDH）的丢失及其在培养基中的释放是细胞膜损伤导致细胞不可逆死亡的一个指标。LDH 在培养基中的活性使用商用试剂盒（Labtest Diagnostic、Lagoa Santa、Brazil）测定。取培养上清液，用两点酶动力学测定 LDH 的释放。使用 U-1100 分光光度计监测 340 nm 处的吸光度。LDH 释放百分比按 AT /AC× 100 计算；式中，AT 为处理细胞的实验吸光度；AC 为未处理细胞的对照吸光度。

（3）MTT3-(4,5-二甲基噻唑-2-酰基)-2,5-二苯基四唑溴化铵法。MTT 法是一种常用的检测早期毒性的方法，它是基于代谢活性细胞中的线粒体脱氢酶裂解四氮唑环，将水溶性四氮唑盐（MTT）还原为不溶性的紫红色甲臜。用含 MTT（0.5 mg/mL）的 55 μL 新鲜 DMEM 在 37℃孵育 3 h，然后用 100 μL 酸化异丙醇代替培养基，溶解活细胞中生成的不溶于水的福尔马赞晶体，并保持还原电位在 540 nm 处测定可溶性紫色甲酰胺的吸光度，然后在 690 nm 处减去吸光度参考值。所得结果换算为未加细菌素的对照组的值。为了追踪细胞膜的完整性，将人皮肤成纤维细胞（HSF）（每孔 2×10^4 个细胞）培养在不含酚红的 DMEM（一种含各种氨基酸和葡萄糖的培养基）培养基中，该 DMEM 含 10%（体积分数）胎牛血清（FBS）、15 μmol/L 细菌素、1 ng/mL 碘化钠和 10 ng/mL 二酯酸荧光素，分别在 488/515～550 nm 和 540/605～660 nm（PI）激发/发射波长的尼康 Eclipse Ti 显微镜下观察细胞。为了评估溶血活性，将 3%（体积分数）人红细胞悬液与不同量的细菌素在磷酸缓冲盐溶液（PBS）中孵育 1 h。540 nm 处用分光光度法测定血红蛋白释放量，并与阳性对照（1%十二烷基硫酸钠溶解红细胞）进行比较。

（4）中性红染料吸收（NRU）法。细胞在96孔培养板中以3×10^5细胞/mL的密度培养24 h，贴壁培养细胞用$0.02 \sim 2.5$ mg/mL系列浓度梯度的细菌素或20 mg/mL十二烷基硫酸钠处理。新鲜E-MEM（一种最低必需培养液，DMEM改良版培养基）作为阴性对照。将培养皿在37℃、5%二氧化碳充气培养24 h。将溶液从板上取下，用含有10%（体积分数）中性红溶液的200 μL新鲜培养基在含有5%二氧化碳的37℃环境中，在E-MEM中冲洗细胞3 h，最终浓度为0.033%。小心地取出培养基，用E-MEM清洗细胞。然后加入含有50%（体积分数）乙醇和1%（体积分数）乙酸的100 μL水溶液溶解合并的染料。摇晃培养物10 min后，使用680微板吸光度读取器（Bio-Rad实验室）在540 nm处读取吸光度值。存活率计算为AT/AC×100，其中AT和AC分别代表处理细胞和对照细胞的吸光度。

（5）溶血活性检测。溶血活性的评估也被用作细胞毒性的测量。新鲜分离的人红细胞在PBS（10^6细胞/mL）中洗涤和稀释。每毫升红细胞暴露于不同浓度细菌素中（0、75 μmol/L、150 μmol/L、300 μmol/L、450 μmol/L、600 μmol/L和750 μmol/L），并在37℃下培养30 min。无细胞上清液作为空白，对溶解的红细胞释放的血红蛋白进行光谱定量（540 nm），与0.1%的Triton X-100比较溶血程度。

二、细胞凋亡检测

（1）DNA片段分析。DNA片段化是细胞凋亡的生化标志。通过DNA凝胶电泳进行DNA碎片化程度的测定。细胞在细胞毒性浓度下暴露于细菌素，在37℃培养6 h以及48 h。处理细胞和未处理细胞直接进行琼脂糖凝胶电泳。将细胞装入细胞裂解凝胶填充的孔中（0.9%琼脂糖在pH8.0的缓冲液中），加入2%十二烷基硫酸钠和64 mg/mL蛋白酶K。随后用2%琼脂糖（质量浓度）分离凝胶，电泳条件为35 V、缓冲液pH 8.0、30 min，溴化乙锭染色，紫外灯下拍照。

（2）单细胞凝胶电泳（single cell gel，SCGE）/彗星实验。为了进一步评估细胞凋亡和DNA断裂，采用一种更特异、更灵敏的彗星实验。在37℃下，用600 μmol/L浓度的细菌素（不含血清）处理细胞3 h。细胞暴露于60 μmol/L过氧化氢的细胞作为阳性对照，未处理的细胞作为阴性对照。培养后，将细胞嵌入1%低熔点琼脂糖中，4℃下，细胞在裂解缓冲液中溶解2 h。然后将裂解细胞在0.3 mol/L NaOH、1 mmol/L EDTA溶液中在室温下培养 30 min，并在同一缓冲液中在 25 V 下进一步电泳 20 min。电泳后琼脂糖包埋细胞在 PBS 中用碘化丙啶（PI）（20 μg/mL）染色，用冷冻蒸馏水洗涤，在荧光显微镜下观察。

第四节
毒性作用机理

细菌素的毒性作用主要引起真核细胞的细胞溶血和细胞凋亡。细胞溶血是由于细菌素渗透到细胞中，使大量的离子和水流入，最终导致细胞膨胀破裂。细胞凋亡则是由于半胱氨酸-天冬氨酸蛋白酶的激活引发一系列反应，导致 DNA 碎片化，破坏核蛋白质和细胞骨架。

一、细胞溶血引起的毒性作用机理

毒素诱导的细胞溶血最直接的机制是插入的蛋白质渗透到细胞中，从而使大量离子和水的流入。正常的细胞内外离子和水的分布是通过 Na^+/K^+-ATP 酶来保证的。因此，所有类型的 Na^+ 泄漏到细胞中（通过非选择性离子通道或 Na^+-偶联转运体）是通过泵介导的活性 Na^+ 挤压来平衡的。插入一个阳离子可渗透的孔隙，本质上将提供一个额外的流入途径，为 Na^+/K^+ 泵清除渗透，这将导致细胞内渗透物质净积累，细胞将会膨胀直到质膜不再保留机械压力而破裂。由于净 Na^+ 内流，孔隙的插入导致细胞立即去极化。该模型的临界点是钠离子通过细胞溶酶菌孔的流入是否足够大，以超过 Na^+/K^+ 泵的能力。

胞溶酶通过在质膜上形成孔洞造成细胞损伤。这些孔隙的 Na^+ 导电性导致离子流入，超过了 Na^+/K^+ 泵挤出 Na^+ 的能力。这种细胞内渗透的净负荷导致被攻击细胞的肿胀和最终的溶解。许多有核细胞有能力减少孔形成蛋白的潜在损伤，而红细胞被认为对细胞溶血素诱导的细胞损伤基本上没有防御能力（Marianne et al.，2013）。

许多致病菌产生称为孔形成毒素（PFTs）的蛋白，这些蛋白不是杀死目标细胞，就是影响目标细胞的功能（Dal et al.，2015）。所有 PFTs 的一个共同特征是它们能够从可溶性单体状态组装成低聚环状膜复合物。PFTs 主要分为两类：α-PFTs 和 β-PFTs，这取决于它们跨越目标膜的规则二级结构元件（分别为 α 螺旋和 β 折叠）的类型（Gilbert et al.，2014）。

产自大肠杆菌的溶细胞毒素 A（ClyA）可能是孔形成毒素（A-PFTs）的最典型代表之一。与其他 PFTs 一样，ClyA 以可溶性单体形式存在，与靶膜接触后，它会聚集成环状、同质寡聚的孔隙复合物。ClyA 单体由两个域组成：一个尾部域由五个 α 螺旋组成，一个头部域由一个小 β 折叠和两个短 α 螺旋组成。研究证明，在添加了 N-十二烷基麦芽糖苷（DDM）后，ClyA 单体能够自发地组装成完整的孔隙复合物，这是解决 ClyA 孔隙复合物结构的一个重要前提。最初的电子显微镜数据表明，环状的 ClyA 孔隙复合物由 13 个前体组成，但是 DDM 溶液中孔隙复合物的结晶产生了一个同质络合物（Mueller et al.，2009）。孔隙的内表面有大量的负电荷，这与阳离子选择性一致。孔的最大部分位于膜的胞外侧，只有一小部分形成跨膜区。此外，孔隙结构表明，可溶性 ClyA 单体不能形成这种界面，这与原体形成先于孔隙复合体装配的发现一致。单体和复合体之间的结构差异也为从单体到复合体的转变提供了一种可能的机制，假设疏水性 β 折叠首先插入到膜中，然后是 N 端螺旋的向上运动（Mueller et al.，2009）。

二、细胞凋亡引起的毒性作用机理

凋亡的启动依赖于一系列半胱氨酸-天冬氨酸蛋白酶的激活，这些蛋白酶被称为细胞凋亡蛋白酶。半胱氨酸-天冬氨酸蛋白酶有两种类型，启动半胱氨酸-天冬氨酸蛋白酶和执行半胱氨酸-天冬氨酸蛋白酶（Elmore et al.，2007）。一旦检测到细胞损伤，启动半胱氨酸-天冬氨酸蛋白酶（caspases8 和半胱氨酸-天冬氨酸蛋白酶 9）从非活性的酶原中被激活，并继续激活执行半胱氨酸-天冬氨酸蛋白酶（半胱氨酸-天冬氨酸蛋白酶 3、半胱氨酸-天冬氨酸蛋白酶 6 和半胱氨酸-天冬氨酸蛋白酶 7）。激活的执行半胱氨酸-天冬氨酸蛋白酶引发一系列反应，导致 DNA 碎片化，破坏核蛋白质和细胞骨架，抑制蛋白质的交联，抑制吞噬细胞配体的表达；阻止凋亡体的形成（Poon et al.，2014；Gao et al.，2017）。在细胞凋亡中，含有死亡细胞内容物的凋亡体可被周围细胞吞噬，这种行为主要在细胞培养中观察到（Elmore et al.，2007），在活体内，巨噬细胞等细胞常在凋亡细胞碎裂前将其清除。这就形成了对受伤组织的保护，从而降低了对周围细胞附带伤害的风险。

第五节
细菌素的潜在应用

细菌素作为选择性细胞毒素对恶性细胞具有潜在作用，它们在癌症肿瘤治疗方面也具有极大价值。对于真核生物，细菌素除抗菌作用外，还具有破坏肿瘤感染细胞以及调节器官活动的作用，如调节胰岛的抗菌肽、K4R2-Nal2-S1 可用于治疗癌症、TLN-58 用于免疫调节。细菌外毒素被定义为细胞外可扩散分子，通常是动物的强毒物，一些毒素对特定类型的细胞有特定的细胞毒活性，在许多情况下是病原体在宿主体内产生疾病的媒介。细菌毒素（系外毒素）通过对特化细胞的特异性细胞毒性作用而对动物宿主产生毒性作用。毒素与受体的相互作用决定了作用的特异性。从使用毒素杀死肿瘤细胞的角度来看，它们的特异性是一个重要的特征，因为它使得设计针对特定目标的分子成为可能。然而，开发这种治疗剂的主要障碍是如何使它们只消除所需的细胞，避免对健康细胞产生毒性。因此，鉴别那些只选择性杀伤肿瘤细胞的物质是很重要的。在这方面，对动物细胞有细胞毒性作用的细菌素是值得考虑的。细菌素是由细菌产生和分泌的蛋白质类毒素。最重要的是，它们可能对真核细胞有细胞毒性作用。

细菌素的一个潜在用途最初被描述为抗生素，后来被发现在某些细胞系中有毒性。这种活性的例子很多，但应该指出的是，目前还没有系统地研究细菌素对不同细胞系的毒性。一些对特定的真核细胞的细胞毒性效应的研究旨在将它们作为潜在抗生素。

近年来，关于 Nisin 的各种生物学活性和治疗作用的研究越来越多，有些研究为其抗癌作用提供了科学依据（Shin et al.，2016）。Nisin 对 AGS、KYSE-30、HepG2、K562 等癌细胞系有细胞毒作用，癌细胞系染色质缩合、形成凋亡体；对非肿瘤（Vero）细胞系在较低浓度下无细胞毒性作用。随着 Nisin 浓度的增加和处理时间的延长，细胞异常形态增强，细胞毒性和生长抑制作用增强（Fariba et al.，2018）。有研究者评估了 Nisin 治疗头颈部鳞状细胞癌（HNSCC）的治疗潜力，并观察到细胞周期阻滞和优先凋亡诱导的 HNSCC 细胞增殖减少（Joo et al.，2012）。Preet 等人在体内研究了 Nisin 和阿霉素（doxorubicin，DOX）混合物对小鼠皮肤癌变的抗癌作用。这一发现进一步揭示了 Nisin-DOX 制剂在小鼠体内模型中对抗皮肤癌变的潜在抗癌机制；并且证实了 Nisin-DOX 体外抗 HaCaT 细胞系的作用机制（Preet et al.，2015）。这些结果证明了 Nisin 的应用是一种潜在的治疗这些细胞系的新方法。将 Nisin 作为一种具有抗肿瘤作用的无害肽具有广阔的应用前景。Nisin 可能预示着出现了新一代抗癌药物，与传统的化疗药物相比，副作用最小。

一、细菌素对肿瘤细胞的应用研究

（一）大肠杆菌素

一些大肠杆菌素，即革兰氏阴性菌核糖体合成的肽，在体内外对不同的癌细胞表现出明显的生物学活性（Mora et al.，2014）。迄今为止，人们已经认识到大肠杆菌素四种不同的致死性抗菌机制：胞质膜的去极化（形成孔道的大肠杆菌素）、非特异性的 DNase 活性、高度特异性的 RNase 活性和抑制细胞壁的生物合成（Helbig et al.，2011）。与抗菌作用相比，对大肠杆菌素的细胞毒性作用的了解甚少。不过，目前比较清楚的是，形成孔洞的大肠杆菌素和具有特定 RNase 活性的大肠杆菌素对肿瘤细胞的毒性很大。

大肠杆菌素 E1 是一种成孔细菌素，是大肠杆菌的重要致病因子（Smajs et al.，2010）。大肠杆菌素 E1（与另一种形成孔的大肠杆菌素 Ia）是目前最常见的大肠杆菌素。大肠杆菌素 E1 和大肠杆菌素 E3（特异性 RNase 活性）对白血病细胞的肿瘤有抑制作用。大肠杆菌素的作用不是细胞周期特异性的，因此，认为大肠杆菌素引起坏死而不是激活凋亡途径。

将 0.875 μg 大肠杆菌素 E3 注入小鼠实验性 HK 腺癌皮下结节，进行 20 天观察。注射后，肿瘤平均质量下降了 61%。治疗后肿瘤明显缩小和消退，小剂量的大肠杆菌素 E3 可促进肿瘤的深度溶解作用。因此，证明了大肠杆菌素 E3 在不影响正常细胞活力的剂量下对癌细胞的选择性杀伤作用。使用大肠杆菌素 A 和大肠杆菌素 E1 处理后，细胞凋亡的比例升高；其中 G1 期的细胞比例更高，这与敏感性试验的结果相关。

大肠杆菌素对真核细胞系（包括肿瘤细胞系）的抑制作用各不相同，且具有特异性，这点与它们的杀菌作用相似，针对不同的物种，正如菌株特异性一样。成孔大肠菌素对肿瘤细胞的抑制作用明显高于核酸酶的抑制作用。在许多情况下，各种肿瘤细胞对大肠杆菌素的敏感性也具有高度特异性，而肿瘤细胞比正常细胞对大肠杆菌素更敏感。大肠杆菌素可以被认为是一类新型的天然抗肿瘤药物。

（二）微生物素 E492

微生物素 E492 是由肺炎克雷伯菌 RYC492 产生的，对不同的肠杆菌科菌株具有杀菌活性。微生物素 E492 对 HeLa、Jurkat 和 RJ2.25 细胞有细胞毒性作用，对 KG-1 细胞和人扁桃体原代培养无影响。利用 HeLa 细胞进一步鉴定了微生物素 E492 的细胞毒性作用。细胞毒性与微生物素剂量有关。在中等浓度下，微生物素 E492 可引起细胞凋亡。在高浓度时，可观察到细胞坏死表型，随着细胞体积的增加和不可逆损伤前细胞表面出现气泡。可能是在微生物素 E492 离子通道形成后，通过促进细胞内钙离子的释放而引起心肌细胞凋亡的。产微生物素 E492 的菌株也能诱导 HeLa 细胞凋亡，这种作用在不产微生物素的对照菌株中没有观察到。

如前所述，微生物素 E492 在几个人类细胞系中具有细胞毒性作用，而在一个原代细胞系中没有观察到这种作用。在 HeLa 细胞中对这种细胞毒性作用进行了详细的特征分析，发现微生物素的剂量依赖于细胞凋亡或坏死的诱导。剂量浓度为 $5 \sim 10~\mu g/mL$ 的微生物素诱导细胞凋亡，而当浓度超过 $20~\mu g/mL$ 时观察到坏死。细胞凋亡的诱导与线粒体膜电位的丧失有关，也依赖于半胱氨酸-天冬氨酸蛋白酶的激活，因为用 zVAD-fmk（一种常见的半胱氨酸-天冬氨酸蛋白酶抑制剂）处理 HeLa 细胞，完全消除了微生物素 E492 的细胞毒性作用。凋亡诱导与细胞内钙离子的释放有关，说明其作用机制可能是通过微生物素 E492 离子通道的形成。据报道，细胞内 Ca^{2+} 水平的增加仅仅是由于细胞内存储的 Ca^{2+} 释放，对于使用 α-毒素等毒素处理的细胞，这种毒素通过在细胞质膜上制造孔洞来发挥其作用，使钠离子和钾离子等单价离子达到平衡，从而促进细胞内 Ca^{2+} 从细胞内释放。Ca^{2+} 水平的增加发生在细胞凋亡开始时，并与细胞凋亡的激活有关。内质网上 Ca^{2+} 的消耗会产生 Ca^{2+} 超载的线粒体，诱导线粒体代谢异常，进而激活细胞凋亡（Berridge et al.，

1998)。

用肺炎克雷伯菌 RYC492 或大肠杆菌 VCS257pJEM15 感染培养菌，测定产微生物素 E492 菌株诱导 HeLa 细胞凋亡的能力。结果发现，两种产菌均有细胞毒性作用。作为对照，使用同基因菌株大肠杆菌 VCS257pHC79 进行了感染，并对用于克隆微生物素系统的载体进行了操作。感染后未发现对 HeLa 生存力的影响，这说明只有微生物素 E492 的产生与细胞毒性过程有关，而与菌株本身无关。细胞坏死和凋亡的诱导也取决于感染 HeLa 培养物的细菌数量。因此，感染数为 10 时，HeLa 细胞感染 48 h 后，主要观测到坏死的诱导，而当感染数为 1 时，几乎只检测到凋亡。微生物素 E492 直接从生产菌株中释放时，其细胞毒性效果是显著的。在这些实验中，感染细菌产生的微生物素 E492 的量小于使用纯化蛋白质诱导细胞凋亡所需浓度的 1/100。可以推测，纯化过程改变了微生物素 E492 诱导细胞凋亡的作用，或者在体内本实验条件下其他形式的微生物素 E492 形成改性化或淀粉样原纤维。因此，需要进一步鉴定微生物素 E492 的细胞毒性性质。究竟是微生物素 E492 的改性形式，还是淀粉样原纤维对真核细胞的毒性更大还有待研究。另一个需要研究的是沙门氏菌作为宿主对微生物素 E492 系统的有效性，微生物素 E492 在沙门氏菌中表达最佳，表现出很强的杀菌活性。因此，沙门氏菌可作为一种载体，增强该细菌素在真核细胞系中的细胞毒性作用。

为了确定微生物素 E492 或任何其他对肿瘤细胞有细胞毒性作用的细菌素是否可用于癌症治疗，有必要确定动物的最大耐受剂量。虽然还没有对微生物素 E492 进行过研究，但已知在小鼠腹腔注射 200 μg 的微生物素 E492 对小鼠的生存能力和健康没有明显的影响。在建立相关的细胞模型之后，需要建立体内肿瘤模型，以研究注射纯化的微生物素 E492 对人肿瘤异种移植的影响，或者，用生产菌株感染携带这些肿瘤的裸鼠，这一步是临床前癌症药物开发的一个有用的模型。这些研究可以与原位系统相补充，以测试其对转移的影响（Bibby et al.，2004）。

（三）微生物素 B17

微生物素 B17 是由大肠杆菌（*Escherichia coli*）菌株产生的一种细菌素（Frederic et al.，2019）。微生物素 B17 具有翻译后修饰，包括 4 个噁唑环和 4 个噻唑环，它们对抑制细菌 DNA 旋转酶至关重要，并且在某种程度上类似于不仅具有抗菌活性而且具有抗肿瘤活性的化合物。这和先前提到的链球菌溶血素 S 有一种类似结构，翻译后修饰形成类似于微生物素 B17 的噻唑或噁唑环，当假定位点发生突变时，其细胞溶血素活性将丧失。除此之外，微生物素 B17 也能形成纤维，活性丧失。

微生物素 H47、微生物素 M 与微生物素 E492 利用相同的儿茶酚酸受体蛋白，并且它们的杀菌活性都依赖于 TonB。对这三种蛋白质的加工形态进行序列比较，发现除了富含丝氨酸的 C 端外，它们具有相当不同的初级结构。此外，这三种微蛋白成熟过程中所涉及的一些基因是同源的，这表明它们具有相似的成熟途径（Braun et al.，2002）。由于这些与微生物素 E492 的相似性，微生物素 H47 和微生物素 M 也是检测到的对恶性细胞系具有细胞毒性作用的细菌素。

（四）　Nisin

Nisin 在细胞中被用于诱导选择性凋亡、细胞周期阻滞和减少细胞增殖，因此最近被用于预防癌细胞的生长（Joo et al.，2012）。它能在细胞中形成孔洞，孔洞的形成会导致离子、氨基酸和 ATP 的释放，所以它是一种负离子载体。钙离子在细胞凋亡中起重要作用，Nisin 可介导细胞内钙离子浓度的变化。转移机制包括肿瘤细胞的内在特性和组织的侵袭反应。此外，它还减少了细胞增殖，部分细胞周期阻滞是由 cdc2 磷酸化水平降低介导的（Kamarajan et al.，2015）。

与非恶性角质形成细胞相比，Nisin 可诱导黑色素瘤细胞的选择性毒性。此外，Nisin Z 可增加活性氧的生成，引起细胞凋亡，降低黑色素瘤细胞的侵袭和增殖，显示其对转移的潜在作用（Lewies et al.，2018）。Nisin 对结直肠癌细胞具有细胞毒性作用，并通过固有途径诱导细胞凋亡，导致癌细胞死亡。以往研究发现，Nisin 可通过增加细胞内钙离子浓度、触发细胞周期阻滞、增加 CHAC1 活化等作用，诱导头颈部鳞癌细胞优先凋亡。此外，体内给药 Nisin 可以抑制肿瘤生长（Joo et al.，2012）。

（五）肠球菌素 B

由猪屎肠球菌（E. faecium）por1 产生的细菌素肠球菌素 B（enterrocin-B）对 HeLa、HT-29、AGS 等癌细胞具有抗癌活性，荧光显微镜观察还提供了凋亡形态学改变，如膜泡化、细胞核变小、凋亡体形成和细胞核碎裂。

乳酸肠球菌 IW5 分泌的代谢物及植物乳杆菌 15HN、lactis44Lac 分泌的粪肠球菌胞外代谢物对 HeLa、HT-29、AGS、Caco2、MCF-7 等癌细胞有潜在的抗癌活性（Vinjamuri et al.，2015）。当细菌素（肠球菌素 A＋B 的异二聚体）与 HeLa、HT-29 和 AGS 癌细胞联合使用时，其抗癌活性显著增加，但细菌素的确切抗癌分子机制仍在研究中。肠球菌素 B 和肠球菌素 A＋ B 异二聚体对正常人肠上皮细胞（INT-407）无生长抑制作用（细胞毒性活性）。

从猪屎肠球菌 por1 中克隆的过表达的细菌素肠球菌素 B 对人类重要的致病菌有潜在的抗菌活性，对人类癌细胞有抗癌活性。肠球菌素 A 和肠球菌素 B 结合成异质二聚体肠球菌素 A ＋ B 将有效地提高抗菌、抗癌活性。并且，研究证明，肠球菌素 A ＋ B 的异质二聚体是安全的，可以使用抗菌药物治疗临床感染以及在食品工业中应用，也可以作为抗癌剂预防结肠癌、宫颈癌。

二、特异性对于癌症治疗的重要性

一些细菌素可能同时作用于原核细胞和真核细胞，这一事实引起了人们对靶标识别特异性的关注。很明显，这一特性可能在研究选择性杀伤肿瘤细胞的药物时具有潜在的应用价值。同一分子对真核或原核细胞膜的识别可能取决于分子的不同区域或分子的不同部分。例如，粪肠球菌细胞溶菌素，有可能获得一个只影响溶血活性而保留杀菌活性的突变体（Coburn et al.，2003）。铜绿假单胞菌产的绿脓菌素 S2 对真核细胞的识别为糖膜的结合，而对敏感菌细胞表面的识别则是结合到一个铁调控的外膜蛋白。肺炎链球菌产生的微生物素 E492 也表明，这种细菌素识别真核细胞和原核细胞的机制是不同的。细菌靶点需要有以下一种外膜受体：FepA、Fiu 或 Cir，它们是肠螯合蛋白及其水解产物铁离子形式的受体。胞浆/内膜蛋白 TonB 也有杀菌活性。基于不同的人类细胞株用于分析微生物素的细胞毒性作用，可以得出，与志贺毒素和溶细胞素毒性特异性相关的 Gb3 和 LFA-1 细胞受体与微生物素 E492 作用的细胞系与推测的靶点无关。在成熟基因中含有微生物素 E492 的突变菌株产生不活跃的微生物素，因为它无法识别外膜的受体，使得不同机制的观点得到了验证。然而，这种不活跃的微生物素保留了其对 HeLa 细胞的细胞毒性作用。

毒性物质的特异性由其与特定受体的相互作用来确定，从而识别目标细胞。这种细胞识别的特异性是选择毒性物质以消除特定类型细胞的关键因素。细菌素在癌症治疗中的特异性主要是由于这些肽是阳离子性质的，能准确地结合负电荷。与正常细胞相比，癌细胞的细胞膜是中性的（Maria et al.，2007）。且癌细胞具有复杂的膜弹性，因此很容易破坏膜。与正常细胞相比，癌细胞膜含有大量的微绒毛，微绒毛能使更多的细菌素与癌细胞膜结合。

癌症治疗中的靶向化疗是一个强有力的工具，因为细胞毒性药物的选择性转移降低了健康组织的毒性。因此，毒素对受体的特异性识别拓宽了靶向治疗的可能性范围。人们对研究某些毒素作为抗肿瘤药物的可能性越来越感兴趣。其中，Vero 细胞毒素（verotoxin）1 和假单胞菌（*Pseudomonas*）外毒素的衍生物等毒素的细胞毒作用研究表明，这些毒素在卵巢癌和乳腺癌体内外均表现出抗肿瘤活性。假单胞菌外毒素和白喉（diphtheria）毒素已被用作治疗癌症的重组免疫毒素。在这些情况下，毒素通过与癌细胞表面结合的抗体传递，导致毒素内化并使细胞死亡。"免疫毒素"这个术语是由于这种混合分子的形成，这种分子由抗体组成，它能识别与毒素结合的受体，具有强大的杀伤作用。关键点在于所有癌细胞的特异性识别和内化，而这种识别在正常细胞中是不存在的。

癌细胞特异性可能由基因组扩增或体细胞突变或组织特异性生长因子受体引导（Kristen et al.，2016）。治疗策略应针对肿瘤的特异性机制，以一种不损害抗肿瘤免疫的方式进行。靶基因是高度组织特异性的，因此为定向治疗提供了可能（Di et al.，2014）。无论是试剂对其预期靶点的特异性，还是靶点本身的选择，都是实现杀死癌细胞和保留非癌组织的关键。

三、细胞凋亡用于癌症治疗潜力

调控细胞凋亡对于某些疾病的治疗，特别是在癌症的治疗中具有巨大的潜力。细胞凋亡的特征是细胞结构发生一系列特征性的形态学改变，以及一系列与酶相关的生化过程。其结果是清除了体内细胞，对周围组织的损伤最小。细胞凋亡的失败和体内受损细胞的累积会导致各种癌症。因此，了解这些途径对开发有效的化疗药物非常重要。近年来研究发现，细胞凋亡存在多种亚型，凋亡、坏死和自噬之间存在重叠（Mark et al.，2019）。

凋亡是一个细胞停止生长和分裂的过程，相反，它进入一个过程，最终导致细胞的受控死亡，其内容物不会泄漏到周围环境中。细胞凋亡有时也被称为程序性细胞死亡（更通俗的说法是"细胞自杀"）。

对特定细胞系具有细胞毒性活性的药物尤其有吸引力，但其潜在应用将局限于细胞死亡是否通过凋亡实现。已经证实，对恶性肿瘤的一种方便的治疗方法是诱导癌细胞凋亡，因为与癌细胞坏死相比，不会发生炎症反应。

对细胞凋亡机制的了解促使了 ABT-737 及其口服衍生物 navitoclax（一种抗癌药物，能抑制肿瘤细胞的增殖）的开发，并通过与 BCL-2、BCL-XL 和 BCL-W 的结合和抑制来刺激细胞凋亡，这些都是细胞凋亡的抑制剂。B 细胞恶性肿瘤过表达抗凋亡的 BCL-2 酶，导致其生长和增殖。ABT-737 和 navitoclax 通过阻断这些酶，已被证明是一种有效的恶性肿瘤治疗方法（Roberts et al.，2012）。

四、细菌感染在传递细胞毒素及癌症治疗中的应用

有几种方法可以将一种有毒物质传递到肿瘤上，其中之一就是细菌感染。实验研究已经观察到，在感染后细菌细胞优先定位于肿瘤（Jain et al.，2001）。因此，通过使用减毒细菌来提供特定的细胞毒素的策略是值得考虑的。使用细菌感染治疗癌症将是一个崭新的途径。

在癌症治疗中使用活菌一直是最近研究的重点，许多患者在感染了致病菌后，他们的癌症肿瘤出现了退化。活菌有可能杀死肿瘤细胞，因为它们被认为是被感染的，这是一种克服恶性细胞形成免疫逃逸机制的方法。使用活菌来治疗癌症，研究最多的是沙门氏菌和梭状芽孢杆菌。使用细菌感染进行癌症治疗，理想的细菌属性应该是：①对宿主无毒；②只能在肿瘤内增殖；③能在肿瘤内传递；④能完全从宿主消除；⑤具有非免疫原性；⑥能够引起肿瘤细胞裂解。使用 novyi 梭状芽孢杆菌是很有希望的，因为当这种菌株的一个变体的孢子被注射到小鼠体内时，它们在肿瘤的无血管环境中发芽，破坏周围活的肿瘤细胞。当然，还有毒性问题需要克服。沙门氏菌的使用也被认为是很有潜力的。即使使用脂质 A 突变体，也能保持抗肿瘤活性，降低治疗后感染性休克的可能性。沙门氏菌的分布似乎并不像梭状芽孢杆菌那样清晰。关于肿瘤细胞中沙门氏菌积累的研究表明，使用减毒菌株（VNP20009）对肿瘤血管的黏附能力有限，只能在坏死组织中存活这一结果可以解释临床试验中无效果的情况。在第一阶段的

研究中，对患有转移性黑色素瘤的患者使用沙门氏菌减毒株并没有产生预期的抗肿瘤效果，尽管这种毒株可以安全地使用，并且在一些病例中可以在肿瘤上定植。然而，在犬身上使用这种减毒沙门氏菌却得到了不同的结果。用 VNP20009 系对自发瘤的犬进行全身注射，产生了良好的抗肿瘤效果，毒副作用可接受，在肿瘤组织上的定植可观察到。最近的一项关于沙门氏菌的抗癌治疗特性的研究显示，肿瘤感染与抗沙门氏菌疫苗接种相结合，对无瘤小鼠产生了非常有效的结果，对较大的肿瘤产生了更好的效果（Avogadri et al.，2005）。这种疫苗可以识别和杀死沙门氏菌感染的肿瘤细胞，并诱导肿瘤特异性免疫反应。沙门氏菌用法的另一个改进是作为一种靶向肿瘤的细菌疗法，通过培养在肿瘤异种移植中标记有绿色荧光蛋白（GFP）的基因修饰菌株，使得可以在体内选择具有抗癌活性的菌株。利用发光细菌（绿色荧光蛋白或荧光素酶催化发光）可以监测大肠杆菌和其他三种减毒病原体（霍乱弧菌、斑疹伤寒杆菌和单增李斯特菌）如何进入动物肿瘤并进行复制。

基因修饰细菌和毒素的结合目标似乎给对实体肿瘤治疗药物发展提供了一个新的可能性。因为运载工具本身可能有抗肿瘤活性和其他产毒菌株对恶性肿瘤细胞的毒性作用。如上所述，毒素作为治疗药物的主要缺点是对正常细胞的细胞毒性，因此这种方法涉及设计特定的毒性分子来绕过这个问题。细菌素被认为只对肿瘤细胞有毒性作用，在这方面，细菌素可能比毒素有更大的优势，而正是这种结合，细菌产生的细菌素对肿瘤有特定的细胞毒性作用，这使得细菌素用于治疗肿瘤很有前景。

从使用肿瘤内注射的化脓性链球菌和血清抗体进行抗癌治疗，已有几种微生物制剂在人类和小鼠临床前模型中作为癌症治疗药物进行了试验。1990 年，牛分枝杆菌卡介苗（BCG）被批准用于浅表性膀胱恶性肿瘤的治疗。肿瘤切除后，卡介苗被注入膀胱，在膀胱内诱导局部免疫反应，降低复发的可能性（Babjuk et al.，2013）。

大量研究表明，干酪乳杆菌、植物乳杆菌、鼠李糖乳杆菌、嗜酸乳杆菌等不同类型的乳酸菌可能通过多种机制介导抗癌作用，如自然杀伤细胞活化、树突状细胞成熟或益生菌来源的铁铬（一种铁清除肽）释放（Aragón et al.，2015）。干酪乳杆菌产生的铁色素（ferrichrome）可能通过凋亡诱导 JNK 信号通路发挥肿瘤特异性的肿瘤抑制作用（Konishi et al.，2016）。此外，连续几个月给有肿瘤倾向的小鼠注射罗伊氏乳杆菌

ATCC-PTA-6475 可以降低肠道癌前病变的频率。罗伊氏乳杆菌还能减少无肿瘤衰老小鼠的肌少症和胸腺萎缩，这表明它具有广泛的有益作用（Varian et al.，2016）。

双歧杆菌在某些乳制品中大量存在，在结肠中也有，它们与人类的免疫健康有关。双歧杆菌在小鼠体内大量存在，表现出可移植的黑素瘤生长减少和 CTL（细胞毒性 T 淋巴细胞）介导的免疫监视改善（Sivan et al.，2015）。将短双歧杆菌或长双歧杆菌转移到不含双歧杆菌的小鼠体内，足以降低黑素瘤的生长，恢复抗黑素瘤的 CTL 反应。Prohep 是鼠李糖乳杆菌、大肠杆菌 Nissle 1917 和热灭活 VSL 3 的混合物，通过诱导强效抗血管生成作用和炎症反应，预防小鼠皮下肝细胞癌的发生（Li et al.，2016）。

因此，识别介导抗癌作用的细菌种类可以支持开发野生型或转基因益生菌混合物，或模仿其存在的药物制剂，用于治疗癌症。这些疗法可以作为一个单独治疗措施使用或结合其他治疗措施（如细胞毒性化疗、靶向治疗或免疫疗法）：首先，口服一种或多种微生物（益生菌）（Din et al.，2016）；第二，特定的饮食或基于药物的干预有利于有益微生物的扩展，作用于内源性细菌或给药益生菌（从而产生"合生菌"）；第三，针对产生有害毒素和代谢物的微生物酶的药物；第四，管理具有抗癌特性的微生物产品。

某些细菌素是孔隙形成者，通过诱导细胞坏死或凋亡的机制对真核细胞产生毒性作用。细菌素作为分子靶向药物特异性作用于肿瘤细胞将具有巨大的潜在价值和应用前景。随着基础和应用研究的深入，细菌素有望拓展新的抗肿瘤药物的应用领域。

参考文献

Abdi-Ali A，Worobec E A，Deezagi A，et al.，2004. Cytotoxic effects of pyocin S2 produced by *Pseudomonas aeruginosa* on the growth of three human cell lines. Canadian journal of microbiology，50（5）：375-381.

Aline D P，Michelle D O，Sergio O P，et al.，2012. Toxicity of bovicin HC5 against mammalian cell lines and the role of cholesterol in bacteriocin Activity. Microbiology，158（11）：2851-2858.

Aragón F，Carino S，Perdigón G，et al.，2015. Inhibition of growth and metastasis of breast cancer in mice by milk fermented with *Lactobacillus casei* CRL 431. Journal of immunotherapy，38（5）：185-196.

Avogadri E，Martinoli C，Petrovska L，et al.，2005，Cancer immunotherapy based on killing of Salmonella-infected tumor cells. Cancer research，65（9）：3920-3927.

Babjuk M，Maximilian B，Richard Z，et al.，2013. EAU guidelines on non-muscle-invasive urothelial carcinoma of the bladder. European urology，64（4）：639-653.

Bacalum M，Radu M.，2015. Cationic antimicrobial peptides cytotoxicity on mammalian cells：An analysis using therapeutic index integrative concept. International journal of peptide research and therapeutics，21（1）：47-55.

Berridge M J，Bootman M D，Lipp P，1998. Calcium—a life and death signal. Nature，395（6703）：645-648.

Bibby M C，2004. Orthotopic models of cancer for preclinical drug evaluation：advantages and disadvantages. European journal of cancer prevention，40（6）：852-857.

Braun V，Patzer S I，Hantke K，2002. Ton-dependent colicins and microcins：modular design and evolution. Biochimie，84（5-6）：365-380.

Carneiro B M，Braga A C S，Batista M N，et al.，2014. *Lactobacillus plantarum* ST202Ch and *Lactobacillus plantarum* ST216Ch-What are the limitations for application. Journal of food engineering，1：1-4.

Coburn P S，Gilmore M S，2003. The *Enterococcus faecalis* cytolysin：a novel toxin active against eukaryotic and prokaryotic cells. Cell Microbiol，5（10）：661-669.

Dal P M，vander G F G，2016. Pore-forming toxins：ancient，but never really out of fashion. Nature reviews microbiology，14（2）：77-92.

Daria V T，Melissa J M，Michael S G，et al.，2013. Structure，function，and biology of the *Enterococcus faecalis* cytolysin. Toxins，5（5）：895-911.

Di L A，Yang Y，Macaluso M，2014. A gain-of-function mouse model identifies PRMT6 as a NF-kappaB coactivator. Nucleic acids research，42：8297-309.

Din M O，Danino T，Prindle A，et al.，2016. Synchronized cycles of bacterial lysis for in vivo delivery. Nature，536（7614）：81-85.

Dinges M M，Orwin P M，Schlievert P M，2000. Exotoxins of *Staphylococcus aureus*. Clinical microbiology reviews，13：16-34.

Elmore S，2007. Apoptosis：a review of programmed cell death. Toxicol Pathol，35（4）：495-516.

Elvis L O，Stephan P，Peter N，et al.，2018. Evaluating the ecological importance of antimicrobial peptides. Pharmaceuticals，11：68-96.

Fariba G，Asadollah A，Maryam A，et al.，2018. In vitro characterization and evaluation of the cytotoxicity effects of Nisin and Nisin-loaded PLA-PEG-PLA nanoparticles on gastrointestinal (AGS and KYSE-30), hepatic (HepG2) and blood (K562) cancer cell lines. Aaps pharmscitech, 19 (4): 1554-1566.

Frederic C, Maxwell A, 2019. The microbial toxin microcin B17: prospects for the development of new antibacterial agents. Journal of molecular biology, 431 (18): 3400-3426.

Gao W, Shi X, Ding J, et al., 2017. Chemotherapy drugs induce pyroptosis through caspase-3 cleavage of a gasdermin. Nature, 547 (7661): 99-103.

Gilbert R J, Dalla S M, Froelich C J, et al., 2014. Membrane pore formation at protein-lipid interfaces. Trends in biochemical sciences, 39 (11): 510-516.

Helbig S, Braun V, 2011. Mapping functional domains of colicin M. Journal of bacteriology, 193 (4): 815-821.

Hengartner M O, 2000. The biochemistry of apoptosis. Nature, 407 (6805): 770-776.

Higashi D L, Biais N, Donahue D L, et al., 2016. Activation of band 3 mediates group A *Streptococcus streptolysin* S-based beta haemolysis. Nature microbiology, 19 (2): 1-6.

Jain R K, Forbes N S, 2001. Can engineered bacteria help control cancer? Proceedings of the National Academy of Sciences of the United States of America, 98 (26): 14748-14750.

Joo N E, Kathryn R, Pachiyappan K, et al., 2012. Nisin, an apoptogenic bacteriocin and food preservative, attenuates HNSCC tumorigenesis via CHAC1. Cancer medicine, 1 (3): 295-305.

Juan J Q, Marie A N, Jazmin M, et al., 2017. Listeriolysin S is a streptolysin S-like virulence factor that targets exclusively prokaryotic cells in vivo. American Society for Microbiology, 8 (2): 1-15.

Kamarajan P, Takayuki H, Bibiana M, et al., 2015. Nisin ZP, a Bacteriocin and Food Preservative, Inhibits Head and Neck Cancer Tumorigenesis and Prolongs Survival. PLoS One, 10 (7): e0131008.

Karpiński T M, Szkaradkiewicz A K, 2013. Characteristic of bacteriocines and their application. Polish Journal of microbiology, 62 (3): 223-235.

Kaufmann S H, Gores G J, 2000. Apoptosis in cancer: cause and cure. BioEssays, 22 (11): 1007-1017.

Konishi H, 2016. Probiotic-derived ferrichrome inhibits colon cancer progression via JNK-mediated apoptosis. Nature communications, 7: 1-12.

Kristen P Z, Monica K N, Annunziata C M, 2016. Molecular Pathways: The balance between cancer and the immune system challenges the therapeutic specificity of targeting nuclear factor-κB signaling for cancer treatment. Clinical Cancer Research，22（17）：4302-4308.

Lancaster L E，Wintermeyer W，Rodnina M V，2007. Colicins and their potential in cancer treatment. Blood cells molecules and diseases，38：15-18.

Lazdunski C，Bouveret E，Rigal A，et al.，1998. Colicin import into *Escherichia coli* cells. Journal of bacteriology，180（19）：4993-5002.

Lewies A，Miller H C，Du P，et al.，2018. The antimicrobial peptide nisin Z induces selective toxicity and apoptotic cell death in cultured melanoma cells. Biochimie，144（2）：28-40.

Li J，Sung C Y J，Lee N P Y，et al.，2016. Probiotics modulated gut microbiota suppresses *Hepatocellular carcinoma* growth in mice. Proceedings of the National Academy of Sciences of the United States of America，113（9）：1306-1315.

Li J，McQuade T，2012. The RIP1/RIP3 necrosome forms a functional amyloid signaling complex required for programmed necrosis. Cell，150（2）：339-350.

Maiken C A，Manuel C，Cornelia L，2012. EUCAST technical note on the EU-CAST definitive document EDef 7. 2：method for the determination of broth dilution minimum inhibitory concentrations of antifungal agents for yeasts EDef 7. 2. Clinical Microbiology and Infection，18（7）：246-247.

Mantovani H C，Hu H，Worobo R W，et al.，2002. Bovicin HC5，a bacteriocin from *Streptococcus bovis* HC5. Microbiology，148（11）：3347-3352.

María M，Jorge G，Raquel C，et al.，2007. Cloning，production and expression of the bacteriocin enterocin A produced by *Enterococcus faecium* PLBC21 in *Lactococcus lactis*. Applied microbiology and biotechnology，76（3）：667-675.

Marianne S，Helle A P，2013. Mechanisms of cytolysin-induced cell damage-a role for auto-and paracrine signalling. Acta Physiologica，209（2）：95-113.

Mark S D，2019. Cell death：a review of the major forms of apoptosis，necrosis and autophagy. Cell Biology，43（6）：582-592.

Micenková L，Štaudová B，Bosák J，et al.，2014. Bacteriocin-encoding genes and ExPEC virulence determinants are associated in human fecal *Escherichia* coli strains. BMC microbiology，14：109.

Mora L，Zamaroczy M，2014. In vivo processing of DNase colicins E2 and E7 is required for their import into the cytoplasm of target cells. pLoS One，9（5）：e96549.

Mueller M，Grauschopf U，Maier T，et al.，2009. The structure of a cytolytic alpha-helical toxin pore reveals its assembly mechanism. Nature，459（7247）：726-730.

Nizet V，Beall B，Bast D J，et al.，2000. Genetic locus for streptolysin S Production by group A Streptococcus. Infection and immunity，68（7）：4245-4254.

Nowakowski M，Jaremko L，Wladyka B，et al.，2017. Spatial attributes of the four-helix bundle group of bacteriocins-The high-resolution structure of BacSp222 in solution. International journal of biological macromolecules，107：2715-2724.

Oliveira S R，Amaral J D，Rodrigues C M，2018. Mechanism and disease implications of necroptosis and neuronal inflammation. Cell death and disease，9（9）：903.

Paiva A D，Breukink E，Mantovani H C，2011. Role of lipid II and membrane thickness in the mechanism of action of the lantibiotic bovicin HC5. Antimicrob agents chemother，55（11）：5284-5293.

Pieta M，Majewska Z，Su M，et al.，2016. Physicochemical studies on orientation and conformation of a new bacteriocin BacSp222 in a planar phospholipid bilayer. Langmuir，32（22）：5653-5662.

Poon I K，Lucas C D，Rossi A G，et al.，2014. Apoptotic cell clearance：basic biology and therapeutic potential. Nature reviews immunology，14（3）：166-180.

Preet S，Bharati S，Panjeta A，et al.，2015. Effect of nisin and doxorubicin on；DMBA-induced skin carcinogenesis-a possible adjunct therapy. Tumor biology，36（11）：8301-8308.

Roberts A W，Seymour J F，Brown J R，et al.，2012. Substantial susceptibility of chronic lymphocytic leukemia to BCL2 inhibition：results of a phase I study of navitoclax in patients with relapsed or refractory disease. Journal of clinical oncology，30（5）：488-496.

Shin J M，Gwak J W，Kamarajan P，et al.，2016. Biomedical applications of nisin. Journal of applied microbiology，120（6）：1449-1465.

Sivan A，Corrales L，Hubert N，et al.，2015. Commensal Bifidobacterium promotes antitumor immunity and facilitates anti-PD-L1 efficacy. Science，350（6264）：1084-1089.

Smajs D，Micenkova L，Smarda J，et al.，2010. Bacteriocin synthesis in uropathogenic and commensal *Escherichia coli*：colicin E1 is a potential virulence factor. BMC microbiol，10：288.

Smarda J，Fialova M，Smarda J J，2001. Cytotoxic effects of colicins E1 and E3 on v-myb-transformed chicken monoblasts. Folia biologica，47（1）：11-13.

Tomasz K，Artur A.，2018. Anticancer Activity of Bacterial Proteins and Peptides. Pharmaceutics，10（2）：54-58.

Vinjamuri S，Shanker D，Ramesh R S，et al.，2015. In vitro evaluation of hemolytic activity and cell viability assay of hexanoic extracts of *Bridelia ferruginea* benth. Journal of pharmacy and pharmaceutical sciences，4：1263-1268.

Varian B J，Goureshetti S，Poutahidis T，et al.，2016. Beneficial bacteria inhibit cachexia. Oncotarget，7（11）：11803-11816.

Vaux D L，Korsmeyer S，1999. Cell death in development. Cell，96：245-254.

Wladyka B，Piejko M，Bzowska M，et al. ，2015. A peptide factor secreted by *Staphylococcus pseudintermedius* exhibits properties of both bacteriocins and virulence factors. Scientific Reports，5：2045-2322.

第十一章

细菌素和人的营养健康

自从 8000 多年前奶酪和发酵食品开始加工以来，人类便已经从这些食品中意外得到的细菌素中获得了益处。如开菲尔、保加利亚人的酸奶，皆与益生健康密切相关，其中益生菌中细菌素的功能引人关注。细菌素是由细菌核糖体合成的小肽或蛋白质，对不同种类的细菌具有杀灭或者抑制作用，具有高特异性、低毒性、生物多样性，可直接作用，可以减少药物相互作用（Boparai and Sharma，2019）。美国食品和药物管理局（FDA）发现细菌素被人类食用是安全的，新近的研究表明，细菌素对人体营养健康具有直接或间接的作用，并且其作用至关重要。

研究发现所有细菌和古细菌都可以产生细菌素，细菌素可以帮助它的生产菌提高其在肠道内的微生态竞争能力。细菌素在肠道内起作用主要体现在以下三个方面。首先，它们可以通过群体感应作为信号传递中间体；其次，它们可以立刻帮助产生菌建立消化道主导地位；最后，它们仅作为抗菌肽起作用，保护宿主免受病原体感染（Jones，2016）。细菌素可以依赖接触来发挥作用，也可以作为具有细胞毒性的分子发挥作用。例如，产大肠杆菌素的大肠杆菌在经过链霉素处理的小鼠结肠中的存活时间比不能产大肠杆菌素的大肠杆菌存活时间长。由链球菌产生的一种细菌素促进了这种链球菌在口腔中的存活时间。肺炎链球菌产生的细菌素促进了链球菌在小鼠鼻咽位置的定植（Dawid et al.，2007）。一般来说，由革兰氏阳性菌产生的细菌素对其他革兰氏阳性菌具有活性，同样的原理也适用于革兰氏阴性菌产生的细菌素。目前已有不少治疗性细菌素开展了临床试验甚至部分已投放市场（Boparai and Sharma，2019）。当然，还有很多细菌素和它们的功能还没有被发现，种类繁多的细菌素和人体之间的作用还需要进一步阐明。本章阐述了细菌素对人体营养健康的作用，包括对胃肠道、口腔呼吸道、阴道等的健康作用，并进一步探讨细菌素与人类营养健康的关系。

第一节
细菌素对胃肠道的影响

数以万亿计的微生物定植在哺乳动物的肠道内，这些微生物与宿主以共生关系共同进化（Caruso et al.，2020）。众所周知，细菌素在乳酸菌调节宿主肠道健康中发挥重要作用，细菌素的调节机制是一种干扰性竞争，它们能阻止病原体和其他有害细菌的生长，并且不会对共享微生态中的有益微生物产生副作用（Umu et al.，2017）。

许多细菌素都已被证明能抑制各类病原体，如单增李斯特菌（Klu and Chen，2016）、艰难梭菌（Le Lay et al.，2015；Mathur et al.，2016；Rea et al.，2013）、金黄色葡萄球菌（Qin et al.，2019）甚至肠炎沙门氏菌（Bhardwaj et al.，2010），一些细菌素也被报道能消除耐多药或万古霉素耐药的肠球菌（Kommineni et al.，2015；Millette et al.，2008）。从大鼠肠道菌群中分离到一株由瑞士乳杆菌 PJ4 产生的细菌素 PJ4，对大肠杆菌、枯草芽孢杆菌、铜绿假单胞菌、粪肠球菌、金黄色葡萄球菌等多种引起疾病的革兰阳性菌和革兰阴性菌均有效（Jena et al.，2013）。研究发现，细菌素 Ent35 MccV 对沙门氏菌、表皮葡萄球菌、产气肠杆菌、摩根氏菌（*Morganella morgani*）、奇异（mirabilis）变形杆菌、志贺氏菌、弗氏志贺氏菌和宋内志贺氏菌具有抗菌活性（Acuna et al.，2015）。而从面糊中分离到肠球菌 LD3，粗细菌素制剂可抑制多种革兰氏阳性和革兰氏阴性目标菌，包括藤黄微球菌、单增李斯特菌、伤寒沙门菌、金黄色葡萄球菌、弗氏志贺氏菌、荧光假单胞菌、铜绿假单胞菌、弧菌等。部分纯化的肠毒素 LD3 在分子质量为 3～7 kDa 之间有明显抑菌作用，由于菌株 LD3 是从食物中分离出来的，因此它被用作食用益生菌产品或临床应用是安全的（Gupta and Tiwari，2015）。

在肠道中，细菌素可以帮助其生产菌生存和定植，抑制密切相关的竞争菌株或病原体，并通过其对肠道微生物种群的影响而影响宿主的免疫系统（Millette et al.，2008；Dobson et al.，2011）。例如，当与其他不产生细菌素的益生菌株结合使用时，产生唾液链球菌素 P 的唾液乳杆菌菌株在猪回肠中占优势（Walsh et al.，2008）。细菌素产生菌对肠道内多种病原菌或耐药菌的拮抗作用一直是肠道菌群研究的重点。

一些研究已经评估了细菌素或产细菌素菌株对动物正常肠道菌群的影响。唾液链球菌 UCC118 产生的细菌素 Abp118 已被证明在小鼠和猪的肠道微生物群中引起显著变化（Riboulet-Bisson et al.，2012）。植物乳杆菌 P-8 产生的植物细菌素能引起人类粪便细菌谱的变化（Kwok et al.，2015）。在另一项研究中，Nisin F 被认为对小鼠肠道中的细菌种群具有稳定作用（van Staden et al.，2011）。这些研究说明了细菌素对肠道菌群的重要影响，然而，它们在给药方法、实验设计中使用的模型和使用的阴性对照品方面差异很大，这使得有时很难将观察到的变化归因于细菌素或细菌素产生者，这方面的研究还需要不断深入。

细菌素的靶向特异性是一个重要因素，因为像抗生素这样具有非常广谱的抗菌药物可能会扰乱肠道内良好、平衡的微生物群。受干扰的微生物群可能会导致病原菌过度生长，对宿主造成不利影响（Walsh et al.，2014）。在这一背景下，细菌素由于其相对窄的抑菌谱能显示出明显的优势。它们不会对肠道共生菌群造成严重干扰。例如，对致病性单增李斯特菌非常有效的片球菌素 PA-1 不会对健康小鼠或体外的肠道微生物群造成重大改变（Pérez-Cobas et al.，2013；Umu et al.，2017b）。此外，细菌素在抗菌谱和靶向特异性方面有着巨大的潜力，可以选择特定的细菌素来对抗特定病原体。细菌素在目标特异性、对宿主无毒性、对重要病原体拮抗活性和对其他益生菌干扰小的方面均优于抗生素（Cotter et al.，2013）。

一、细菌素促进益生菌肠道益生功能

细菌素在肠道健康方面确切的生态功能一直是被争论的主题。细菌素可能以多种方式来促进益生菌对肠道功能（图 11-1）。

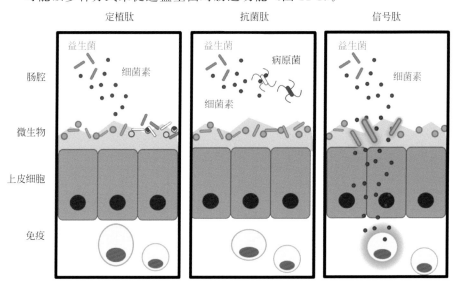

图 11-1 细菌素可能促进益生菌功能的机制

首先细菌素可作为定植肽，促进其生产菌在它的生态位上占据主导地位，进而提高益生菌竞争力。通常在肠道环境中，高细胞密度可能导致相同或不同物种之间紧密的细胞间接触，从而促进了协作性或拮抗性相互作用。细菌素的产生可使其生产菌在该环境中获得优于邻近敏感菌株的竞争优势。为了支持这一假设，有许多相关的肠道研究，产生细菌素的大肠杆菌相对于不产细菌素的大肠杆菌，能够在链霉素处理的小鼠大肠中维持较长的时间。由鼠李糖乳杆菌 DPC6002 和鼠李糖乳杆菌 DPC6003、戊糖乳杆菌 DPC6004、唾液乳杆菌 DPC6005 和戊糖乳杆菌 DPC6006 组成的五株益生菌混合物可改善猪的沙门氏菌感染，随后发现在断奶仔猪的回肠消化道和黏膜中，唯一的细菌素生产菌株唾液乳杆菌 DPC6005 在与其共同饲喂的菌株中占主导地位。虽然未使用唾液乳杆菌 DPC6005 的非生产细菌素的突变体，该菌株的回肠存活率较高可归因于其细菌素的产生，这表明该产细菌素的益生菌比其他益生菌更具竞争优势。

另外，细菌素直接抑制竞争菌株或消除病原菌。产细菌素的微生物在体外抑制病原菌的功能已得到充分证明。但是，涉及体外功效和体内保护之间直接相关性的研究相对较少。有一些研究证明细菌素生产者具有抑制胃肠道病原菌的能力。有研究者发现唾液乳杆菌 UCC118 具有抗小鼠单增李斯特菌感染的能力，病原菌的抑制是产生双肽细菌素 Abp118 的直接结果，而不能产生细菌素的基因突变体不能保护小鼠免受感染。由于革兰氏阳性细菌产生的细菌素通常对革兰氏阴性病原体没有活性，而革兰氏阴性细菌产生细菌素在控制此类病原体方面具有更大的潜力。有一种特别值得注意的菌株——大肠杆菌 H22，能产生几种细菌素，并在体外抑制多种致病性肠杆菌，包括肺炎克雷伯菌和沙门氏菌。无菌小鼠模型的研究表明，大肠杆菌 H22 在给药后 6 天之内将弗氏志贺氏菌的粪便种群减少到无法检出的水平。此外，体外抑制试验证实，大肠杆菌 H22 对正常人微生物群的成员（如"拟杆菌"门和双歧杆菌属的成员）缺乏活性。因此，大肠杆菌 H22 在预防人和牲畜的肠道感染方面将是一种有前途的微生物。

研究表明，细菌素可在细胞通信中起重要作用。可通过群落中的群体感应或是宿主免疫系统的信号细胞来发送信号通知其他细菌。通过细胞外可扩散信号分子（群体感应）进行细菌交流，可使细菌群体同步群体行为，并促进多细胞功能的协同作用。在革兰氏阴性细菌中，N-酰基高丝氨酸内酯通常充当信号分子，而在革兰氏阳性细菌中，包括某些细菌素在内的肽通常充当信号传导剂。因此，已经提出至少某些细菌素具有双重作用，在高浓度时起抑制剂作用，而在低浓度时起信号传导物作用。因此，由益生菌菌株产生的细菌素在肠道环境中还可以充当群体感应分子或自诱导肽。这种双重功能的经典例子是细菌素 Nisin，它同时起杀伤分子和信号分子的作用，以细胞密度依赖性方式诱导自身的生物合成。除了调节自身的合成外，细菌素还可能参与种间交流或细菌串扰，以及对免疫系统产生影响。植物乳杆菌产生的细菌素可能以与胃肠道中分泌的人类抗菌肽以相似的方式调节免疫反应。先前的结果表明，在小鼠的胃肠道中诱导了植物乳杆菌 WCFS1 的植物细菌素基因，因此，在肠道中确实存在细菌素的产生。所以未来有必要对不同的细菌致癌菌株进行调查，以确定这种细菌素对免疫功能的影响是个例还是细菌素所引起的普遍情况（Dobson et al.，2012）。

二、关于沙门氏菌等肠杆菌科的研究

肠杆菌科是一个革兰氏阴性菌家族，包括共生菌以及原发性和机会性病原体，会严重影响肠道健康。虽然肠杆菌科通常不到健康肠道微生物群的1%，但其中一些微生物可以在发炎的肠道中繁殖。肠杆菌的扩张是微生物失衡的一个标志，也称为失调。肠道炎症是结肠炎和炎症性肠病的主要病理特征，这些综合征是由不明的环境因素引起的。哺乳动物肠道内有密集的微生物群落，它们以多种方式相互作用，包括基因水平转移（HGT）。泛基因组（pan-genome）分析确定革兰阴性肠杆菌科之间的遗传通量特别高。然而，肠内细菌 HGT 的培养机制尚不完全清楚。一项通过"组学"技术（基因组学、表观基因组学、转录组学、蛋白质组学和代谢组学）和稳定同位素技术（如^{13}C 呼吸测试）针对儿童及其肠道微生物群的研究，获得增强成功识别、管理和预防环境性肠功能障碍（EED）的能力（Owino et al.，2016）。

沙门氏菌是肠杆菌科的一属，作为人类食物中毒的主要来源，革兰氏阴性菌沙门氏菌肠炎鼠伤寒（ST）的反复非致死性胃肠感染导致小鼠肠组织（主要是结肠）炎症，在病原体清除后持续存在，并随着反复感染而不可逆转地加重。ST 通过诱导内源性神经氨酸酶活性，加速肠道碱性磷酸酶（IAP）的分子老化和清除，逐渐破坏宿主的保护机制。该病与 IAP 脱乙酰化的 Toll 样受体 4（TLR4）依赖性机制有关，IAP 底物和 TLR4 配体磷酸脂多糖的积累与该病有关。给药 IAP 或抗病毒神经氨酸酶抑制剂扎那米韦（zanamivir）是通过维持 IAP 的丰度和功能来治疗的（Yang et al.，2017）。

利用小鼠结肠炎模型，发现由沙门氏菌引起的肠病引起了病原体和寄居大肠杆菌的增殖。它们增强了大肠杆菌素质粒 p2 从沙门氏菌血清型鼠伤寒到大肠杆菌的结合 HGT。体内约 100％的转运效率归因于高的内源性 p2 转移率。质粒编码的适应度效益贡献不大。在正常条件下，HGT 被抑制肠杆菌科细菌间接触依赖性结合的共生菌群所阻断。数据表明，肠道内病原体驱动的炎症反应可以产生短暂的肠道细菌增殖，其中结合转移以前所未有的速度发生。这可能有助于在病原菌和共生菌之间重新分配质粒编码基因，从而促进适应性、毒力和抗生素抗性决定因子的传播（Stecher et al.，2012）。

由此可见，细菌素在消除肠道肠杆菌科致病菌方面具有重要作用。

三、关于粪肠球菌的研究

粪肠球菌是人类胃肠道常见的共生菌，也是医院感染的主要病原菌。多重耐药性粪肠球菌在胃肠道定植之后会产生全身感染。因此，防止多重耐药粪肠球菌定植是限制感染的一种有效途径（Kommineni et al.，2015）。

最近的一项研究表明，细菌素的产生增强了哺乳动物胃肠道中粪肠球菌的生态位竞争，在调节肠球菌和肠道微生物群之间生态位竞争的肠球菌菌株中，发现含有编码细菌素基因的质粒很常见，将表达细菌素 21 的 pPD1 质粒导入同一小鼠肠道时，可以观察粪肠球菌如何与缺乏相同质粒的菌群竞争。研究还表明，在肠道内 pPD1 可以通过接合转移到其他粪肠球菌菌株内，并且与携带接合缺陷 pPD1 突变株的粪肠球菌在肠道内定植，清除了万古霉素抗性肠球菌，并且不会对原有微生物群造成破坏（Kommineni et al.，2015）。此研究是肠道细菌表达细菌素如何影响胃肠道生态位竞争的一个典型例子，证实了细菌素是选择性消除病原菌肠道定植的有效途径。

根据对其他几种肠道来源的唾液链球菌菌株产生的细菌素和其基因组的比较显示，来源于质粒的保守基因簇在该菌分泌细菌素的过程中起作用。有研究报道给猪饲喂不同的益生菌混合物时，其中能产细菌素的唾液链球菌在肠道内的竞争能力超过了其他菌株。此外，细菌素的增殖也有助于长双歧杆菌亚种的增殖。粪肠球菌 KH24 可以产生细菌素，连续 12 天给药该菌株的小鼠肠道内发现乳酸杆菌数量显著增加。

四、关于单增李斯特菌的研究

单增李斯特菌是人胃肠炎和免疫功能低下患者的主要致病菌。目前，胆汁耐受性、对胃肠环境的耐受性和对肠细胞的黏附能力是产细菌素乳酸菌（LAB）的重要选择标准。通过选择标准研究抗单增李斯特菌的细菌素，揭示了某些非人类来源的细菌素生产菌株的假定益生菌特性，研究表明细菌素对感染食源性病原菌单增李斯特菌的小鼠具有保护作用。在进一步的体内表征中，这些特性可具体应用在以健康为目标的益生菌食品配方中（Mukherjee et al.，2013）。

　　研究人员从一系列传统发酵产品中分离出的微生物进行了细菌素类抑菌物质的筛选。通过生化方法和16S rDNA基因测序，鉴定出11株产抗菌物质的乳酸乳球菌、植物乳杆菌和酸性乳酸球菌。其中，酸乳杆菌Kp10无细胞上清液对单增李斯特菌的抑制作用最强。进一步分析发现，Kp10产生的抗菌物质本质上是蛋白质，在很宽的pH范围内具有活性。Kp10（P. acidialctici）为过氧化氢酶阴性，能产生β-半乳糖苷酶，对胆盐（0.3%）和酸性条件（pH 3）耐药，对大多数抗生素敏感（Abbasiliasi et al.，2012）。且随着人们对母乳分离菌潜在益生菌特性的日益认识，从母乳和初乳中分离的产细菌素屎肠球菌菌株对包括单增李斯特菌在内的几种致病性革兰氏阳性菌具有抑菌活性（Bagci et al.，2019）。从人类肠道分离的两株产细菌素屎肠球菌，命名为MT 104和MT 162，对5株单增李斯特菌具有很高的抗菌活性。两株分离菌株在模拟胃液和肠液中存活，缺乏胆盐水解酶表达或溶血活性，与Caco-2细胞有效黏附，对临床抗菌药物敏感。因此，分离得到的两株屎肠球菌可成为新的益生菌，其细菌素可用于单增李斯特菌的控制（Turgis et al.，2013）。

　　研究以细菌素产生菌UCC118的基因组为基础，采用比较基因组学方法，对人和猪肠道来源的7株唾液链球菌进行了种内多样性分析。发现来源于胃肠道的分离物唾液乳杆菌产生的细菌素在体内对单增李斯特菌感染具有保护作用。这揭示了这些菌株中一个高度保守的大质粒携带的基因簇参与了两组分Ⅱb类细菌素的调节和分泌。然而，在编码细菌素肽的结构基因中观察到相当大的种内变异。它们包括abp118的近亲，如2个氨基酸不同的唾液链球菌素P，以及本研究中所特有的全新细菌素，如唾液链球菌素T。唾液链球菌素T抑制密切相关的乳酸杆菌，与先前鉴定的唾液链球菌素几乎没有同源性。有趣的是，具有唾液链球菌素T活性的两种肽——SalTα和SalTβ，与嗜热链球菌产生的一种细菌素thermophilin 13的组成肽具有相当大的一致性。此外，DPC6488菌株的唾液酸蛋白位点还编码了一种新的单组分Ⅱd类抗单增李斯特菌细菌素唾液酸蛋白 L。通过研究对比，唾液酸杆菌肠道分离株使用相同的酶生产和运输机制产生高度冗余的细菌素。这种多样性可能有助于它们发挥在哺乳动物肠道的复杂微生物群中支配和竞争的能力（O'Shea et al.，2012）。

而李斯特溶血素 S（LLS）是一种仅存在于一个谱系 I 菌株子集中的毒力因子，是一种在经口感染小鼠肠道中高度表达的细菌素，它改变宿主肠道微生物群，促进单增李斯特菌在肠道的定植。这些结果表明，LLS 是单增李斯特菌中发现的第一种细菌素，并且与单增李斯特菌对宿主微生物群的调节作用密切相关（Quereda et al.，2016）。

五、关于艰难梭菌的研究

艰难梭菌是导致世界范围内医院感染的主要原因，已成为一个迫切需要关注的公共卫生威胁。在过去的十年中，BI/NAP1/027 菌株类型的流行病谱系已经出现并在全球卫生保健系统中传播。限制人与人之间的传播和根除艰难梭菌，特别是 BI/NAP1/027 菌株类型，目前缺乏有效预防措施。

对艰难梭菌 CD4 株中的收缩性 R 型细菌素（diffocin）进行了基因修饰，以杀灭 BI/NAP1/027 型菌株。利用基因组挖掘技术，将收缩性 R 型细菌素靶向的天然受体结合蛋白（RBP）替换为 BI/NAP1/027 型靶菌株前噬菌体中新发现的 RBP。由此得到的修饰收缩性 R 型细菌素（又称 Avidocin-CDs）、Av-CD291.1 和 Av-CD291.2 是稳定的，可杀死所有 16 株 BI/NAP1/027 型菌株。在饮用水中注射的 Av-CD291.2 通过小鼠胃肠道存活下来，未检测到改变小鼠肠道微生物群或破坏对艰难梭菌或耐万古霉素粪肠球菌（VREF）的自然定植抗性，防止了 BI/NAP1/027 型孢子接种小鼠的抗生素诱导定植。鉴于该病原菌的高发病率和强毒力，预防 BI/NAP1/027 型菌株的定植并限制其传播可显著减少最严重 CDIs 的发生。这种改良的收缩性 R 型细菌素代表了一种 Avidocin-CD 平台的原型，该平台能够在不破坏原有保护性微生物群的情况下，生产出目标明确、精确的抗艰难梭菌 CD4 药物（Gebhart et al.，2015）。

万古霉素、甲硝唑和乳酸细菌素 3147 对包括艰难梭菌在内的多种细菌都有活性。通过评估产乳酸菌素 3147 菌株对两种临床相关病原体的活性：艰难梭菌和单增李斯特菌。以及对产细菌素菌株乳酸乳球菌 DPC6520 的胃肠道存活率进行了系统的体内外评价，以期利用该菌株将广谱细菌素乳酸菌素 3147 输送到肠道。在人远端结肠模型中，三种抗菌素的添加均导致艰难梭菌的数量显著减少。然而，它们在胃肠道中的治疗作用可能会因其广谱的活性而受到损害，预计这将对人肠道微生物群的其他成员产生重大影响。使用高通量焦磷酸测序来比较每种抗生素对微生物群组成的影响。三种处理都导致硬壁菌门和拟杆菌门的序列比例下降，而蛋白质细菌的序列比例相应增加。避免这种"附带损害"的一种可能方法是使用具有特定抗艰难梭菌活性的窄谱抗菌剂。用苏云金芽孢杆菌产生的一种窄谱细菌素，苏云金芽孢杆菌对艰难梭菌有活性。结果表明，该细菌素在远端结肠模型中对艰难梭菌的杀灭效果相同，但对菌群组成无明显影响。这提供了一种有针对性的方法来消除结肠中的艰难梭菌，而不会造成副作用（Rea et al.，2011）。

六、关于幽门螺杆菌的研究

幽门螺杆菌是慢性胃炎、消化性溃疡和胃癌中重要的病原菌。人类胃的幽门螺杆菌感染率很高（约 50%），这已经成为一个严重且常见的公共卫生问题。特别是在发展中国家，幽门螺杆菌感染率高达 80%～90%。近年来，由于抗生素过度使用引起了耐药性幽门螺杆菌菌株的问题，已被报道耐阿莫西林、耐克拉霉素和耐甲硝唑的幽门螺杆菌。因此，迫切需要新的安全有效的控制方案（Lv et al.，2019）。

幽门螺杆菌引起胃病发病机制不断明确，病原菌对宿主组织特异性细胞受体的黏附，细菌脲酶和细胞毒素如 VacA、CagA 和内毒素的产生，以及胃上皮细胞的病理变化（Lim，2015）。益生菌是当前幽门螺杆菌感染最有潜力的防治方法之一。之前的研究表明，几种益生菌如乳酸杆菌和双歧杆菌均具有体内和体外抗幽门螺杆菌的作用，并且补充益生菌可以提高幽门螺杆菌的根除率。其中细菌素的产生是益生菌起作用的重要原因之一。短乳杆菌 BK11 和粪肠球菌 BK61 菌株的粗细菌素大大降低了幽门螺杆菌的生存力，评估它们从人胃腺癌上皮细胞系中清除幽门螺杆菌和抑制该病原体脲酶活性的能力，可以发现用这些细菌素处理的组，胃腺癌上皮细胞系上的病原体的数量显著减少，此外，黏附的幽门螺杆菌脲酶活性降低（Lim，2015）。现已有不少对能产生抑制幽门螺杆菌细菌素的乳酸菌研究。已经发现了具有抗幽门螺杆菌活性的益生菌 BLIS 以及嗜酸乳杆菌菌株LB，当幽门螺杆菌与上皮细胞结合时，上述两种菌的抑制活性均保持不变。小鼠口服嗜酸乳杆菌 LB 可以抑制幽门螺杆菌在胃部定植，保护它们免受幽门螺杆菌感染。

七、关于微生物素的研究

肠杆菌的增长是肠道微生物失衡的标志（Winter et al.，2013）。小菌素在体外有抗菌活性，但在体内的作用尚不清楚。微生物素（microcins）能够使大肠杆菌 Nissle 1917（EcN）在肠道炎症期间限制竞争性肠杆菌科（包括病原体和致病菌）的扩张。产生微生物素的 EcN 限制了竞争对手在炎症肠内的生长，包括共生大肠杆菌、黏附性侵袭性大肠杆菌和相关病原菌肠沙门氏菌。此外，对先前感染肠道链球菌的小鼠进行野生型、产生微生物素的 EcN 给药治疗，显著减少病原菌在肠道的定植。进一步的研究证明微生物素介导了炎症肠道中肠杆菌科的种间和种内竞争。此外，还发现微生物素可以作为一种窄谱的治疗方法来抑制肠道病原体和减少肠道细菌的增殖，且发现发酵乳杆菌菌株 L23 产生一种微生物素，称为细菌素 L23，估计分子质量＜7000 Da。它具有广谱的抑制谱，包括革兰氏阴性和革兰氏阳性病原菌和两种念珠菌（Pascual et al.，2008）。

微生物素可能影响肠道菌群的组成，并可能有助于控制重要的肠道病原菌（Eberhart et al.，2012）。基因组分析确定了 PDI 的遗传成分，PDI 由一个质粒携带（Incl1）操纵子组成，操纵子编码一个假定的微蛋白和相关的基因，用于运输、免疫和微蛋白激活。将质粒转移到 PDI（-）株导致表型的转移，操纵子内基因的缺失导致抑制表型的丧失。染色体编码的 tolC 的缺失也导致抑制表型的丧失，这证实了推测的微生物素很可能是通过 I 型分泌途径分泌的。质粒基因的缺失不影响 PDI 表型。定量逆转录-聚合酶链反应（RT-PCR）显示微生物素的表达与对数期生长相关。

广谱抗生素在治疗肠细菌性肠道感染方面收效甚微且有副作用。通过细菌素来对付病原菌定植是可行的且有成效的新办法。通过研究大肠杆菌 Nissle 1917（EcN）及其与肠道内相关竞争菌群的相互作用来确定微生物素在体内的作用，表明了微生物素有助于肠道微生物生态学调控和对炎症的控制（Behnsen et al.，2013；Jacobi and Malfertheiner，2011）。

第二节
细菌素对口腔和呼吸道的作用

　　龋齿是儿童时期最常见的慢性疾病，龋齿最初的特征是牙齿的矿物质部分溶解（白斑病变），随后发展为牙釉质和牙本质的局部破坏，如果不及时治疗，最终会导致牙髓和根尖周组织发炎。龋齿的病因多种多样，但变形链球菌和唾液链球菌被认为是人类龋病的主要病因。尽管牙科行业采取了许多新举措，但龋齿的流行率在全球许多人群中仍在不断增加，龋齿在全球范围内给人类健康和群众经济带来了重大负担，目前已经开发应用了多种控制龋齿的方法。在短期内，使用常规抗链球菌抗生素的治疗方法可有效减少牙菌斑水平并减少变形链球菌的水平。但是由于大多数治疗性抗生素具有相对广谱的抗菌活性，容易在口腔菌群内造成种群失衡，且传统的抗生素治疗方法通常不受年幼孩子的欢迎。因此，采取新的策略来扭转这一趋势很重要。

　　变形链球菌产生的细菌素对相邻的产噬菌斑菌株具有活性，且产细菌素的水平与菌株口腔定植能力之间呈正相关。有研究者构建了一株用于龋病替代治疗的非致病性变酸生产菌。动物试验表明，该菌株能够在口腔中定植，并且稳定维持长达 6 个月，对宿主的致病性较低。人体试验表明，该菌株在口腔一次施用后保留了 14 年，它在竞争中排除了其他变形链球菌菌株的定植（Gillor et al.，2008）。

　　唾液链球菌 K12 产生两种有效的 I 类细菌素，分别是唾液链球菌素 A 型和唾液链球菌素 B 型。该菌株可以用于治疗由链球菌引起的上呼吸道感染，包括治疗由 *Streptococcus sobrinus* 和 *Streptococcus mutans* 引起的龋齿。唾液链球菌素 B 被成功地用于治疗由普雷沃菌属、沙氏真杆菌和微单胞菌引起的口臭。Blis Technologies 销售了一种新开发的含片和口香糖，其中包含了唾液链球菌素产生菌，可以通过恢复"正常"口腔菌群，安全地改善口臭。唾液链球菌产生的唾液链球菌素已被证明可降低学龄儿童化脓链球菌的口腔感染。这种成分已被制作入一种咽喉防护喷雾剂，可帮助喉咙保持健康，并且已经被证明可以减少儿童的咽喉感染（Gillor et al.，2008）。

227

从人口腔中分离出来唾液链球菌菌株 M18 能够产生针对致癌变形链球菌的细菌素，以及葡聚糖酶和脲酶，它们分别有助于减少牙菌斑的积累和酸化，且具有安全性。试验证明定期服用唾液链球菌 M18 对儿童口腔健康颇有益处（Burton et al.，2013）。

化脓性链球菌是一种常见的人类共生菌，5%～15%的人携带这种细菌，通常在呼吸道，大多情况下无症状。然而，当宿主防御系统受损、抵抗力下降时，化脓性链球菌菌株可以致病。例如，当化脓性链球菌被引入、传播到易受感染的组织时，会发生不同类别的感染，包括咽炎（链球菌性咽喉炎）、猩红热和皮肤感染。从患咽喉感染的儿童鼻咽分离的唾液链球菌，发现其能产生具有抗化脓链球菌活性的细菌素。在实验研究中发现，这种细菌素还能杀死一系列其他的人病原菌如流感嗜血杆菌。食用添加唾液链球菌素 a 生产菌 *Streptococcus silvarius* 20P5 的牛奶，其舌头上的唾液链球菌素 a 抑制活性显著增加，为对化脓性链球菌感染提供了保护（Gillor et al.，2008）。

第三节
细菌素对阴道炎症的防治作用

细菌性阴道炎是育龄妇女中最常见的阴道感染性疾病。乳杆菌是阴道微生态系统中的优势菌群，通过分泌过氧化氢、细菌素、类细菌素和生物表面活性剂等物质抑制病原菌生长，通过生态位竞争机制防止病原微生物黏附于阴道上皮细胞，对维持阴道微生态平衡具有重要作用（Fuochi et al.，2019）。通常，患有细菌性疾病的阴道微生物菌群主要由阴道加德纳菌、人型支原体、普雷沃菌、消化链球菌、动杆菌属和拟杆菌属构成，而乳酸杆菌的密度较低（Falagas et al.，2007；O′Brien，2005）。

细菌素对维持阴道微生物的体内稳态很重要（Kovachev，2018）。发酵乳杆菌的细菌素 HV6b 能够抑制多种人病原菌，包括卵形芽孢杆菌、寻常型芽孢杆菌、白色念珠菌、芽孢梭菌、大肠杆菌、粪肠球菌、肺炎克雷伯菌、肠杆菌、单增李斯特菌、黄褐菌、黏膜奈瑟氏球菌、铜绿假单胞菌、狂犬病菌、金黄色葡萄球菌、链球菌、鼠伤寒沙门氏菌和霍乱弧菌，抑菌谱较广，但对泌尿生殖道有益微生物无影响。对人阴道生态系统的研究表明，分离出的 12 株乳酸杆菌对一种或多种微生物具有活性，其中 6 株菌抑制两种不同的克雷伯菌菌株和金黄色葡萄球菌的生长，每种菌株均能产细菌素。这些发现表明这些乳酸菌对阴道疾病的潜在治疗应用（Stoyancheva et al.，2014）。格氏乳杆菌是阴道生态系统中占主导地位的乳杆菌物种之一，它们可以通过产生细菌素直接抑制病原菌，赋予阴道对病原菌的定植抗性，维持阴道稳态（Maldonado-Barragán et al.，2016）。

诸多研究发现益生菌对阴道致病菌有拮抗作用。戊糖乳杆菌和延森乳杆菌 5L08 产生的细菌素抑制白色念珠菌的生长（Kaewsrichan et al.，2006）。唾液链球菌菌株 CRL1328 能释放一种能够抑制某些肠球菌株和淋病奈瑟菌生长的细菌素。对该菌株进行了 pH 值、温度和培养基对细菌素产生的影响评估，以及冷冻干燥和胶囊化长期储存后的活力测定，均未发现对细菌素活性有明显影响（Juárez Tomás et al.，2004）。该菌株能够成功地与上皮细胞结合、定植，同时可以显著降低泌尿生殖道病原体金黄色葡萄球菌的黏附性（Zárate and Nader-Macias，2006）。罗伊乳杆菌、格氏乳杆菌和唾液乳杆菌主要抗菌物质除了有机酸外，仍可以产生细菌素，可以作为防治奶牛子宫内膜炎的益生菌使用（田丰松 等，2018）。用于调整阴道菌群、治疗细菌性阴道炎的阴道用制品"定君生"，其所含菌株为德氏乳杆菌。该菌发酵上清液可以显著抑制白念珠菌生物膜的形成，其发酵上清液中起作用的成分可能为有机酸和类细菌素（陈丽华 等，2019）。无乳链球菌在 20%～30% 的妇女的直肠、阴道内定植，在怀孕期间可传播至新生儿，从而引起严重的浸润性疾病。唾液链球菌菌株 K12 具有很好的抗无乳链球菌活性，可以防止其怀孕期间的母婴传播。而抑制作用取决于其大质粒 pSsal-K12 的存在，该质粒编码细菌素 salivaricin A 和 salivaricin B（Patras et al.，2015）。

阴道炎传统治疗主要采用抗菌药物进行对症治疗，但是，抗菌药物在治疗的同时杀灭了阴道乳酸杆菌，乳酸杆菌的减少，破坏阴道内环境的平衡，从而易于发生感染，同时这也是阴道炎使用抗菌药治愈后容易复发的原因。大肠菌素和抗生素显示互补的抑制活性，每种靶向不同的病原菌，评估了这两种抗微生物剂对阴道和泌尿微生物群体的影响，发现大肠菌素的附带损害明显少于抗生素（Roy and Riley，2019）。乳酸菌胶囊是一种乳酸活菌制剂，通过局部给药可显著地改善患者阴道的酸碱环境，从而维持阴道的微生态平衡，纠正了菌群失调，有效地抑制致病菌生长，恢复并增强阴道的自净作用，降低了细菌性阴道炎的复发率（袁素云，2015）。Nisin 具有潜在抗真菌活性，可作为复发性念珠菌阴道疾病的潜在替代治疗方法。通过双重乳化和溶剂蒸发法制备 Nisin 纳米颗粒，药物释放得以控制。体外测试结果表明，这些纳米系统可用于复发性阴道念珠菌疾病的治疗（de Abreu et al.，2016）。新型细菌素及产生菌株的发掘，将为阴道炎治疗提供良好途径。

细菌素对人体营养健康起到很大作用。细菌素在胃肠道、口腔呼吸道、阴道等的功能已经取得了不同程度的证明，未来的发展方向必须是制定一致的细菌素活性测量方案，以解决实验的变异性和差异性，特别是在哺乳动物宿主体内。在方案中建立一致性的标准，这将会成为人临床试验中测试产细菌素的益生菌对健康和疾病影响的重要一步。分析细菌素的产量、活性和活性的影响因素，是建立细菌素在体内外作用之间联系的关键。另外，在丰富的自然资源中广泛筛选益生菌、挖掘不同类型的细菌素、研究细菌素与人营养健康的互作关系，这对促进人类营养健康意义重大且影响深远。

参考文献

陈丽华，佘鹏飞，阳景红等，2019.德氏乳杆菌发酵上清对白念珠菌生物膜形成的抑制作用研究［J］.中华检验医学杂志，（50），365-370.

田丰松，丁赫，王军等，2018.奶牛阴道乳杆菌抗菌物质的体外特性［J］.中国兽医学报，（5），1035-1038.

袁素云，2015.司菲与乳酸菌素胶囊联合治疗细菌性阴道炎的有效性和安全性分析［J］.医药卫生（文摘版），（10），40-41.

Abbasiliasi S，Tan J S，Ibrahim T A，et al.，2012. Isolation of *Pediococcus acidilactici* Kp10 with ability to secrete bacteriocin-like inhibitory substance from milk products for applications in food industry. BMC Microbiology，12，260.

Acuña L，Corbalan N S，Fernandez-No I C，et al.，2015. Inhibitory effect of the hybrid bacteriocin ent35-mccV on the growth of *Escherichia coli* and *Listeria monocytogenes* in model and food systems. Food Bioprocess Technology，8，1063-1075.

Allen H K，Trachsel J，Looft T，et al.，2014. Finding alternatives to antibiotics：Finding alternatives to antibiotics. Annals of the New York Academy of Sciences，1323，91-100.

Arthur，T D，Cavera V L，Chikindas M L，2014. On bacteriocin delivery systems and potential applications. Future Microbiology，9，235-248.

Bagci U，Ozmen Togay S，Temiz A，et al.，2019. Probiotic characteristics of bacteriocin-producing *Enterococcus faecium* strains isolated from human milk and colostrum. Folia Microbiology，64，735-750.

Behnsen J，Deriu E，Sassone-Corsi M，et al.，2013. Probiotics: properties, examples, and specific applications. Cold Spring Harbor Perspectives in Medicine，3，a010074-a010074.

Bhardwaj A，Gupta H，Kapila S，et al.，2010. Safety assessment and evaluation of probiotic potential of bacteriocinogenic *Enterococcus faecium* KH 24 strain under in vitro and in vivo conditions. International Journal of Food Microbiology，141，156-164.

Boparai J K，Sharma P K，2019. Mini review on antimicrobial peptides, sources, mechanism and recent applications. Protein and Peptide Letters，27，4-16.

Burton J P，Drummond B K，Chilcott C N，et al.，2013. Influence of the probiotic *Streptococcus salivarius* strain M18 on indices of dental health in children: a randomized double-blind, placebo-controlled trial. Journal of Medical Microbiology，62，875-884.

Caruso R，Lo B C，Núñez G，2020. Host-microbiota interactions in inflammatory bowel disease. Nature Reviews Immunology.

Cotter P D，Ross R P，Hill C，2013. Bacteriocins—a viable alternative to antibiotics? Nature Reviews Microbiology，11，95-105.

Dawid S，Roche A M，Weiser J N，2007. The blp bacteriocins of streptococcus pneumoniae mediate intraspecies competition both in vitro and in vivo. Infection and Immunity，75，443-451.

de Abreu L C L，Todaro V，Sathler P C，et al.，2016. Development and characterization of Nisin nanoparticles as potential alternative for the recurrent vaginal candidiasis treatment. AAPS PharmSciTech，17，1421-1427.

Diep D B，Straume D，Kjos M，et al.，2009. An overview of the mosaic bacteriocin pln loci from *Lactobacillus plantarum*，Peptides，30，1562-1574.

Dobson A，Crispie F，Rea M C，et al.，2011. Fate and efficacy of lacticin 3147-producing *Lactococcus lactis* in the mammalian gastrointestinal tract: Lacticin-producing *L. lactis* in the gastrointestinal tract. Fems Microbiology Ecology，76，602-614.

Dobson A，Cotter P D，Ross R P，et al.，2012. Bacteriocin production: a probiotic trait? Applied and Environmental Microbiology，78，1-6.

Eberhart L J，Deringer J R，Brayton K A，et al.，2012. Characterization of a Novel microcin that kills enterohemorrhagic *Escherichia coli* O157: H7 and O26. Applied and Environmental Microbiology，78，6592-6599.

Falagas M E，Betsi G I，Athanasiou S，2007. Probiotics for the treatment of women with bacterial vaginosis. Clinical Microbiology and Infection，13，657-664.

Fuochi V，Cardile V，Petronio Petronio G，et al.，2019. Biological properties and production of bacteriocins-like-inhibitory substances by *Lactobacillus* sp. strains from human vagina. Journal of Applied Microbiology，126，1541-1550.

Gebhart D，Lok S，Clare S，et al.，2015. A modified R-type bacteriocin specifically targeting clostridium difficile prevents colonization of mice without affecting gut microbiota diversity，mBio，6，02368-024714.

Gillor O，Etzion A，Riley M A，2008. The dual role of bacteriocins as anti-and probiotics. Applied Microbiology and Biotechnology，81，591-606.

Gupta A，Tiwari S K，2015. Probiotic potential of bacteriocin-producing *Enterococcus hirae* strain LD3 isolated from dosa batter. Annals of Microbiology，65，2333-2342.

Jacobi C A，Malfertheiner P，2011. *Escherichia coli* Nissle 1917（Mutaflor）：New Insights into an Old Probiotic Bacterium. Digestive Diseases，29，600-607.

Jena P K，Trivedi D，Chaudhary H，et al.，2013. Bacteriocin PJ4 active against enteric pathogen produced by *Lactobacillus helveticus* PJ4 isolated from gut microflora of wistar rat（Rattus norvegicus）：partial purification and characterization of bacteriocin. Applied Biochemistry and Biotechnology，169，2088-2100.

Jones R M，2016. The influence of the gut microbiota on host physiology：in pursuit of mechanisms. The Yale journal of biology and medicine，89，285-297.

Juárez Tomás M S，Ocana V S，Nader-Macías M E，2004. Viability of vaginal probiotic lactobacilli during refrigerated and frozen storage，Anaerobe 10，1-5.

Kaewsrichan J，Peeyananjarassri K，Kongprasertkit J，2006. Selection and identification of anaerobic lactobacilli producing inhibitory compounds against vaginal pathogens. FEMS Immunology and Medical Microbiology，48，75-83.

Klu Y A K，Chen J，2016. Influence of probiotics，included in peanut butter，on the fate of selected *Salmonella* and *Listeria* strains under simulated gastrointestinal conditions. Journal of Applied Microbiology，120，1052-1060.

Kommineni S，Bretl D J，Lam V，et al.，2015. Bacteriocin production augments niche competition by *enterococci* in the mammalian gastrointestinal tract，Nature 526，719-722.

Kovachev S，2018. Defence factors of vaginal lactobacilli. Critical Reviews in Microbiology，44，31-39.

Kwok L Y，Guo Z，Zhang J，et al.，2015. The impact of oral consumption of *Lactobacillus plantarum* P-8 on faecal bacteria revealed by pyrosequencing. Beneficial Microbes，Microbes 6，405-413.

Le Lay C，Fernandez B，Hammami R，et al.，2015. On *Lactococcus lactis* UL719 competitivity and nisin（Nisaplin®）capacity to inhibit *Clostridium difficile* in a model of human colon. Frontiers in Microbiology，6.

Lim E S，2015. Purification and characterization of two bacteriocins from *Lactobacillus brevis* BK11 and *Enterococcus faecalis* BK61 showing anti-*Helicobacter pylori* activity. Journal of the Korean Society for Applied Biological Chemistry，58，703-714.

Lv C，Jia F，Bai X，et al.，2019. Insights into the suppression of multidrug-resistant *Helicobacter pylori* by probiotics supernatant. Jundishapur Journal of Microbiology，12.

Maldonado-Barragán A，Caballero-Guerrero B，Martín V，et al.，2016. Purification and genetic characterization of gassericin E，a novel co-culture inducible bacteriocin from *Lactobacillus gasseri* EV1461 isolated from the vagina of a healthy woman. BMC Microbiology，16，37.

Mathur H，Rea M C，Cotter P D，et al.，2016. The efficacy of thuricin CD，tigecycline，vancomycin，teicoplanin，rifampicin and nitazoxanide，independently and in paired combinations against *Clostridium difficile* biofilms and planktonic cells. Gut Pathogens，8，20.

Millette M，Cornut G，Dupont C，et al.，2008. Capacity of human nisin-and pediocin-producing lactic acid bacteria to reduce intestinal colonization by vancomycin-resistant enterococci. Applied and Environmental Microbiology，74，1997-2003.

Mukherjee S，Singh A K，Adhikari M D，et al.，2013. Quantitative appraisal of the probiotic attributes and in vitro adhesion potential of anti-listerial bacteriocin-producing lactic acid bacteria. Probiotics and Antimicrobial Proteins，5，99-109.

O'Shea E F，O'Connor P M，Raftis，et al.，2012. Subspecies diversity in bacteriocin production by intestinal *Lactobacillus salivarius* strains. Gut Microbes，3，468-473.

O'Brien R F，2005. Bacterial vaginosis：many questions-any answers. Current Opinion in Pediatrics，17，473-479.

Owino V，Ahmed T，Freemark M，et al.，2016. Environmental enteric dysfunction and growth failure/stunting in global child health. Pediatrics138，e20160641-e20160641.

Pascual L M，Daniele M B，Giordano W，et al.，2008. purification and partial characterization of novel bacteriocin L23 produced by *Lactoba cillus fermentum* L23. Current Microbiology，56，397-402.

Patras K A，Wescombe P A，Rösler B，et al.，2015. *Streptococcus salivarius* K12 limits group B streptococcus vaginal colonization. Infection and Immunity，83，3438-3444.

Pérez-Cobas A E，Artacho A，Knecht H，et al.，2013. Differential effects of antibiotic therapy on the structure and function of human gut microbiota，PLoS One.

Qin Y，Wang Y，He Y，et al.，2019. Characterization of subtilin L-Q11，a novel class I bacteriocin synthesized by *Bacillus subtilis* L-Q11 isolated from orchard soil. Frontiers in Microbiology，10，484.

Quereda J J，Dussurget O，Nahori M A，et al.，2016. Bacteriocin from epidemic Listeria strains alters the host intestinal microbiota to favor infection. Proceedings of the National Academy of Sciences，113，5706-5711.

Rea M C，Dobson A，O'Sullivan O，et al.，2011. Effect of broad-and narrow-spectrum antimicrobials on *Clostridium difficile* and microbial diversity in a model of the distal colon. Proceedings of the National Academy of Sciences，108，4639-4644.

Rea M C，Alemayehu D，Ross R P，et al，2013. Gut solutions to a gut problem：bacteriocins，probiotics and bacteriophage for control of *Clostridium difficile* infection. Journal of Medical Microbiology，62，1369-1378.

Riboulet-Bisson E，Sturme M H J，Jeffery I B，et al.，2012. Effect of *Lactobacillus salivarius* Bacteriocin Abp118 on the Mouse and Pig Intestinal Microbiota. PLoS one，7，31113.

Roy S M，Riley M A，2019. Evaluation of the potential of colicins to prevent extraluminal contamination of urinary catheters by *Escherichia coli*. International Journal of Antimicrobial Agents，54，619-625.

Sassone-Corsi M，Raffatellu M，2015. No Vacancy：How beneficial microbes cooperate with immunity to provide colonization resistance to pathogens. Journal of Immunology，194，4081-4087.

Sassone-Corsi M，Nuccio S P，Liu，H，Hernandez，D，et al.，2016. Microcins mediate competition among Enterobacteriaceae in the inflamed gut. Nature，540，280-283.

Stecher B，Denzler R，Maier L，et al.，2012. Gut inflammation can boost horizontal gene transfer between pathogenic and commensal Enterobacteriaceae. Proceedings of the National Academy of Sciences，109，1269-1274.

Stoyancheva G，Marzotto M，Dellaglio F，et al.，2014. Bacteriocin production and gene sequencing analysis from vaginal Lactobacillus strains. Archives of Microbiology，196，645-653.

Turgis M，Vu K D，Lacroix M，2013. Partial characterization of bacteriocins produced by two new *Enterococcus faecium* isolated from human intestine. Probiotics and Antimicrobial Proteins，5，110-120.

Umu Ö C O，Rudi K，Diep D B，2017. Modulation of the gut microbiota by prebiotic fibres and bacteriocins. Microbial Ecology in Health and Disease，28，1348886.

van Staden D A，Brand A M，Endo A，et al.，2011. Nisin F，intraperitoneally injected，may have a stabilizing effect on the bacterial population in the gastro-intestinal tract，as determined in a preliminary study with mice as model：Nisin F may stabilize gut microbiota. Letters in Applied Microbiology，53，198-201.

Walsh C J，Guinane C M，O'Toole P W，et al.，2014. Beneficial modulation of the gut microbiota. Letters in Applied Microbiology，588，4120-4130.

Walsh M C，Gardiner G E，Hart O M，et al.，2008. Predominance of a bacteriocin-producing *Lactobacillus salivarius* component of a five-strain probiotic in the porcine ileum and effects on host immune phenotype：Bacteriocin-producing Lactobacillus in the pig gut. FEMS Microbiology Ecology，64，317-327.

Winter S E，Lopez C A，Bäumler A J，2013. The dynamics of gut-associated microbial communities during inflammation. EMBO Reports，14，319-327.

Yang W H，Heithoff D M，Aziz P V，et al.，2017. Recurrent infection progressively disables host protection against intestinal inflammation，Science 358，eaao5610.

Zárate G，Nader-Macias M E，2006. Viability and biological properties of probiotic vaginal lactobacilli after lyophilization and refrigerated storage into gelatin capsules. Process Biochemistry，41，1779-1785.

中英文名词对照表

A

阿克他定　actagardine

阿莫西林　amoxicillin

安垂宁　ancovenin

氨基糖　amino sugars

B

巴克托肾醇-焦磷酸

bactoprenol-pyrophosphate

白蛋白 B　albusin B

白色念珠菌　*Candida albicans*

拜金霉素　Bai Jin mycin

半胱氨酸　cysteine，CYS

半胱氨酸-天冬氨酸蛋白酶　caspase

β-半乳糖苷酶　β-galactosidase

半数致死剂量　LD_{50}

半数致死浓度　CC_{50}

胞壁质酶　muramidase

保加利亚乳杆菌

Lactobacillus bulgaricus

变形杆菌

Proteusbacillus vulgaris

表皮葡萄球菌

Staphylococcus epidermidis

表皮素　epicidin

表皮素 280　epicidin 280

丙甲菌素　alamethicin

C

操纵子簇　operon

产气肠杆菌　*Enterobacter aerogenes*

产气荚膜梭菌

Clostridium perfringens

肠球菌　enterococcus

肠球菌 LD3　enterococcus LD3

肠球菌素 AS-48　enterococcin AS-48

肠球菌素 B　enterocin B

肠球菌素 A　enterocin A

肠球菌素 CRL35

enterococcin CRL35

肠球菌素 KT2W2G

enterococcin KT2W2G

肠球菌素 L50　enterococcin L50

肠球菌素 MR-10A

enterococcin MR-10A

肠球菌素 L50A/B

enterocin L50A/B

肠球菌素 L50B　enterocin L50B

肠球菌素 P　enterocin P

肠球菌素 Q　enterocin Q

肠炎沙门氏菌

Salmonella enteritidis

超敏反应和致病性

hypersensitive reaction and

pathogenic，HRP

穿孔素　perfrin

D

大肠杆菌　*Escherichia coli*

大肠杆菌素　colicin

大肠杆菌素质粒 P2

Escherichia coli quality particle P2

大型芽孢杆菌　bacillus megaterium

单核甘酸多态性

mononucleotide polymorphism，SNP

单细胞凝胶电泳

single nucleotide polymorphism，SCGE

单增李斯特菌

Listeria monocytogene

电喷雾电离液相色谱　ESI-LC

电子转移离解

Electron transfer dissociation，ETD

丁香假单胞菌

Pseudomonas syringae，Ps

动杆菌属　*Acinetobacter*

杜拉霉素　duramycin

杜拉霉素 B　duramycin B

杜拉霉素 C　duramycin C

短乳杆菌 BK11

Lactobacillus brevis bk11

E

3-(二甲氨基)-1-丙胺　DMAPA F

F

发酵乳杆菌

Lactobacillus fermentans

翻译后修饰　PTM

防御素　defensin

非典型氨基酸　ncAAs

非羊毛硫细菌素　nonlantibiotics

肺炎克雷伯菌

Klebsiella pneumoniae

粪肠球菌　*Enterococcus faecalis*

粪肠球菌 BK61

Enterococcus faecalis bk61

粪肠球菌 KH24

Enterococcus faecalis kh24

粪肠球菌 RM1

Enterococcus faecalis RM1

弗氏志贺菌　*Shigella flexneri*

傅里叶变换红外技术

fourier transform infrared，FTIR

脯氨酸　Pro

G

甘露肽　mannopeptimycin

甘露糖 PTS 蛋白　man-PTS

甘露糖磷酸转移酶系统

mannose phosphotransferase system

高半胱氨酸　Hcy

革兰氏阳性菌

gram-positive bacterium

革兰氏阴性细菌

gram negative bacteria

格氏乳杆菌

Lactobacillus gasseri

根腐病　root rot

根际　rhizosphere

根瘤菌素　rhizobiocins

固态核磁共振波谱法

solid-state NMR spectroscopy

冠瘿病　crown gall

光烟草　nicotiana glauca

H

含同质低聚黄素 Cys 脱羧酶

homo-oligomericflavin-containing Cys

　decarboxylases，HFCDs

淋病奈瑟菌 *Neisseria gonorrhoeae*

磷脂酰乙醇胺

phosphatidylethanolamine，PE

流感嗜血杆菌

Haemophilus influenzae

卵形芽孢杆菌 *Bacillus ovale*

罗伊乳杆菌 *Lactobacillus reuteri*

绿假单胞菌 30-84

Pseudomonas chlororaphis 30-84

绿色荧光蛋白

green fluorescent protein，GFP

M

美国食品和药物管理局

Food and Drug Administration，FDA

美杀菌素 mersacidin

米酒杆菌素 P sakacin P

模拟葡萄球菌

Staphylococcus simulans

N

耐药性

antimicrobial resistance，AMR

内生菌 endophyte

内源性神经氨酸酶

endogenous neuraminidase

拟杆菌属 *Bacteroides*

尿嘧啶二磷酸 N-乙酰胞壁酸五肽

UDP-MurNAc-pentapeptide

啮齿类柠檬酸杆菌

Citrobacter rodent

柠檬明串珠菌 G17

Leuconostoc citreum G17

凝固素 coaguli

牛分枝杆菌卡介苗 BCG

脓菌素 pyocin

P

泡囊黄单胞菌 Xcv Bv5-4a

Xanthomonas vesicatoria Xcv Bv5-4a

培西加南 pexiganan

偏振调制红外反射吸收光谱法
MP-IRRAS

片球菌素 pidermin

平滑肌肉瘤细胞 SKUT-1

普雷沃菌 *Prevotella intermedius*

Q

青霉素 penicillin

群体感应系统

quorum sensing system

R

人 B 淋巴母细胞系 Im9

人肝癌细胞系 HepG2

人皮肤成纤维细胞

human skin fibroblasts，HSF

人胎儿包皮成纤维细胞

human fetal foreskin fibroblasts，HFFF

人型支原体 Mycoplasma hominis

人正常胚肺纤维肉瘤细胞 MRC5

溶菌素 S bacteriolysin S

溶细胞毒素 A

cytolytic toxin A，ClyA

溶血素 hemolysin

肉桂素 cinnamycin

乳杆菌素 S lactocin S

乳球菌素 lactococcin

乳球菌素 27 Nisin 27

天冬氨酸 Asp

铜绿假单胞菌

Pseudomonas aeruginosa

头颈部鳞状细胞癌 HNSCC

透射电镜

transmission electronmicroscopy

脱氢丙氨酸

dehydroalanine，Dha

脱氢丁氨酸

dehydrobutyrine，Dhb

脱氢丁酸

dehydrobutyric acid

脱水酶 SpaB

脱氧核糖核酸酶 DNase

唾液链球菌素 salivaryricin

唾液链球菌素 P salivaryricin P

唾液链球菌素 T salivaryricin T

唾液链球菌 K12

Streptococcus salivarius K12

唾液链球菌 UCC118

Streptococcus salivarius UCC118

唾液乳杆菌

Lactobacillus salivarius

W

弯曲杆菌素 A curvacinA

弯曲乳杆菌

Lactobacillus curvatus

万古霉素 vancomycin

微孢子虫病 microsporidiosis

微霉素 B17 microcin B17

微霉素 E492 microcin E492

微生物生长促进剂

antimicrobial growth promoters，

AGPs

微生物素 microcin

微生物素 M microbiotin M

微生物素 H47 microbiotin H47

尾囊菌素 caudate cystatin

委内瑞拉葡萄球菌 *S. venezuelae*

胃肠道

gastrointestinal tract，GIT

无乳链球菌

Streptococcus lactis

戊糖片球菌

Pediococcus pentosaceus

戊糖乳杆菌

Lactobacillus pentose

戊糖戊糖杆菌

Pentose bacillus

X

X 射线晶体学

X ray crystallography

细胞凋亡 apoptosis

细胞毒性 T 淋巴细胞 CTL

细胞坏死 necrocytosis

细胞溶菌素 cytolysin

细胞溶血 hemolysis

细菌溶素 bacteriolysin

细菌素 bacteriocin

细菌素 21 Bacteriocin 21

细菌素 Abp118

Bacteriocin abp118

细菌素 BacSp222

bacteriocin BacSp222

细菌素 bovicin HC5

bacteriocin bovicin HC5

细菌素 Ent35 MccV

bacteriocin ent35 MCCV

细菌素 pyocin S2

bacteriocin pyocin S2

细菌素生产菌

bacteriocins produce bacteria，BPB

细菌素样抑制物质

Bacteriocin-like inhibitory substances

　　BLIS

细菌性白叶枯病

bacterial leaf blight

细菌性斑点病

bacterial spot disease

细菌性褐斑病

bacterial brown spot

细菌性条斑病

bacterial leaf streak

纤维肉瘤细胞　HS913T

显微技术　microscopy

消化链球菌

Streptococcus alimentarius

锌离子依赖性金属内肽酶 yvjB

Zn-dependent metallopeptidase yvjB

血清素 P　serracin P

寻常型芽孢杆菌

Bacillus vulgaris

Y

芽孢梭菌

Clostridium spores

烟曲霉素　aflatoxin

延森乳杆菌 5L08

Lactobacillus Jensen 5l08

羊毛硫氨酸　lanthionine

羊毛硫氨酸　lanthionine

羊毛硫细菌素　lantibiotics

叶际　phyllosphere

一般认为是安全

generally recognized as safe，GRAS

乙二胺四乙酸

ethylenediaminetetraacetic acid，

EDTA

N-乙酰氨基甲酸　MurNAc

N-乙酰氨基葡萄糖　GlcNAc

阴道加德纳菌

Gardnerella vaginalis

吲哚乙酸　indoleacetic acid，IAA

荧光光谱技术

fluorescence spectroscopy technique

荧光假单胞菌

Pseudomonas fluorescens

荧光假单胞菌 SF4c

Pseudomonas fluorescens SF4c

荧光探针技术

fluorescent probe technique

荧光泄漏分析

fluorescence leak analysis

幽门螺杆菌

Helicobacter pylori

幽门螺杆菌脲酶

urease of helicobacter pylori

圆二色谱技术

CD optical spectroscopy

Z

脂多糖　lipopolysaccharide，LPS

脂质 Ⅱ　lipid Ⅱ

植物蓖麻素　plant ricin

植物促生长根细菌

plant growth-promoting rhizobacteri-
  um，PGPR

植物凝集素样细菌素

lectin-like putidacin，LlpA

植物乳杆菌

Lactobacillus plantarum

植物乳杆菌 P-8

Lactobacillus plantarum P-8

植物乳杆菌素　plantaricin

植物乳杆菌 WCFS1

Lactobacillus plantarum WCFS1

植物乳杆菌素 C　plantaricin C

植物芽孢杆菌　ST71KS

质谱　mass spectrometry，MS

质子动力势　proton motive force

中性红染料吸收

neutral red uptake，NRU

中子离面散射检测

neutron off-plane scattering

中子内平面散射检测

neutron in-plane scattering

主成分分析

principal component analysis，PCA

转运蛋白　SpaT

最小抑菌浓度

minimum inhibitory concentration，
  MIC

索　引